임신했니?
언니가 도와줄게!

다산의 여왕 김지선의
임신 출산 리얼 스토리

임신했니?
언니가 도와줄게!

김지선 지음

21세기북스

PROLOGUE

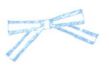

'임신 출산 자격증' 가지고 있니?

"교수님, 우리 애들은 잠자리에 들 때마다 너무 떠들어서 잠드는 데 한 시간이 넘게 걸려요. 어떻게 하죠?"

"지선 씨, 그게 애들이에요. 세상천지에 부모가 자라고 할 때 그냥 자는 애들이 어디 있어요? 안 그래요?"

"교수님, 애들이 밥 먹을 때도 국이 다 식는데 밥은 안 먹고 떠드느라 정신이 없어요. 밥 먹을 때마다 애들이랑 실랑이하느라 얼마나 힘든지 모르겠어요."

"지선 씨, 뭐 하나 물어볼게요. 애들이 밥 먹을 때 국 식었다고 다시 데워달라고 해요?"

"아니요."

"그렇죠? 그게 애들이에요. 애들이 밥상 앞에서 아무 얘기도 안 하고 밥만 먹으면 그게 애들이에요? 지금 저한테 아이들 자랑하시는 거예요?"

"아!"

언젠가 평소 잘 알고 지내던 심리학 교수님을 만났다. 나는 이때를 놓칠세라 아이들을 키우면서 겪는 어려움을 털어놓았다. 용한 점쟁이를 만난 심정으로, 혹시나 내 고민들을 한 방에 해결해주실까 하고 말이다. 내가 기대했던 답은 아니었지만 교수님은 내 고민을 시원하게 날려주셨다. 교수님 말마따나 내가 왜 그런 일들에 '고민'이라는 꼬리표를 붙여놓고 전전긍긍했는지 모르겠다. 애들은 한 시간 늦게 잠을 자든 말든, 국이 식든 말든 전혀 신경 쓰지도 않는데 말이다. 나 편하자고 내 시각에서만 애들을 바라보려 했기 때문에 애들의 행동이 유별나고 문제가 있는 것처럼 보였을 뿐, 아이들의 입장에서는 지극히 자연스럽고 정상적인 행동들이었다. 하여튼 부모가 문제라니까, 부모가…….

나는 이 일을 계기로 좋은 부모가 되는 길은 참으로 멀고도 멀다는 것, 그리고 내가 지금까지 좋은 부모가 되기 위해 얼마나 공부하고 노력했는가를 곰곰이 생각해보았다. 그러면서 깨달은 바가 있었으니, 나는 '수우미양가 성적표'로 따지면 '미'를 받기도 염치없을 정도로 '부모 공부'를 게을리한 엄마였다는 사실이다. 그동안 내 나름대로는 한다고 생각했는데, 차 떼고 포 떼고 정말 일말의 에누리도 없이 따져보니 대입 시험은 감히 엄두도 내지 못할뿐더러 운전면허 자격증 시험을 볼 때보다도 더 부모 공부를 하지 않았다. 그래도 천만다행이라면 다행일까, 애들을 많이 낳으면서 부딪치고 깨지고 구르면서 처절하게(?) 터득한 노하우로 '엄마 9단'이 될 수 있었지, 첫째 아이 때는 정말 병아리 눈물만큼 쬐금 공부해서 얻은 알량한 지식을 가지고 거의 맨땅에 헤딩하는 식으로 아이를 낳고 길렀다.

만약 내가 결혼한 이후 좋은 부모가 되기 위한 공부를 좀 더 열심히 했더라면 어땠을까? 세상만사 호언장담할 수는 없지만 아마도 좀 더 아기씨가 좋아하는 엄마 몸을 만들어 임신했을 것이고, 보다 건강하고 행복하게 임신·출산 기간을 보냈을 것이다. 아이도 더욱 수월하게 키웠을 테고 말이다.

나는 이 점이 못내 아쉬웠고, 아이들에게도 너무 미안했다. 특히 첫째에게. 몸도 그렇고 마음도 그렇고 부모가 되기 위한 어떤 준비도 하지 않은 상태에서 덜컥 임신을 해서 아이를 낳고 길렀으니, 운전면허증도 따지 않고 길을 누비고 다니는 무면허 운전자와 다를 게 뭔가?

40년 넘게 의사 생활을 하시다가 목회의 길로 드신 목사님이 어느 날 우리 부부에게 이런 주옥 같은 말씀을 하셨다.

"저는 십 년 넘게 공부해서 40년 이상 의사 생활을 했어요. 그런데 제가 의사 생활을 했던 기간보다 더 길게 해야 하는 게 한 아이의 아버지, 어머니 역할이잖아요? 그런데 저도 그렇지만 우리나라 사람들은 부모 공부를 너무 안 하는 것 같아요."

처음 이 얘기를 들었을 때, 나는 망치로 뒤통수를 맞은 느낌이었다. 정신이 번쩍 들고 후회와 부끄러움이 내 가슴을 쳤다.

'맞아, 맞아. 하물며 운전도 자격증이 있어야 할 수 있는데 한 생명을 책임지는 부모가 자격을 갖춰야 하는 것은 당연하잖아? 부모가 되는 걸 너무 쉽게 생각했어. 부모도 자격이 있어야지. 그러려면 공부를 해야 해, 공부를!'

많은 사람들이 아이는 생기면 낳는 것이고, 부모는 저절로 되는 것이라고 생각한다. 전생에 공부만 들입다 하다 억울하게 죽은 귀신이 붙었는지 좀처럼 엄마, 아빠가 되는 공부를 하지 않으며, 아예 부모가 되기 위한 공부를 왜 해야 하는 것인지 알지 못하는 사람들도 허다하다. 그러나 대입 시험만큼 열심히 해야 하는 게 바로 부모 공부라는 거!

물론 부모가 되기 위한 공부를 하지 않는다고 들어설 아기씨가 들어서지 않는다거나 건강하게 태어날 아기가 어딘가 잘못되어 태어난다거나, 아이가 비뚤게 자라는 것은 결코 아니다. 허나 부모가 되기 위한 공부를 미리 해두면 시행

착오나 실수를 줄이고, 건강하고 행복하게 아이를 갖고, 낳고, 기를 수 있다. 애 넷 낳은 엄마가 하는 얘기이니 믿어 의심치 마시길. 이미 다 아시겠지만, 경험만큼 무서운 게 없다는 거 잘 아시죠? 경험자의 말은 새겨들으면 다 피가 되고 살이 되는 법이라우. 홍홍홍!

이 책도 그런 의미에서 썼다. 내가 아이 넷을 임신하고 출산하면서 겪은 경험과 그 과정에서 터득한 노하우를 널리 알려 이 땅의 예비 부모들이 이를 보고 공부해서 엄마, 아빠 될 자격을 갖추는 데 조금이라도 보탬이 되길 바라는 마음에서다. 굳이 따지자면 눈먼 아비를 위해 깊고 깊은 인당수에 냅다 몸을 내던진 심청이의 심정으로 이 책을 썼다고나 할까?

하여 이 책에는 부끄럽지만 한참 모자라고 모자랐던 엄마로서의 내 치부(?)와 이를 어떻게 해서든 만회하고 극복하고자 난리 블루스를 췄던 눈물겨운 투쟁기가 담겨 있다(보너스로 내 남편의 투쟁기도 포함이요!). 때문에 마땅히 임신·출산에 대해 참고할 정보가 없어 난감했던 예비 부모들에게 좀 부풀려서 아주 일용한(?) 양식이 될 것이다.

물론 이 책이 몇십 년 공부하고 연구한 전문가들의 책만큼은 못할 것이다. 그러나 좀 더 많은 사람들에게 도움이 되길 바라는 마음에서, 이참에 따로 공부까지 해서 내용을 알차게 채웠으니 감히 장담하건대 많은 예비 엄마, 아빠들과 둘째, 셋째를 낳고 싶어 하는 부모님들, 또 인간 김지선, 엄마 김지선이 궁금하셨던 분들에게 적지 않은 도움이 되리라 믿어 의심치 않는다. 정말 몇 년 동안 벼르고 별렀던 것을 실행하여 온갖 공을 들여 완성한 책이다. 그러니 그 정성을 가상히 여겨 열심히 읽어주길 바라요! 알겠소잉?

contents

prologue '임신 출산 자격증' 가지고 있니?

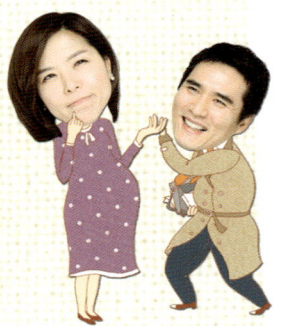

1부 몸풀기가 필요한 임신과 출산

01 지선아, 밥값은 하고 다니냐? …… 014
02 임신도 계획이 필요해 …… 020
03 아기씨가 좋아하는 엄마 몸무게 …… 026
04 별 다섯 개짜리 자궁과 엽산 …… 030
05 엄마 몸에 해로운 건 아기 몸에도 해로워 …… 035

2부 좌충우돌 지선네의 건강하고 행복한 임신 나기

01 아직도 네가 임신한 걸 모르겠니? …… 046
02 알쏭달쏭, 우리 새끼들 태몽 이야기 …… 052
03 환자의 마음으로 받아야 하는 병원 검진 …… 058
04 감기? 무조건 참지 매! …… 062
05 꺄악! 태교하다가 '십자수 기미'가 생겨버렸어! …… 068
06 콩 심은 데 콩도 나고 팥도 날 수 있어! …… 074
07 임신부의, 임신부에 의한, 임신부를 위한 편의용품 …… 080

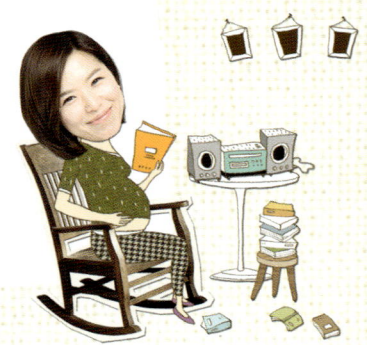

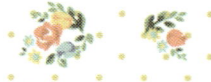

3부 지선네의 개월별 임신 플랜

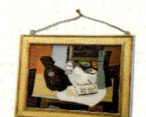

1장 임신 초기 플랜(임신 1주~11주)
01 '임신부 티' 안 날 때 더 조심하자! – 임신 초기 생활 수칙 …… 087
02 임신 초기 트러블과 대처법 …… 093
03 양이 아닌 질로 두 배 '더' 잘 먹자 …… 097
04 입덧, 모성의 힘으로 견디지 말자 …… 102
05 병원, 대충 고르지 말자 …… 108
06 유산 경험이 있는 엄마들에게 …… 112
07 뭐? 운동? 숨 쉬기 운동이나 잘하셔! …… 117

2장 임신 중기 플랜(임신 12주~27주)
01 임신 중 100퍼센트 안전한 때? 그런 거 없어! – 임신 중기 생활 수칙 …… 123
02 임신 중기 트러블과 대처법 …… 128
03 엄마, 칼슘과 철분을 주세요 …… 134
04 코코넛오일아, 고마워! …… 139
05 태동? 배에 가스 찬 거 아냐? …… 143
06 미국에서 생사의 갈림길에 서다 …… 147
07 아니, 임신부가 춤을 추면 어떻게 합니까? …… 152

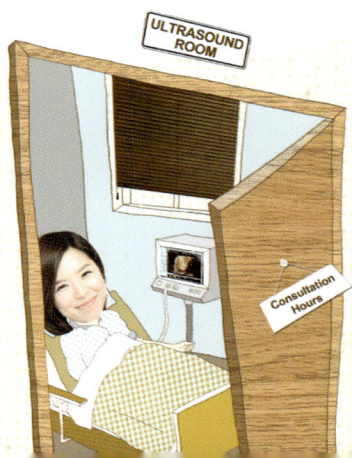

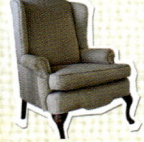

3장 임신 후기 플랜(임신 28주~39주)
01 임신 후기 생활 수칙 …… 157
02 임신 후기 트러블과 대처법 …… 162
03 아기 평생 건강의 밑거름이 되는 엄마 음식 …… 166
04 잠 못 이루는 엄마들에게 …… 169
05 밑으로 못 낳으면 위로 낳으면 되지 뭐 …… 172
06 이럴 땐 병원에 꼭 가야 하는 겁니다잉! 그렇게 정한 겁니다잉! …… 177
07 우리 새끼, 그렇게 빨리 엄마 얼굴 보고 싶었쪄? …… 180
08 임신부도 체력이 필요해 …… 186
09 임신 중에도 부부관계는 계속되어야 한다! 쭈욱! …… 191
10 임신부는 운전하지 말란 법 있니? 조심하면 돼 …… 197
11 임신부는 살이 쪄도 괜찮다는 생각을 버려 …… 201
12 염색? 파마? 엄마 마음이 중요해 …… 206

4부 지선네의 두렵고도 행복한 출산기

01 그래! 그게 바로 출산 신호야! …… 212
02 30박 해외여행 떠나듯 챙겨야 하는 출산 가방 …… 217
03 분만법이 얼마나 많은데 자연분만만 고집해? …… 221
04 제왕절개, 덮어놓고 피하는 건 옳지 않아 …… 228
05 애 낳기 전에 남편 밥부터 먹여! – 분만 대기 중일 때의 궁금증과 해야 할 일 …… 232
06 아무 때나 힘주는 거 아니야! 그러는 거 아니야! – 분만할 때의 궁금증과 해야 할 일 …… 236
07 아기 낳고 바로 화장실에 가도 돼 – 출산 직후의 궁금증과 해야 할 일 …… 241

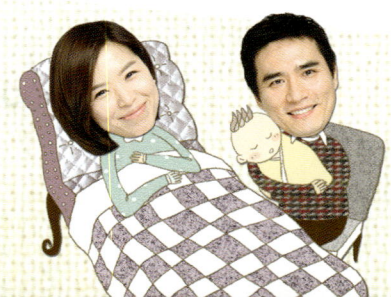

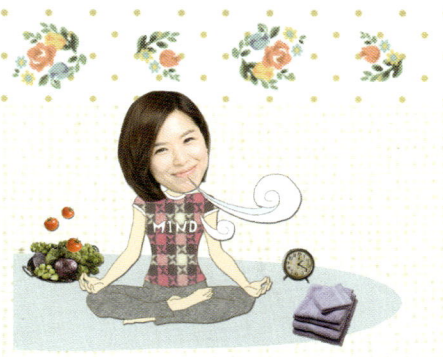

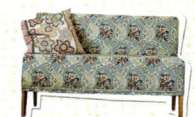

5부 끝이 좋아야 다 좋다! 임신보다 더 중요한 산후조리

01 자연의 섭리, 출산 후 몸의 변화 …… 246
02 산후조리 기간에는 이기적인 여자가 돼라! …… 250
03 산후조리 '생 초짜' 엄마들에게 …… 256
04 눈물의 미역국 …… 260
05 몸조리할 때 물에 엉덩이를 담가야 하는 이유 …… 265
06 엄마가 아기에게 주는 최고급 먹거리, 모유 …… 268
07 내 44사이즈의 비밀 …… 276
08 산후 조리할 땐 '코미디 프로'에 채널 고정! …… 282
09 해? 말아? 알쏭달쏭 출산 후 부부관계 …… 287

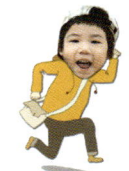
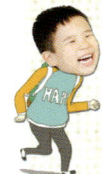

6부 엄마가 물려줄 수 있는 가장 큰 재산, 형제자매

01 아이를 위한 최고의 선물, 형제자매 …… 292
02 엄마의 건강은 아이가 지킨다 …… 298
03 엄마 김지선, 정부에게 할 말 있습니다 …… 303
04 아이에게 형제자매를 만들어주고 싶은 엄마들에게 …… 307

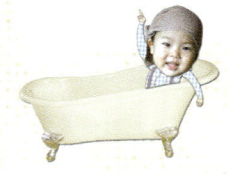
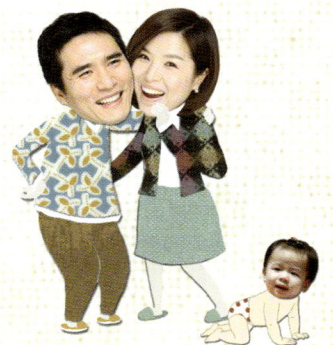

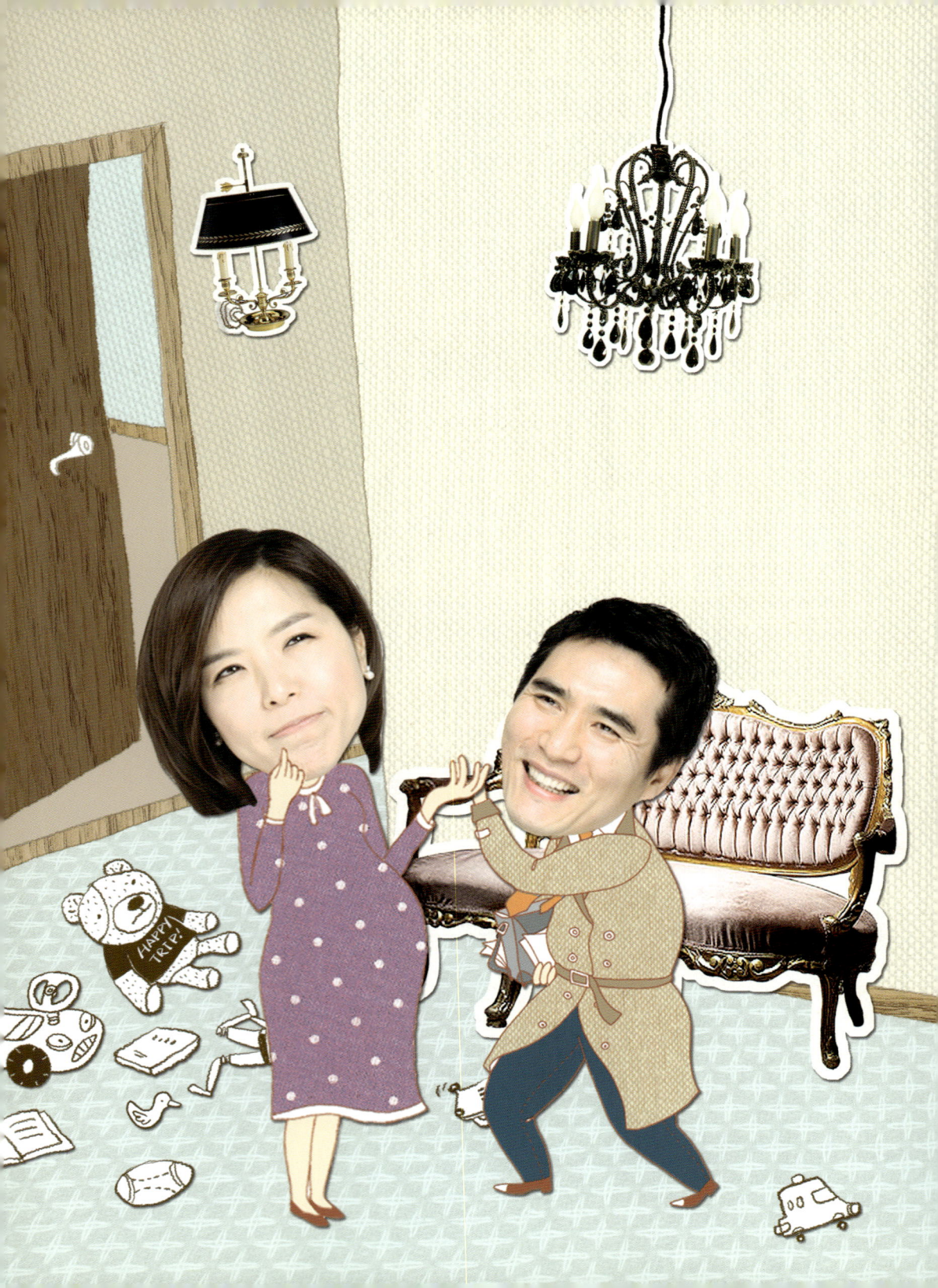

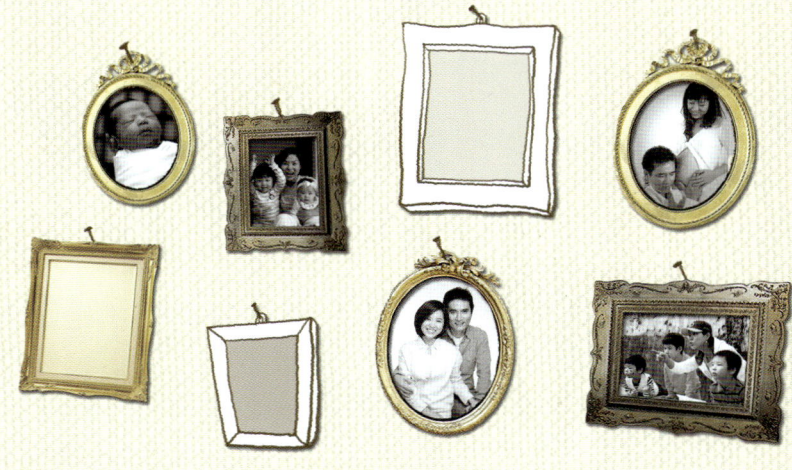

1부

몸풀기가 필요한 임신과 출산

지선아, 밥값은 하고 다니냐?
임신도 계획이 필요해
아기씨가 좋아하는 엄마 몸무게
별 다섯 개짜리 자궁과 엽산
엄마 몸에 해로운 건 아기 몸에도 해로워

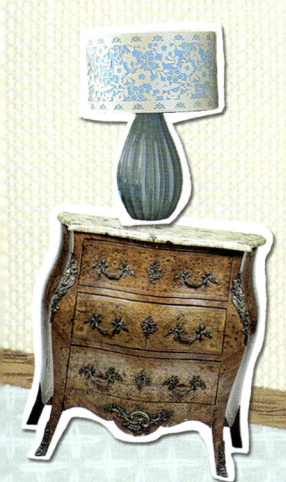

지선아, 밥값은 하고 다니냐?

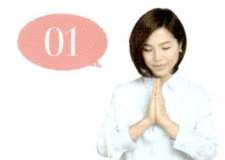

　나는 안타깝게도 여동생보다 늦게 결혼을 했다. 아시다시피 결혼 안 한 처자의 몸으로 여동생의 결혼식에 참석해야 하는 언니의 심정은 여간 심란한 게 아니다. 설상가상 하객들이 안쓰러운 표정으로 한마디씩 한다.

　"아이고, 동생이 먼저 시집을 가서 어쩐대?"

　내 가슴은 피멍이 든다. 누군 결혼하기 싫어서 안 하냐고요.

　나도 그랬다. 먼저 유부녀가 되겠다는 괘씸한 여동생의 결혼식에 참석했다가 하객들에게 동생이 먼저 결혼을 해서 어떡하냐는 염려의 말을 귀에 딱지가 앉을 정도로 들었다. 에휴, 그때 얼마나 난처하고 민망하고 스트레스가 팍팍 쌓이던지. 그날 나는 어르신들이 왜 동생이 먼저 결혼하는 것을 반대하는지 절실히 깨달았다.

　동생이 결혼한 후, 가족들 중 특히 할머니는 내가 노처녀로 늙어 죽을까 봐 걱정을 많이 하셨다.

　"니가 얼굴이 못났냐, 능력이 없냐, 심보가 고약하길 허냐? 니가 어디가 못나서 남들 다 하는 결혼을 못 혀?"

그때 내 나이 서른둘. 지금이야 노처녀 축에도 끼지 못하는 나이지만 당시에는 상황이 좀 달랐다. 어르신들이 백 번 천 번 걱정하고, 당사자도 마음이 조급해지는 나이였다.

그러던 어느 날, 결혼한 여동생이 친구와 전화로 수다를 떨던 중 갑자기 소개팅을 하지 않겠느냐고 물었다. 친구가 자기 오빠를 나에게 소개시켜주고 싶다고 했다면서. 나는 소개팅이 쉽게 들어올 나이도 아니고 밑져야 본전이라는 생각에 그 제안을 흔쾌히 받아들였다. 그런데 문득 소개팅남의 인상착의가 궁금했다. 그래서 동생에게 전화기를 뺏어 들어 그 친구에게 소개팅남의 인상착의를 물었더니, 아 글쎄 이렇게 대답하는 게 아닌가!

"우리 오빠요? 음, 단발머리에 그냥 봐줄 만해요."

"뭐? 단발?"

순간 후회가 쓰나미처럼 밀려왔다. 단발이라는 말에 내 머릿속에 최양락 오빠의 모습이 떠올랐기 때문이다. 당시 양락이 오빠는 '알까기'로 한창 인기를 누리고 있었다. 기억나는 분들도 있겠지만 그때 양락이 오빠의 헤어스타일은 5대 5 가르마에, 살짝 귀를 덮는 단발머리였다. 그렇지 않아도 남자의 장발을 싫어하는데, 양락이 오빠 같은 단발머리라니. 그저 눈앞이 깜깜했다. 아무래도 빠져나갈 구멍이 필요했다. 그래서 선배 언니에게 소개팅에 함께 가달라고 부탁을 하면서 좀 구닥다리이기는 하지만 요런 앙큼한(?) 작전을 짰다.

"언니, 내가 소개팅남이 마음에 들면 커피, 마음에 안 들면 오렌지주스를 시킬 테니까 만약 내가 오렌지주스를 시키면 나 방송 스케줄 있는 것처럼 연기 좀 해줘. 알았지?"

"그렇게 걱정되면 뭐 하러 소개팅에 나가냐?"

"혹시나 하는 마음에……. 이 나이에 소개팅이 쉽게 들어와?"

그렇게 선배 언니와 작전을 짜고, 며칠 뒤 두근거리는 마음으로 소개팅 자리에 나갔다. 그런데 럴수 럴수 이럴 수가! 그곳에는 양락이 오빠가 아니라 배용준이 앉아 있는 게 아닌가! 천만다행으로 소개팅남은 양락이 오빠가 아니라 배용준 스타일의 장발머리를 하고 있었다. 나는 원래 머리가 긴 남자를 싫어하지만 일단 양락 오빠의 단발머리가 아니라는 사실에 가슴을 쓸어내렸다. 또한 아랍인처럼 뚜렷한 이목구비도 마음에 들었다. 이 사람이 바로 지금의 내 낭군, 김현민이었다. 결국 미래의 시누이가 나와 남편이 부부의 연을 맺는 데 중요한 연결고리 역할을 한 것이다.

솔직히 말해 처음에 나는 남편의 외모 빼고는 거의 다 비호감이었다. 원래 처음 보는 사람, 특히 낯선 여자 앞에서 낯가림을 하는 남편이 입에 본드라도 바른 듯 말을 잘 하지 않았기 때문이다. 무슨 대화를 나눠봐야 느낌이 오든가 말든가 할 것 아닌가? 그런데 어색한 분위기가 조금 가시고 남편이 말문을 열면서 비호감은 점점 호감으로 변해갔다. 대화를 나눠보니 나와 남편은 통하는 점이 많았다. 우리는 그렇게 죽이 맞아 새벽 2시가 다 되도록 수다를 떨었다.

그날 이후로 우리는 계속 만남을 이어갔다. 또 그만큼 사이도 가까워졌다. 서로 일이 바빠서 새벽에, 그것도 자동차 안에서만 즐기는 데이트였지만 우리의 사랑을 키우기에는 충분했다. 다만 조금 아쉬운 점이 있다면, 늘 새벽에 만나다 보니 매번 24시간 영업하는 식당에서 감자탕, 순대국, 해장국 같은 음식밖에 먹을 수 없었다는 것. 하지만 서로의 얼굴만 봐도 배부르고 행복한 우리에게 그게 무슨 대수였겠는가? 연애해본 분들은 요런 기분 다 아시죠? 호호호!

그렇게 만난 지 100일째 되던 날, 우리는 이날을 기념할 겸 목동에 있는 모스카이라운지에서 저녁을 먹기로 했다. 그런데 남편이 노트북을 꺼내더니 며칠 전 친정아버지 회갑 잔치 때 찍은 사진이 저장되어 있다며 어떤 파일을 살펴보라고 했다. 그러고는 화장실에 좀 다녀오겠다며 자리를 떴는데, 글쎄 남편이 가르쳐준 파일을 열었더니 '김현민의 프러포즈'라는 글귀와 함께 남편의 모습이 화면에 나타나는 것이 아닌가? 남편은 그 안에서 수줍게 웃으며 내게 이렇게 속삭였다.

"지선아, 우리 만난 지 벌써 100일이 되었네? 지금까지 자기를 만나면서 많은 것을 느꼈고, 매번 만날 때마다 새로웠어. 그리고 이제는 자기랑 있으면 헤어지기가 싫은데, 이게 진짜 사랑인 것 같아. 이제 우리 하나가 되어 부모님한테 받은 사랑을 우리 아이들한테도 전해주자."

이 말과 함께 그동안 여행 가서 찍었던 사진들과 편집된 자작시들이 눈앞에 하나씩 나타났다. 그 순간 얼마나 감동을 받았는지 나는 눈물까지 흘렸더랬다. 지금까지 수많은 프러포즈 이야기를 들어봤지만 남편의 프러포즈보다 정성이 담기고 감동적인 이야기는 없었다. 실제로 나의 프러포즈 이야기를 듣고 부러워하지 않은 사람이 없었다. 오죽하면 내 남편을 '제2의 최수종'이라고들까지 했을까.

나 또한 이때의 남편을 보고 '제2의 하희라'처럼 살 줄 알았다. 그런데 이와 같은 멋진 이벤트는 그 후로 다시는 없었다. 남편은 평생에 걸쳐 쏟을 모든 에너지를 다 쏟아서 이 이벤트를 준비한 것이었다. 아, 그때의 남편이 그립구나…….

내가 감동의 도가니에 빠져 있는 사이 언제 들어왔는지 남편이 앞에 서 있었다. 그러고는 내게 짠 하고 꽃다발과 반지를 내밀며 이렇게 속삭였다.

"자기야, 나랑 결혼해줄래?"

꺄악! 정말 로맨틱하지 않은가? 지금도 그때만 생각하면 가슴이 콩닥콩닥 뛴

다. 그런데 나는 이 프러포즈를 받아들이지 않았다. 100일이라는 시간은 남편을 파악하기에 너무 짧았다. 무엇보다 남자가 프러포즈한다고 덥석 받아들이면 여자가 좀 없어 보이지 않겠는가?

내가 당연히 자신의 프러포즈를 받아들일 것이라고 생각했던 남편은 뜻밖의 거절에 당황해했고 자존심이 상한 듯했다. 그러나 이내 평정심을 되찾고는 이 난처한 순간을 지혜롭게 넘겼다.

"좋아. 자기한테 생각할 시간을 더 줄게. 대신 나랑 결혼할 마음이 생기면 그때는 당신이 내게 프러포즈를 해야 해!"

그로부터 한 달 뒤, 나는 남편에게 다시 프러포즈를 했다. 그러나 남편처럼 멋진 프러포즈는 아니었다. 그냥 호프집에서 맥주 한 잔 시켜놓고 툭 던졌다.

"우리 이제 부모님들 만나야 하지 않을까?"

그러자 남편은 어이없는 표정을 지으며 말했다.

"뭐야? 지금 프러포즈하는 거야? 프러포즈가 뭐 이래?"

하지만 이내 미소를 지으며 진심으로 기뻐했다.

"그래도 프러포즈는 프러포즈네."

그 후로 우리의 결혼은 일사천리로 진행되었고, 2003년 5월 9일에 드디어 결혼식을 올렸다. 처음 만나고 약 9개월 만의 일이었다.

그렇게 결혼을 하고 나니 마음이 한결 홀가분해졌다. 마치 어려운 숙제 하나를 끝낸 기분이었다. 그런데 어느 날 할머니가 나를 불러 앉히시더니 대뜸 이런 말씀을 하시는 게 아닌가?

"지선아, 너 요즘 밥값은 하냐?"

눈코 뜰 새 없이 일하며 돈 버는 손녀에게 이게 무슨 생뚱맞은 말씀이시당가? 나는 할머니의 말씀에 황당해하며 대답했다.

"그럼요 할머니, 당연히 밥값 하죠. 요즘 얼마나 열심히 일하는데요."

"지선아, 고것이 밥값이 아니다잉. 결혼했으면 여자는 애기를 낳아야 밥값을 허는 것이여."

아기? 결혼하면서 2세에 대해 생각하지 않았던 것은 아니지만 크게 신경을 쓰지 않았던 나는 할머니의 말씀에 마음이 묵직해졌다.

남편의 한마디!

나는 결혼하고 난 이후에도 머릿속에 2세에 대한 계획이 서 있지 않았다. 그래서 아내의 임신 소식을 처음 접했을 때도 전혀 계획에 없던 일이라 남의 일처럼 느껴졌다. 아내에게도 무덤덤한 반응을 보였다. 그런데 얼마 전 아내가 신혼 초에 아기를 가지려고 많은 노력을 기울였다는 사실을 알게 되었다. 그때 내가 왜 그 사실을 몰랐을까? 아내가 참 많은 상처를 받았겠구나 생각했다.

나는 결혼을 하면 부부가 서로 2세 계획에 대해 진지한 대화를 나눌 필요가 있다고 느꼈다. 그때 우리가 2세 계획에 대해 조금만 소통을 했더라면 아내에게 그런 무신경한 반응은 보이지 않았을 텐데…….

그러니 결혼한 남자들은 아내가 별말이 없더라도 2세 계획에 대해 이야기를 꺼내보기 바란다. 아내는 이미 머릿속에 계획을 다 세워놓고 혼자 노력하고 있을지도 모르니.

임신도 계획이 필요해

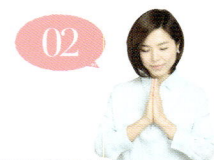

할머니가 계속 밥값을 해야 한다고 압력 아닌 압력을 팍팍 주는데다 서른세 살이라는 적지 않은 나이가 점점 부담으로 다가왔다. 나는 아기를 갖는 데 올인하기로 마음을 먹었다. 그래서 클럽 DJ 일도 그만두었다.

당시 나는 〈개그콘서트〉의 '봉숭아학당'에서 휴대폰 진동이 울리면 "어머나, 어머나, 어머나" 하면서 섹시한 춤을 추는 캐릭터를 맡기도 했고, 다른 여러 예능 프로그램에서 곧잘 춤을 추었다. 덕분에 클럽 DJ 일이 적지 않게 들어왔다. 게다가 일도 잘하는 편이라 여러 클럽에서 꽤 유명했다. 심지어 모 여자 개그우먼은 직접 내 무대를 견학하러 오기도 했다. 매니저도 "역시 누나가 최고야"라며 내 실력을 인정할 정도였다. 그때 내 인기가 어떠했을지 상상이 되고도 남으리라. 호호호!

내 입으로 내 자랑을 하려니 참 거시기 허네. 어쨌든 그 덕택에 수입이 꽤 쏠쏠했다. 그러나 밤에 하는 일이다 보니 아무래도 아기를 갖는 데 지장이 있었다. 나는 이 일을 과감하게 그만두었다. 돈보다 아기가 더 중요했으니까.

그런데 아무리 하늘을 봐도 별이 따지지 않았다. 나는 결혼을 하면 무조건 임신이 된다고 생각했기에 마음이 편치 않았다. 일단 신경이 쓰이기 시작하자 임신이 점점 스트레스로 다가왔고, 그런 와중에도 클럽 DJ 일은 계속 들어왔다. 임신도 안 되고, 일은 계속 들어오고, 어느 날 문득 '놀면 뭐 하나?' 하는 생각이 들었다. 그래서 '에라 모르겠다. 임신도 안 되는데 돈이나 벌자' 하고 다시 DJ 일을 시작했다.

다시 일을 시작하게 된 클럽은 갓 문을 연 곳이어서 DJ의 역할이 매우 중요했다. 클럽에 대한 평판이 단순히 DJ의 실력 하나로 좌지우지되는 것은 아니지만 꽤 많은 영향을 미친다. 특히 처음 문을 연 클럽들은 DJ가 가게 평판을 결정짓는 데 적지 않은 영향력을 행사한다.

나는 이런 막중한 책임을 지고 명성(?)에 먹칠하지 않도록 열심히 일하겠노라 결심했다. 그런데 일을 하기로 계약한 후 얼마 지나지 않아 이상하게 몸이 예전 같지 않고 시도 때도 없이 졸음이 몰려왔다. 손가락 하나 까딱하지 않고 숨만 쉬는데도 몸이 천근만근 무거웠다. 나는 내 몸에 뭔가 심상치 않은 일이 벌어지고 있음을 직감했다.

설마 하는 마음으로 임신 진단 시약을 사다가 테스트를 했더니 임신이었다. 너무나 간절히 기다렸던 소식이었기에 뛸 듯이 기뻤다. 그러나 그것도 잠시, 곧 내가 처한 현실이 떠오르면서 눈앞이 캄캄해졌다.

DJ 일을 어찌해야 한단 말인가. DJ는 허수아비처럼 무대에 가만히 서 있는 게 아니라 우스갯소리로 사람들의 배꼽도 빠지게 해야 했고, 때론 격렬한 춤도 춰야 했다. 즉, 홀몸이 아닌 사람, 그것도 유산될 가능성이 가장 높은 임신 초기의 임신부가 하기에는 위험천만한 일이었다. 하지만 이미 클럽에서 선불까지 받았기에 물러설 곳이 없었다. 죽이 되든 밥이 되든 일단 무대에 서야 했다.

배 속에 소중한 아기가 있다고 생각하니 행동 하나하나가 조심스러웠다. 평소 같으면 온몸을 내던져 춤을 춰도 열두 번은 췄을 텐데 아기가 걱정이 되어 새색시마냥 조신하게 몸을 움직였다. 이 모습이 사장의 눈에 곱게 보일 리 만무했다. 사장은 당장 나를 섭외한 클럽 영업부장을 불렀다.

"김지선이 DJ 잘 본다며? DJ 중에 여자는 김지선, 남자는 홍록기라며? 그런데 왜 저러고 서 있는데? 왜 입으로만 떠들어대냐고?"

"죄송합니다. 원래 저렇지 않은데……."

본의 아니게 나로 인해 난처한 입장이 된 영업부장은 입도 벙긋하지 못하고 사장의 질책을 견뎌야 했다. 이를 보고 내 양심상 가만히 있을 수 없는 일, 사장에게 이실직고를 했다. 예상치 못하게 아기가 들어서서 격렬하게 춤을 출 수 없다는데 사장이 무슨 할 말이 있겠는가. 사장은 속이 부글부글 끓었을 테지만 내편의를 봐주기로 했다. 그렇게 우여곡절 끝에 그 일을 무사히 마쳤다.

이 사건 이후로 나는 임신에도 계획이 필요하다는 사실을 절실히 깨달았다. 내가 제대로 임신을 계획해서 아기를 가졌다면 이런 웃지 못할 생쇼(?)를 벌였겠는가? 나는 결혼해서 피임을 안 하면 당연히 임신이 되는 줄 알았다. 열심히 하늘만 보면 아기씨가 내 배 속에 쏘옥 들어올 거라고 생각했다. 어머, 어머, 시치미 떼시긴! 댁도 그렇게 생각했잖아?

그러나 알고 보니 아기는 피임을 안 하면 덜컥 생기는 존재도 아니었고, 그런 무성의한 마음으로 가져서도 안 되는 존재였다. 결혼 후 부부가 철저한 계획 하에 집을 장만하듯 아기 또한 제대로 임신 계획을 세워서 가져야 하는 존재였다.

우선 임신 계획을 하면 나처럼 일이 엉뚱하게 꼬여서 본의 아니게 남에게 피해를 주거나 자기 스스로 스트레스를 받을 일이 없다. 아기가 가계 살림을 위태롭게 하는 존재가 되는 안타까운 상황을 막을 수도 있다. 무엇보다 임신에 문제가 될 수 있는 요소들을 미리 제거할 수 있어서 보다 건강한 아기를 출산하는 데 많은 도움이 된다.

그러니 '언젠가는 생기겠지' '생기면 낳는 거지 뭐' 식의 안이한 생각은 버리고 미리 임신 계획을 세워서 건강하고 행복한 임신·출산을 하자. 요즘은 늦은 나이에 결혼하는 여성들이 많아서 더욱더 임신 계획이 중요하다. 왜냐하면 나이가 들면 얼굴에 주름이 자글자글 생기고 피부 탄력이 떨어지듯 난자와 자궁도 노화가 되어서 임신이 될 확률이 떨어지고 건강하지 못한 아이를 출산할 위험도 높아지기 때문이다.

실제로 25세 산모가 다운증후군 아이를 낳을 확률은 1000분의 1인 데 반해 35세 산모는 380분의 1이나 된다고 한다. 따라서 35세 이상의 여성들은 임신 계획에 각별한 신경을 써서 건강한 아이를 출산할 수 있도록 정(精)과 성(誠)을 다해야 한다. 에휴, 일하느라 공부하느라 혼기 놓쳐 늘그막에 결혼한 것도 서러운데 아기 낳는 것도 더 힘들어진다니······. 우짜든 나이 먹는 게 죄다, 죄!

그럼 임신은 어떻게 계획하고 준비해야 할까? 이게 보통 막막한 일이 아니다. 막상 마음을 먹어도 어디서 어떻게 시작해야 할지 몰라 난감해하는 부부들이 태반이다. 내 이런 부부들을 위해 지금까지 주워들은 지식을 대방출할 테니 귀담아들으소.

일단 부부가 머리를 맞대고 언제 임신을 하는 게 좋을지 진지하게 상의할 것! 그렇게 임신 시기를 정했으면 병원으로 고고씽! 왜냐하면 임신 전에 예비 엄마 아빠가 받아야 할 검사도 많고, 예방접종도 받아야 하기 때문이다. 엄마 아빠 되는 게 예삿일이 아니다.

임신 전 받아야 할 검사
빈혈 검사, 간염 검사, 풍진 검사, 매독 혈청 반응 검사, 부인과 검사 등

임신 전 받아야 할 예방접종
TD 백신(성인용 파상풍 예방접종), MMR(홍역, 볼거리, 풍진 예방접종), 수두 백신, 자궁경부암 백신, A형 간염 백신, B형 간염 백신, 독감 백신 등

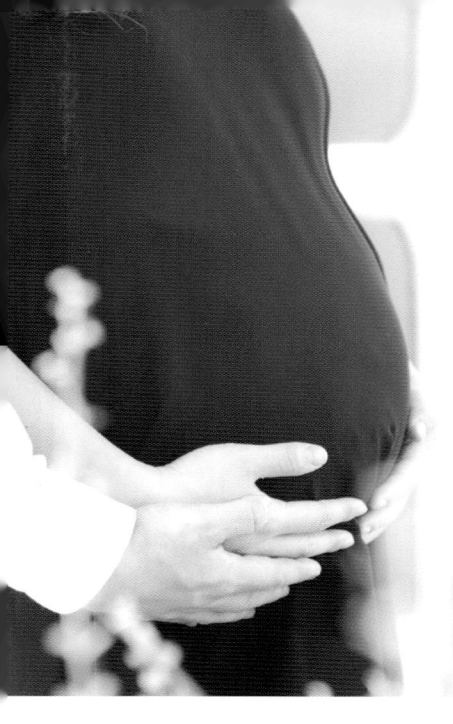

　　　　　　　　　　　병원에서 부부의 몸 상태도 체크하고 예방주사도 맞았다면 임신 준비 끝일까? 오, 노! 살신성인의 정신을 불살라야 하는 중요한 일이 남았다. 임신에 악영향을 미칠 수 있는 생활 습관, 식습관 등을 버려야 건강하고 행복한 임신·출산을 할 수 있다.

　　임신에 가장 나쁜 영향을 미치는 생활 습관 중 하나가 바로 흡연이다. 때문에 건강한 임신·출산을 하려면 열 일 제쳐두고 담배를 최우선적으로 끊어야 한다. 언제 끊어야 하냐고? 빠르면 빠를수록 좋다.

　　예전에 KBS 예능 프로그램 〈비타민〉에 한 의사분이 나와서 건강한 아기를 낳으려면 예비 엄마들은 물론이고 아빠들도 1년 전부터 금연을 해야 한다고 말했다. 무슨 1년 전부터 금연을 하냐고 아주 왕짜증을 내는 애연가들이 분명 있겠지만 모르시는 말씀이다. 담배를 피우면 그 유해 물질들이 그대로 몸속에 쌓이며, 그 독한 것들은 담배를 끊어도 바로 사라지지 않는단다.

　　1년은 지나야 자취를 감춘다고 하니 좋은 부모가 되려면 이 정도의 수고는 감수하자. 죽어도 그렇게 못하겠다면 적어도 3개월 전에는 끊자. 그러면 그나마 아이에게 피해가 덜 간단다. 그러고 보면 나는 남편 하나는 잘 됐다. 내 남편은 나의 한마디에 단박에 담배를 끊어버렸거덩. 홍홍홍!

　　술도 마찬가지다. 술 역시 담배처럼 임신 확률을 떨어뜨리고 아기에게 온갖 해코지를 하기 때문에 임신을 계획하는 사람들은 가능한 한 빨리 끊어야 한다.

그 외에도 건강한 아기를 낳기 위해 해야 할 일들이 더 있는데, 복잡하거나 어렵게 생각할 필요 없다. 그냥 내 몸을 건강하게 하는 생활이 곧 임신·출산에 이로운 생활이라고 여기고 실천하면 된다. 이를테면 균형 있는 식사를 한다든가, 적당히 운동을 한다든가, 체중 조절을 한다든가, 커피나 콜라처럼 카페인이 든 음식을 덜 먹는다든가, 그때그때 스트레스를 풀면 얼마든지 건강한 아기를 '쑴풍' 낳을 수 있다. 임신 계획 세우기, 알고 보면 참 쉽죠잉!

남편의 한마디!

나는 결혼 후 아이를 낳아야 한다는 생각이 전혀 없었다. 당연히 아내와 임신 계획을 세울 생각도 하지 않았다. 아니, 더 솔직하게 말하면 임신을 계획해서 해야 한다는 사실조차 알지 못했다.
'우리 형제가 셋이니까 그 정도만 낳으면 되겠다.'
그때 내 머릿속에는 단순히 그 정도의 생각밖에 없었다. 그런데 애 넷 아빠가 되고, 주위에서 아무 생각 없이 임신을 해서 고생하는 부모들을 보니 임신 계획이 꼭 필요하다는 생각이 절절히 들었다.
그러므로 아내와 함께 자식을 낳고 오순도순 살고 싶은 남편들은 아기를 갖기 전에 미리 임신 계획을 세우고 적극 동참하자. 회사 설립 이념을 세우듯 미리 아기를 어떻게 낳고 어떻게 키울 것인가 방향을 잡고 실천해야 큰 문제 없이 꿈꾸던 가정을 만들 수 있다.

아기씨가 좋아하는 엄마 몸무게

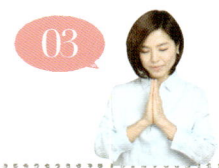

예전에 개그맨 김한국 선배가 이런 기막힌 얘기를 해준 적이 있다.
"어느 날 보니까 우리 집에 여러 모양의 화분이 있는 거야. 그 화분을 보니까 배추를 심으면 딱 좋겠더라고. 그래서 배추 씨를 사다가 심었는데 어떤 놈은 크고 싱싱한데 어떤 놈은 볼품없고 시들시들한 거야. 똑같은 배추 씨를 심었는데 말이야. 그래서 내가 그걸 보고 딱 느낀 게 있지."

"뭔데요, 선배?"

"사람이나 식물이나 씨가 아니라 밭이 더 중요하다는 거야. 남자 씨가 아무리 좋아도 여자 밭이 좋아야 임신도 잘 되고 아기도 건강하게 잘 낳는 거야."

"어머어머! 맞다 맞아! 정말 그러네. 씨가 아무리 좋아도 땅이 자갈밭이면 무슨 소용이 있겠어?"

나는 선배의 적절한 비유에 박수까지 쳐가며 감탄을 했다. 사람이건 식물이건 씨도 중요하지만 그 씨가 뿌리를 내리고 자라는 땅이 비옥해야 좋은 결실을 맺을 수 있는 법이다. 때문에 건강한 아기를 낳길 바라는 예비 엄마들은 척박한 땅을 기름진 땅으로 일구는 농부의 마음으로 임신 전부터 미리 자신의 몸을 임신하기 좋은 상태로 만들어놔야 한다.

아기씨가 좋아하는 몸으로 만들려면 무엇보다 임신 전에 적절한 체중을 유지해야 한다. 몸무게가 지나치게 많이 나가거나 반대로 적게 나가면 임신을 하는 데 많은 어려움이 따른다. 이를테면 예비 엄마가 임신 전에 너무 뚱뚱하면 성호르몬의 균형이 깨져서 배란이 잘 되지 않는다. 여기서 배란이 뭔고 허니, '난소에서 성숙한 난자가 배출되는 현상'이다. 좀 더 쉽게 설명하자면, 여자의 몸에는 여성만의 장기인 자궁, 즉 아기집이 있고 그 양쪽 끝에는 난소가 하나씩 달려 있는데 그 난소에는 무려 30만~40만 개의 난자가 들어 있다. 여자 나이 약 10세가 지나면 이 많은 난자들 중 300~400개만이 성숙해서 좌우 난소로 매달 1개씩 배출되는데, 이게 바로 '배란'이다.

배란이 되는 시기에 남편과 합방을 해서 정자가 자궁 속으로 쏙 들어가면 수정, 즉 임신이 된다. 수정에 실패하면 '매직'에 걸리는 것이고. 그러니까 생리는 수정에 실패한 난자 등이 자궁벽이 허물어져 나오는 피와 함께 배출되는 현상이다.

배란이 잘 되지 않는다는 것은 곧 임신 자체가 어렵다는 뜻이다. 즉, 몸이 뚱뚱해서 배란이 원활하게 이루어지지 않는 예비 엄마들은 열심히 하늘을 봐도 아기가 들어서지 않을 소지가 다분하다. 설령 어렵게 임신에 성공한다 하더라도 그 앞날이 순탄치 않다. 임신 전 비만인 여성일수록 산후비만과 같은 임신 후유증을 겪을 확률도 높고, 임신성 고혈압이나 조산의 위험성도 커지기 때문이다. 어느 책에서 보니, 임신 전에 뚱뚱했던 엄마들은 임신 중에도 다른 엄마들보다 몸무게가 팍팍 늘 가능성이 높고 출산 후에도 살이 잘 빠지지 않는다고 한다.

너무 마른 예비 엄마들도 문제가 많기는 매한가지다. 요즘 '스키니 몸매'가 대세라고 하지만 과하게 살을 빼면 생리가 뚝 끊길 수 있다. 몸속에 적당히 지방이 붙어 있어야 생리도 하고 임신도 잘 된다. 한 연구 결과에 따르면, 무리한 다이어트로 체지방률이 10~15퍼센트까지 감소하게 되면 호르몬이 제대로 생성되지 않게 되면서 생리가 사라지고, 최악의 경우 불임으로 이어질 수도 있다고 한다.

뿐만 아니라 너무 마른 여성들은 정상 체중을 가진 여성들보다 유산할 가능성이 72퍼센트에 이르며, 저체중아를 낳을 확률도 높다고 한다. 그러니 비쩍 곯은 갈비씨 예비 엄마들이여, 지금부터라도 예뻐지려는 욕심 좀 버리고 살을 찌울지어다.

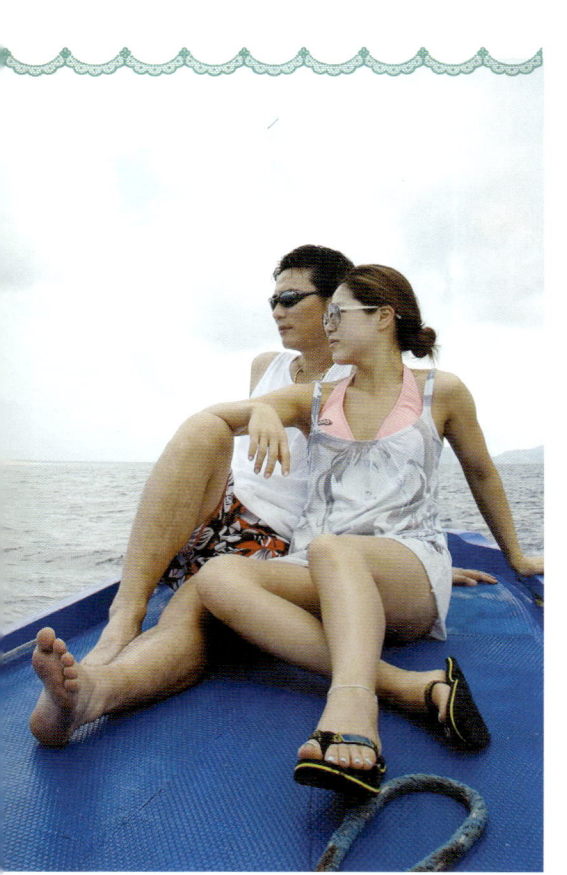

그렇다면 몇 킬로그램이 아기씨가 좋아하는 적절한 몸무게일까?

체질량지수(BMI), 요거 요거 오다 가다 한번쯤 들어봤을 거다. 계산하는 방법도 아주 간단하다. 그냥 자신의 체중을 키의 제곱으로 나누면 된다. 예를 들어 키 160센티미터, 몸무게 52킬로그램인 여성이 있다고 하자. 그러면 52를 1.6 제곱미터로 나누면 된다. 이렇게 해서 체질량지수가 19~25 사이가 나오면 임신하기 좋은 체중이다. 이 여성의 경우 체질량지수가 20.31이므로 아기씨가 좋아하는 적정 체중이라고 할 수 있다. 만약 이걸 계산하기도 귀찮고 복잡하다면 그냥 인터넷 창에 '체질량지수 계산기' 또는 '비만도 계산기'를 쳐보자. 그러면 머리 하나 쓰지 않고 자신의 체질량지수를 알아낼 수 있다.

예비 엄마가 너무 뚱뚱하거나 마르면, 자신의 몸에는 아무 문제가 없다 해도 임신이 잘 되지도 않으며 임신을 유지하기도 어렵다. 그러므로 건강하게 임신·출산을 하고 싶다면 자신의 몸무게가 아기씨가 좋아하는 적정 체중인지 꼭 짚고 넘어가자. 지금은 별것 아닌 것처럼 느껴질 수도 있지만 이게 나중에 두고두고 속을 썩인다.

남편의 한마디!

어느 책에서 보니, 여자가 뚱뚱한 경우에도 임신이 잘 되지 않지만 남자가 비만인 경우에도 임신 확률이 떨어진다고 한다. 왜냐하면 남자의 몸이 뚱뚱하면 정자의 양과 임신 능력에 영향을 미치기 때문이다.
따라서 아내가 임신을 계획 중이라면 남편도 체중 관리에 신경을 쓰자. 내가 직접 임신을 하는 것도 아닌데 무슨 상관이냐는 생각은 참 의리 없는 행동이다. 그렇다고 굶기를 밥 먹듯이 하며 다이어트를 하는 것도 좋은 방법이 아니다. 몸도 상하고 요요 현상도 오기 때문에 천천히 군살을 빼는 것이 가장 좋겠다.

별 다섯 개짜리 자궁과 엽산

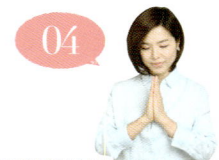

"**남**자 연예인들은 계약서에 군대 조항을 넣는데, 지선 씨는 아무래도 임신 조항을 넣어야겠죠? 호호호."

지금의 소속사인 TN엔터테인먼트와 계약을 맺을 때, 가수 토니안과 공동 대표인 노진영 사장이 농담 삼아 이런 우스갯소리를 했다. 참고로 노진영 사장은 여자다.

"어휴, 사장님은 그게 무슨 말씀이세요? 이제 아기 안 낳을 거예요. 지금도 벅차요."

이때 나는 세 아이의 엄마였고 다른 사람들보다 쬐끔(?) 아이를 많이 낳았다는 이유로 연예계의 '다산의 여왕'으로 불렸다. 그때만 해도 주변 사람들이 나를 입에 침이 마르도록 칭찬했다.

"애가 많으니 다복해서 좋겠어."

"애국자가 따로 있나? 요즘은 지선 씨처럼 다둥이 엄마들이 애국자야."

또 시청자분들도 이런 나를 어여뻐 봐주셔서 방송 활동도 활발히 했다. 아이들 덕분에 좋은 이미지도 얻고, 일도 왕성하게 하게 되었지만 그렇다고 아이를 더 낳을 마음은 눈곱만큼도 없었다. 우리 부부에게 아이들은 분명 더없는 축복이고 기쁨이었지만 사내아이 셋을 키우는 건 보통 일이 아니었다. 사내아이 키우는 엄마 아빠들은 우리 부부의 심정을 백 번 천 번 이해하리라. 이런 이유로 노진영 사장님이 임신 조항을 얘기했을 때 나는 절대 아이를 낳을 일이 없다며 호언장담했던 것이다.

그런데 세상만사 한 치 앞도 볼 수 없다고, 글쎄 소속사와 계약서를 쓰고 일주일도 안 되어 임신 사실을 알게 된 것이 아닌가? 다시는 배불뚝이 임신부가 되지 않겠노라 큰소리를 탕탕 쳤는데 이 일을 어찌한단 말인가? 나는 며칠 동안 머리를 싸매고 고민한 끝에 사장님에게 조심스레 전화를 걸었다. 그러자 사장님이 미안하게시리 반색을 하며 전화를 받았다.

"어머, 김지선 씨가 먼저 전화를 다 주시고, 웬일이세요?"

"저기 혹시 사장님, 오늘 얼굴 좀 볼 수 있을까요?"

"아, 물론이죠. 어디서 뵐까요?"

그렇게 그날 우리는 커피숍에서 만났다.

"지선 씨가 왜 날 보자고 했을까? 임신이라도 하셨나? 호호호."

'헉!'

사장님이 농담 삼아 던진 말에 나는 가슴이 뜨끔했다.

"저기…… 사장님, 저 정말 임신했어요."

"네?"

그냥 웃자고 던진 말이 사실이라고 하니 사장은 아연실색했다. 그러고는 한동안 아무 말도 하지 않았다. 무거운 침묵에 나는 식은땀이 났고 미안한 마음에 입이 열 개라도 할 말이 없었다.

"너무 죄송해요, 사장님. 하……, 저도 일이 이렇게 될 줄 몰랐어요. 제가 잘못한 거니까 계약을 취소하셔도 돼요."

"어휴, 그게 무슨 말씀이세요. 지선 씨가 뭐 알고 그랬나요? 아무래도 하느님이 지선 씨 마음 편하게 아기 낳으라고 우리 회사에 보내주신 것 같네요. 너무 신경 쓰지 마시고 몸조리나 잘하세요."

이렇게 고마울 데가! 나는 사장의 하해와 같은 마음에 완전히 감동을 먹었다. 그렇게 막내딸 혜선이는 수많은 사람들의 배려 속에서 건강하게 태어났다. 하지만 아이 넷을 낳으니 과거에 칭찬 일색이던 주변 사람들의 반응이 조금 달라졌다.

"이제 너희 부부 각방 써야 되는 거 아니야?"

"조류 부부 아니야? 아주 알을 낳는구만."

"스치기만 해도 애가 생기네."

그렇다. 거짓말 조금 보태서 나는 남편과 스치기만 해도 아기가 덜컥 들어서는 튼실한 자궁의 소유자다. 오죽하면 의사 선생님께서 내 몸에서 가장 튼튼한 장기가 자궁이라며 별 다섯 개를 주셨겠는가.

'여성의 건강은 자궁의 건강'이라는 말이 있듯 건강한 자궁을 가지고 태어난 것은 여자로서 더없이 기쁜 일이지만 마냥 좋지만은 않았다. 조금만 방심(?)을 해도 아기가 들어서니 말이다. 나는 첫째 때 임신 계획이 얼마나 중요한지 절절히 깨달았으면서도 이후에도 제대로 임신 계획을 세워본 적이 없다. 그런 내가 지금 가증스럽게도 예비 엄마들에게 임신 계획을 세우라고 목이 터져라 부르짖고 있는 이유는 나처럼 무계획적인 임신으로 인한 어려움을 겪지 말라는 의미에서다. 그러니 "너나 잘하세요!"라고 욕하지 마시고 이런 제 깊은 뜻을 헤아려 주세요!

어쨌든 별 다섯 개짜리 자궁을 가지고 태어난 피치 못할 사정(?)으로 나는 아기에게 그렇게 좋다는 '엽산'을 제대로 챙겨 먹어본 적이 없다. 엽산은 영양소 중의 하나인데, 특히 태아의 뇌와 척수 형성에 중요한 역할을 한다. 만약 엽산이 부족하면 뇌와 척수 등이 제대로 만들어지지 않아 기형아를 낳을 확률이 높다. 한 연구 결과에 따르면 적절한 시기에 엽산을 충분히 섭취하면 뇌가 거의 발달하지 않는 무뇌증, 척수의 일부분이 척추 밖으로 자라는 척추이분증과 같은 중추신경계 기형을 많게는 70퍼센트까지 막을 수 있다고 한다. 뿐만 아니라 임신하기 1년 전부터 엽산제를 복용하면 조산할 위험도 50퍼센트나 낮출 수 있다고 하니, 임신 계획이 있는 유부녀들은 이유를 불문하고 엽산을 꼭 챙겨 먹자.

그런데 엽산의 효과를 톡톡히 보려면 반드시 지켜야 할 것이 있다. 바로 언제 먹느냐다. 엽산은 임신 전이나 임신 3개월 사이에 먹어야 그 효과를 제대로 볼 수 있다. 왜냐하면 임신 3개월 이내에 뇌, 척수 등을 비롯한 태아의 각 기관이 형성되기 때문이다. 즉, 태아에게 엽산이 가장 필요한 시기는 임신 3개월 이내이기 때문에 이때 먹지 않으면 기대하는 만큼의 효과를 볼 수 없다.

그런데 꽤 많은 엄마들이 임신 사실을 2개월이 넘어서야 알아챈다. 때문에 그때부터 부랴부랴 먹어줘도 한 달을 먹을까 말까 하다. 그러니 엽산의 효과를 얼마나 볼 수 있겠는가? 물론 임신 3개월 이후에 엽산을 섭취해도 태아에게 기형이 발생하는 것을 막고 세포 형성에 도움을 줄 수 있다. 해서 나도 임신 3개월 이후에도 엽산을 꾸준히 챙겨 먹었지만 임신 3개월 이내에 먹을 때와는 효과 면에서 많은 차이가 나기 때문에 되

> **TIP**
>
> **척수**
> 뇌와 함께 척추동물의 신경계에서 가장 많은 부위를 차지하는 중추신경계를 구성하는 신경세포 다발로 등뼈라고 부르는 척추의 안쪽에 위치해 있다. 즉, 척추와 척수는 엄연히 다른 존재다.
> 척수는 뇌가 내리는 명령을 온몸에 전달하는 중요한 역할을 한다. 따라서 척수에 이상이 생기면 손가락이나 발가락을 펴거나 구부리는 간단한 일조차 할 수 없다.

도록 임신 초기에 서둘러 엽산을 챙겨 먹는 것이 좋다. 이래서 임신 계획이 필요하다. 나는 단 한 번도 엽산이 꼭 필요할 때 제대로 챙겨 먹지 못했지만, 임신 계획을 세우면 임신 전부터 야무지게 엽산을 챙겨 먹을 수 있지 않겠는가.

그러니 아이 없이 남편과 천 년 만 년 살 생각이 아니라면 결혼한 여자들은 미리 임신 계획을 세우고 아기를 갖기 전부터 엽산을 챙겨 먹자. 특히 기형아를 출산할 확률이 높은 고령 여성들과 뇌나 척수 등에 문제가 있는 기형아를 낳은 경험이 있는 엄마들에게 엽산 섭취는 필수다. 엽산이 풍부하게 들어간 음식에는 시금치, 양배추, 브로콜리, 딸기, 귤, 키위, 오렌지, 생선, 우유, 간, 호두, 콩, 치즈 등이 있다.

이런 음식들을 신경 써서 먹기 귀찮다면 그냥 간편하게 보충제를 먹자. 그러면 엽산 부족에 대해 크게 염려할 필요가 없다. 다만 과유불급이라고 엽산도 태아에게 좋은 영양소이기는 하지만 과하게 먹으면 해롭다고 하니 하루에 0.4밀리그램만 먹자.

남편의 한마디!

어느 날 구청 보건소에 볼일이 있어 갔는데, 어떤 젊은 남자가 직원에게 엽산을 타러 왔다고 말하는 것이 아닌가? 해서 나는 궁금한 마음에 그 남자에게 무슨 약이기에 보건소에서 무료로 나누어 주냐고 물었다. 그랬더니 그 남자 왈, 임신한 아내가 먹으면 좋은 약이란다. 나중에 엽산에 대해 찾아봤더니 태아의 뇌 발달에 보통 중요한 영양소가 아니었다.
그날 보건소에서 집으로 돌아오는 내내 그때 한창 임신 중이던 아내에게 너무 무심했던 내 자신이 부끄럽게 느껴졌다. 그래서 집에 들어가 아내에게 엽산을 사주겠다고 했더니 아내가 "이미 늦었어용!" 하고 말하는 게 아닌가? 인터넷을 검색해보니 엽산은 먹는 시기가 참 중요한 영양소였다.
그래서 하는 말인데, 나야 뭐 이제 어쩔 수 없지만 임신을 계획 중인 남편들은 아내에게 엽산이 들어 있는 영양제를 꼭 챙겨주자. 그러면 아마 아내가 꽤나 감동할 거다. 참, 그리고 함께 먹으면 더 좋다고 하니 아내와 사이좋게 나눠 먹자.

엄마 몸에 해로운 건
아기 몸에도 해로워

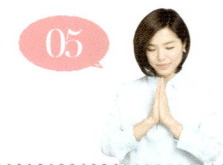

첫째를 임신하고 6개월 즈음 되었을 때 남편과 함께 잠깐 미국에 다녀온 적이 있다. 그런데 어쩌면 그 나라 사람들은 그렇게 임신부를 각별하게 대우하는지……. 솔직히 말해서 그때 그곳에 확 눌러앉아 버리고 싶은 마음이 아주 쬐끔(?) 들었다. 한국에서는 상상도 못할 여왕 대접을 받으니 왜 그런 마음이 들지 않겠는가?

일례로 그곳 사람들은 엘리베이터가 오면 무조건 내가 먼저 탈 수 있도록 배려해주었다. 또 언젠가 비 오는 날에는 앞에 있던 사람이 택시를 잡아서 내게 양보를 했다. 그때 얼마나 감격을 했는지!

"할렐루야! 여기는 임신부들의 천국이야."

그 나라 여인네들을 한껏 부러워했더랬다. 그렇게 꿈같은 시간을 보내고 임신부에게 삭막하기 이를 데 없는 한국에 돌아오니 금세 미국이 간절히 그리워졌다. 그렇다고 대한민국 자체를 싫어한다고 오해하지 마시길.

물론 유관순 언니처럼 내가 애국심이 철철 흘러넘치는 사람은 아니지만 누가 우리나라를 욕하면 발끈할 만큼 깊은 애정을 가지고 있다. 다만 나는 여기서 오직 '임신부 입장'에서 우리나라가 썩 마음에 들지 않았다는 얘기를 하고 싶었을 뿐이다.

언제인지 잘 기억은 나지 않지만, 그날은 운전하기가 싫어서 지하철을 타고 이동을 했다. 그런데 마침 경로석이 비어 있기에 그 자리에 앉았다. 아시다시피 그곳은 어르신들뿐만 아니라 몸이 아프고 불편한 노약자나 장애인, 또는 임신부가 앉을 수 있는 지정석이다.

당시 나는 임신 7개월에 어느 정도 배가 볼록 튀어나와 있었기 때문에 아무 거리낌 없이 그곳에 앉았다. 그런데 예순 중반으로 보이는 할아버지가 전동차 안에 들어서더니 다짜고짜 내게 다가와서는 욕설을 퍼붓기 시작하는 것이 아닌가?

"아니, 거기 왜 젊은 사람이 앉아? 빨리 일어서지 못해! 요즘 젊은것들은 어른 공경할 줄을 모른다니까. 빨리 안 일어서고 뭐해?"

갑작스러운 소란에 지하철에 있는 모든 사람들의 눈이 우리 쪽으로 쏠렸다. 당황한 나는 얼굴이 벌겋게 달아올라 자리에서 일어났다. 당시 메이크업을 하지 않았지만 내가 김지선이라는 사실을 꽤 많은 사람들이 알아봤을 것이다. 화장을 안 했을 때 다른 사람들이 못 알아볼 정도로 내 미모가 엉망은 아니라우! 어쨌든 너무 부끄러워서 고개를 들지 못하고 있는데 내게 호통을 친 할아버지의 아내로 보이는 할머니가 개미만 한 목소리로 속삭였다.

"영감, 애기 가졌잖아요."

그러자 할아버지는 기차 화통을 삶아 드셨는지 어마어마한 성량을 자랑하며 고래고래 고함을 치셨다.

"애기? 애기 가진 게 뭐 대수야? 그게 무슨 벼슬이라고."

그 말에 나는 더욱 수치스럽고 당황스러워 몸 둘 바를 몰랐다. 정말 그 옆에 쥐구멍이라도 있으면 딱 숨고 싶은 심정이었다. 그러자 옆에 있던 어떤 아주머니가 자신이 보기에도 안쓰러웠던 모양인지 자리를 양보하며 앉으라고 권했다. 그런데 글쎄 우리가 서로 자리에 앉네 마네 훈훈한 실랑이를 벌이고 있는 사이 그 할아버지의 아내로 보이는 할머니가 그 아주머니가 양보한 자리에 냉큼 앉아버리는 것이 아닌가? 그래도 할머니는 양심에 조금 찔렸던 모양인지 내 얼굴을 제대로 쳐다보지 못했다.

나는 이들 노부부의 모습을 보면서 모두 다 그렇지는 않지만 우리나라 사람들이 얼마나 임산부를 하찮게 여기는지 절절하게 깨달았다.

신을 대신해 한 생명을 잉태해 탄생시키는 경이로운 일을 하는 존재를 어찌 그리도 푸대접할 수 있는지. 아, 이 나라의 현실이 너무 슬프다. 그런데 나는 이 지하철 사건 말고도 방송 현장에서도 우리나라 사람들이 얼마나 임신부에 대한 배려심이 부족한지 자주 목격했다.

그중에서 내가 가장 괴롭고 견디기 힘들었던 것은 내가 임신한 사실을 알면서도 앞에서 대놓고 담배를 피우는 몇몇 몰상식한 방송 관계자들과 동료들이었다. 그들은 담배를 피우지 않으면 아이디어가 떠오르지 않는다면서 회의실 안을 담배 연기로 가득 채웠다. 일을 해야 하니 밖으로 나갈 수도 없고 그 너구리 소굴 같은 곳에 앉아 있자니 배 속의 아기에게 너무 미안해서 마음이 울컥했다. 동시에 담배를 피우는 그들에게 이렇게 따져 묻고 싶었다.

"야, 니네 와이프가 임신해서 여기 앉아 있어도 그렇게 담배 피울래? 해도 해도 너무하네, 정말! 담배가 아기한테 얼마나 해로운데, 니들이 우리 애 잘못되면 책임질 거야?"

그러나 이런 얘기하면 뭐하나 싶기도 하고, 한두 달 더 일해서 무슨 부귀영화를 누릴까 싶기도 해서 스스로 일을 그만두었다. 소중한 아기의 건강을 위협하는 상황에서 며칠 더 일한들 무슨 의미가 있겠는가?

그런데 나처럼 간접흡연을 하는 것도 참지 못하고 펄펄 뛰는 엄마들이 있는가 하면, 임신해서도 계속 담배를 피우는 대담무쌍한 엄마들도 있다. 담배가 얼마나 아기에게 해로운지도 모르고 말이다. 자, 내가 지금부터 담배가 왜 아기에게 위험한지 낱낱이 얘기해줄 테니, 지금 이 순간 담배를 피우는 엄마들은 가슴 깊이 반성하기 바란다.

일단 엄마가 담배를 피우게 되면 태아에게 영양분을 공급하고 배설하는 것은 물론 호흡이 이루어지는 기관인 태반에 악영향을 미쳐 유산이나 조산이 될 확률이 높아진다. 또한 저체중아를 낳을 가능성도 높아진다. 그 이유는 담배의 유해 물질이 혈관을 수축시켜 태아로 가는 혈액량과 산소량을 감소시키기 때문이

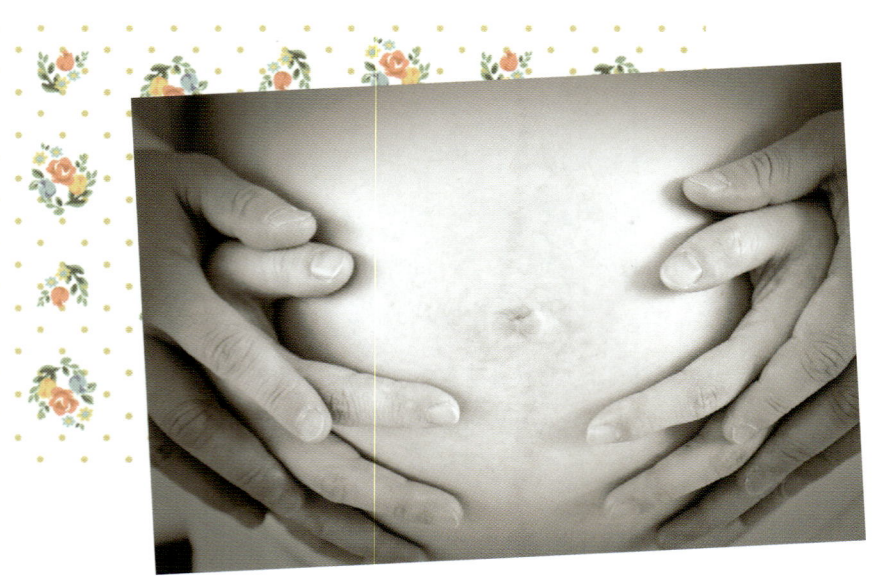

다. 혈액과 산소가 제대로 공급되지 않는데 어떻게 아기가 쑥쑥 자라겠는가. 정상적으로 자라면 그게 더 이상한 거지.

한 연구 결과에 의하면 흡연을 하는 엄마들의 아기가 그렇지 않은 엄마들의 아기보다 250그램 정도 가볍다고 한다. 실제로 알음알음 알게 된 지인이 임신 중에 담배를 피워서 아이들이 또래 친구들에 비해 작은 경우를 목격했다.

그분은 드라마 작가인데, 때마침 임신 중에 한창 바쁘고 스트레스가 심해서 줄담배를 피웠다고 한다. 그랬더니 나중에 두 아이의 체구가 또래에 비해 훨씬 작았다. 특히 첫째 아들은 지금 고등학생인데도 덩치만 봐서는 초등학교 6학년이나 중학교 1학년으로 착각할 정도로 작다. 그분은 그런 아이들을 보면서 지레짐작으로 이렇게 말하곤 했다.

"아무래도 임신했을 때 내가 너무 담배를 피워서 애들이 작은 거 같아."

내가 보기에도 그분의 추측이 사실인 듯싶다. 물론 다른 원인도 있겠지만 나는 임신 중 흡연이 상당한 영향을 미쳤으리라고 본다.

또 임신부가 담배를 피우면 아기가 태어난 직후 1년 이내에 별다른 이유도 없이 갑작스레 사망하는 '영아 돌연사 증후군'의 제물이 될 가능성도 높다고 한다. 이 증후군은 태아였을 당시의 호흡 문제와 관련이 있기 때문이다. 즉, 흡연을 한 엄마의 아기들은 배 속에 있을 때 담배 때문에 산소 공급이 제대로 이루어지지 않아 비정상적으로 호흡을 했기 때문에 출생 직후 돌연사하는 경우가 많다. 잠들기 전까지 멀쩡했던 아이가 아침에 싸늘한 주검으로 발견된다면 얼마나 무섭고 끔찍하겠는가? 상상만 해도 몸서리쳐진다.

뿐만 아니라 임신부가 담배를 피우면 기형아를 낳은 확률도 높고, 뇌 발달, 언어 발달, 운동 발달 등에 전반적인 발달 장애가 나타난다고 한다. 아기를 조금이라도 사랑하는 마음이 있다면 당장 끊자.

남편도 마찬가지다. 임신부가 담배를 피우지 않더라도 주위 사람들이 흡연을 하면 임신부와 태아 모두에게 해롭다. 오히려 간접흡연을 할 바에는 차라리 직접 담배를 피우는 게 낫다는 말이 있을 정도로 간접흡연이 직접흡연보다 몸에 더 나쁘다.

실제로 필터를 통해 어느 정도 유해 물질이 걸러진 연기를 마시는 직접흡연자보다 아무런 보호 장치 없이 공기 중에 떠도는 담배를 그대로 여과 없이 들이마시는 간접흡연자들이 암모니아와 탄산가스, 일산화탄소, 발암물질 등에 노출될 위험이 더 높다고 한다. 때문에 직접흡연자만큼 간접흡연자도 각종 질병에 걸릴 가능성도 높고 사망할 위험성도 증가한다.

특히 태아와 어린이는 세포와 조직이 성숙하지 않아서 어른에 비해 그 피해가 더욱 크기 때문에 임신부는 물론 남편도 반드시 금연을 해야 한다. 밖에서

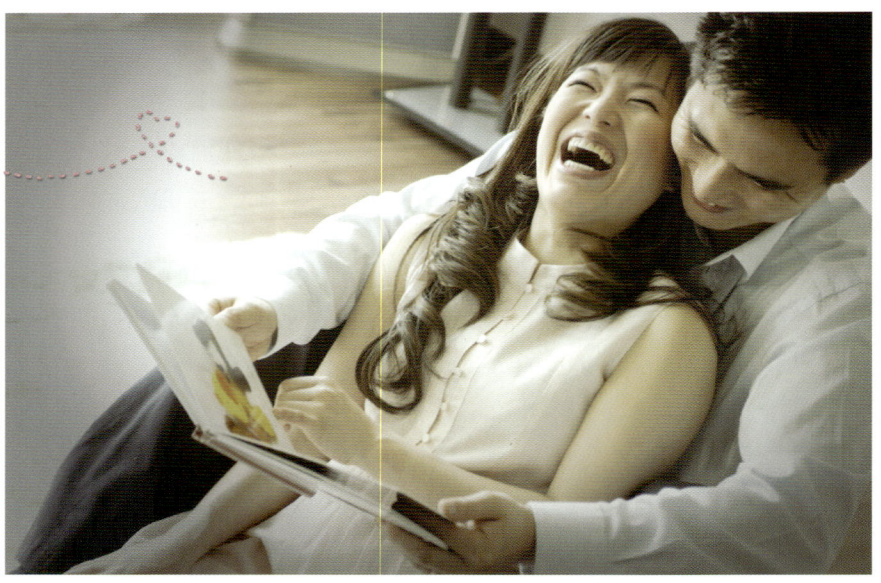

피우면 되지 않느냐고? 모르시는 말씀! 아빠가 외부에서 담배를 피우는 집의 아이들을 검사한 결과 아이의 몸에서도 니코틴이 검출되었다고 하니 밖이든 안이든 담배는 멀리하는 것이 상책이다.

술도 마찬가지다. 술은 기형아 출산율을 높이는 일등공신이다. 임신 초기에는 술 한 잔만으로도 기형을 초래할 수 있다고 한다. 이때는 임신부에게 단 한 방울의 술도 권하지 말고 임신부 스스로도 절대 마시지도 말자.

술이 이렇게 위력적인 것은 태아에게 영양을 공급하는 태반이 알코올을 걸러내지 못하기 때문이다. 따라서 엄마가 술을 마시면 태아도 그만큼의 술을 마시게 되는 것이다. 실제로 어떤 연구팀에서 엄마가 술을 마셨을 때 엄마와 태아의 혈중 알코올 농도를 각각 측정했더니 그 결과가 비슷하게 나왔다고 한다. 엄마가 술에 취해 있을 때 아기도 술에 취해 있다니 그 모습을 상상하면 너무 안타깝고 가슴이 아프다.

술은 태아의 온갖 장기와 기관들을 공격한다. 특히 뇌에 치명적인 영향을 미친다고 한다. 심지어 술은 태아의 뇌세포를 '직접' 죽일 수도 있단다. 이런 이유로 배 속에 있을 때 엄마가 술을 많이 마신 아기들은 뇌에 기형이 발생하는 것은 물론 행동 장애, 지적 장애, 기억력 장애, 학습 장애 등 뇌의 전반적인 발달에 문제가 생긴다고 한다. 한 연구 결과에 따르면 임신 기간 내내 하루 세 번 정도 술을 마신 산모의 아이들은 그렇지 않은 산모의 아이들보다 지능지수가 무려 7점이나 낮은 것으로 나타났다.

그러므로 임신을 했다면 되도록 빨리 술을 끊자. 술은 배 속 아기에게 치명적인 독약이다. 홧김에, 혹은 스트레스를 풀기 위해, 분위기에 취해 마시는 엄마의 술 한 잔이 세상의 빛도 보지 못한 태아의 생명을 앗아갈 수도 있다. 평생 남들과 다른 몸과 정신으로 살아야 하는 무거운 짐을 안겨줄 수도 있다.

커피, 홍차, 콜라 등에 들어 있는 카페인도 마찬가지다. 이를 과다하게 섭취할 경우 태아의 뇌, 중추신경계, 심장, 신장 등에 나쁜 영향을 미칠 수 있다고 하니 너무 많이 먹지 말고, 화학조미료, 식품첨가제 등이 다량 들어간 인스턴트 음식이나 여러 화학약품들도 아기에게 해로우므로 하니 되도록 멀리하자.

아기는 엄마의 몸이 심혈을 기울여 자체 제작한 '자궁'이라는 집에 살다가 세상에 나온다. 그리고 무려 열 달 동안 자신의 의지와는 상관없이 엄마가 만들어 준 자궁 환경 속에서 지낸다. 인간은 누구나 쾌적하고 좋은 환경의 집에서 살아야 행복감을 느끼듯 아기도 다를 바 없다. 엄마가 좋은 생활 습관으로 자궁 환경을 잘 만들어줘야 아기도 행복한 가운데 건강하게 자란다.

그러니 엄마 몸에 해로운 건 아기 몸에도 해롭다는 생각을 가슴 깊이 새기고 지금 당장 배 속 아기에게 나쁜 영향을 미치는 생활 습관을 버리자. 집 안 쓰레기보다 더 급하게 버려야 할 것이 바로 엄마의 나쁜 생활 습관이다.

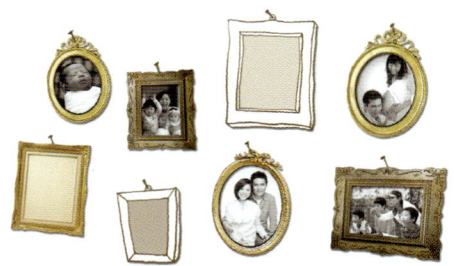

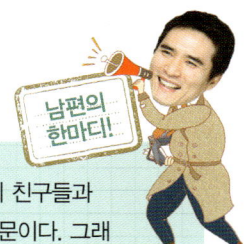

난 개인적으로 담배를 참 좋아한다. 담배 냄새를 맡으면 결혼 전에 친구들과 어울려 다니며 즐거운 시간을 보내던 좋은 추억이 떠오르기 때문이다. 그래서 담배 냄새는 늘 내게 포근한 느낌을 준다.

그런데 이런 담배를 아내의 말 한마디에 단번에 끊어버렸다. 그러고 보면 난 참 독한 놈이다. 담배 끊는 놈은 상종하지도 말라는 말이 있을 정도로 금연은 보통 힘든 일이 아닌데, 그걸 한 번에 성공하다니…….

물론 오래전부터 금연하고 싶은 마음이 있기는 했다. 추운 겨울날 집 밖에 나와 웅크리고 담배를 피우고 있노라면 내가 그렇게 처량맞고 한심스러울 수가 없었다. 마치 내가 담배를 피우는 것이 아니라 담배가 나를 피우는 느낌이 들었다.

어쨌든 담배를 끊고 나니 좋은 점이 한두 가지가 아니었다. 일단 내 몸이 좋아지고, 아내에게 사랑도 받고, 더불어 아이들에게 간접흡연의 피해를 주지 않아서 좋았다. 그러나 무엇보다 내가 담배 끊기를 백 번 천 번 잘했다고 생각한 이유는 아이들이 나에 대한 첫 이미지를 케케묵은 담배 냄새로 기억할 일이 없다는 것이었다. 아기들은 태어나면 가장 먼저 후각으로 사물을 인식한다고 한다. 그러니까 담배를 피우는 남자의 아기는 처음에 담배 냄새를 아빠라고 생각하는 것이다. 이 얼마나 아름답지 않은 광경인가?

아내가 임신하기 전에 미리 금연을 하는 게 가장 좋겠지만, 이미 아내가 임신 중이라면 지금이라도 당장 담배를 끊자. 아빠 될 준비가 따로 있는 게 아니다. 아내와 아기에게 해로운 생활 습관을 버리는 것, 그게 아빠가 되는 준비다.

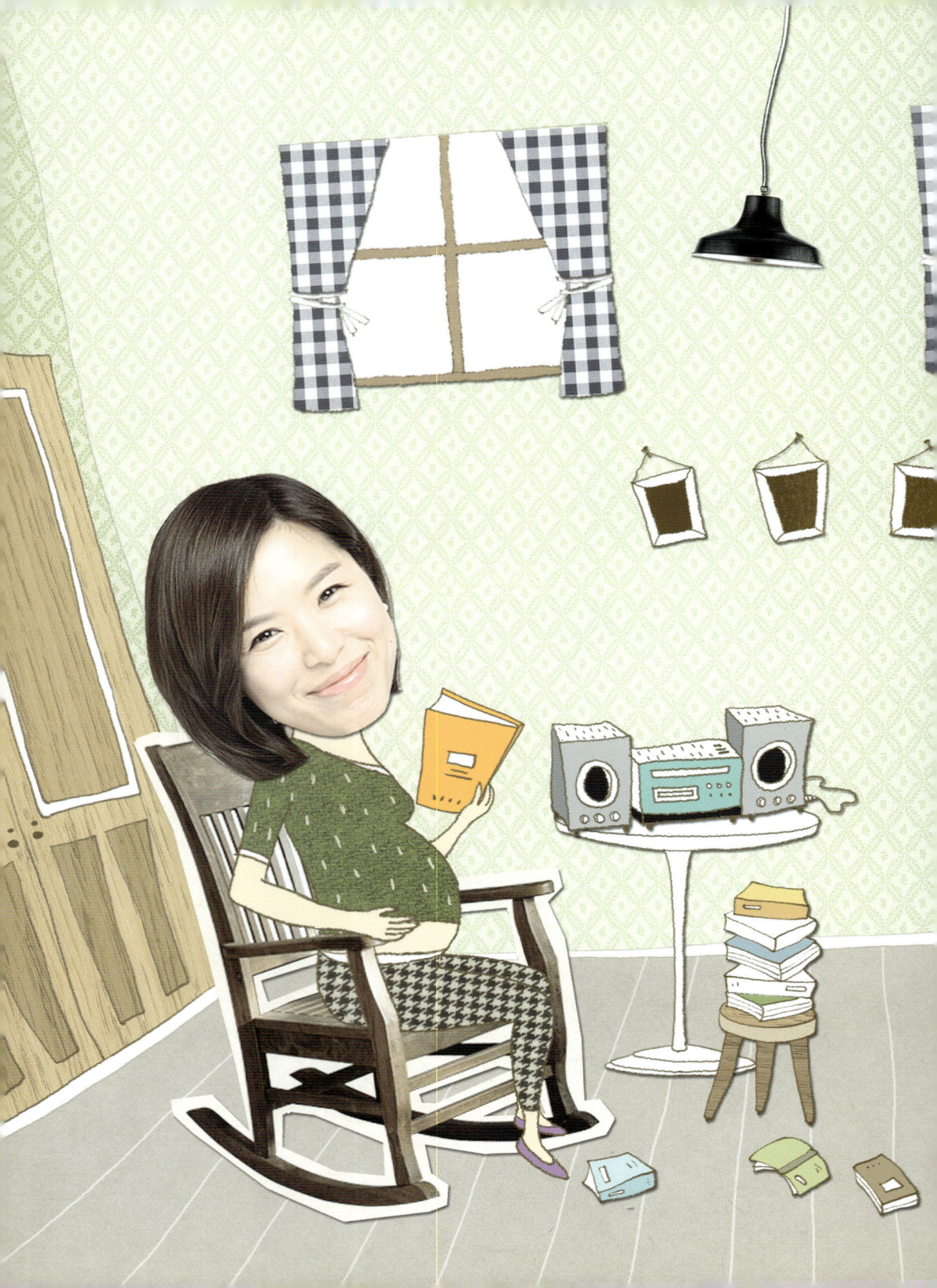

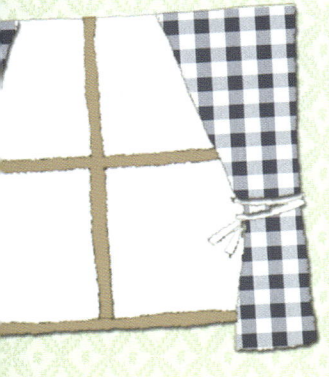
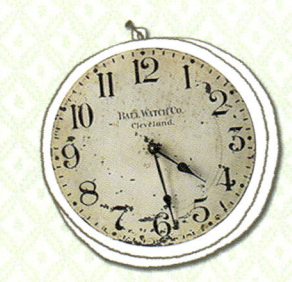
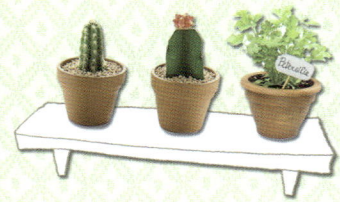
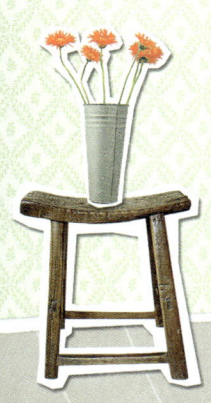

2부

좌충우돌 지선네의
건강하고 행복한
임신 나기

아직도 네가 임신한 걸 모르겠니?
알쏭달쏭, 우리 새끼들 태몽 이야기
환자의 마음으로 받아야 하는 병원 검진
감기? 무조건 참지 마!
꺄악! 태교하다가 '십자수 기미'가 생겨버렸어!
콩 심은 데 콩도 나고 팥도 날 수 있어!
임신부의, 임신부에 의한, 임신부를 위한 편의용품

아직도 네가 임신한 걸 모르겠니?

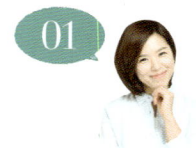

결혼 후 뜻대로 임신이 되지 않아서 다시 클럽 일을 시작하기로 계약을 한 어느 날이었다. 그날은 오전에 녹화가 있어서 이른 아침부터 방송국에 나와 일을 하고 있는데 이상하게 남편이 하는 가게의 음식이 너무 당겼다.

남편은 오래전부터 대학로에서 음식점을 하고 있다. 어찌나 그 음식이 간절히 먹고 싶던지 녹화에 집중하기가 어려울 정도였다. 녹화하는 내내 머릿속에 남편네 가게 음식이 동동 떠다녔고, 상상하는 것만으로도 침이 꼴깍꼴깍 넘어갔다. 그때는 정말 당장 먹지 않으면 어떻게 될 것만 같았다.

그러나 오후에 또 방송이 있었기 때문에 가게가 있는 대학로까지 가기가 망설여졌다. 3시간 정도 시간이 비긴 했지만 방송국과 가게 사이의 거리가 꽤 먼데다, 때마침 대학로에서 무슨 시위가 있었기 때문에 자칫하면 방송 펑크를 낼 수도 있었다. 하지만 음식의 유혹을 견디기 힘들어서 고민 끝에 매니저에게 여의도역에 내려달라고 부탁을 해서 지하철을 타고 대학로로 향했다. 아주 특별한 경우가 아니면 지하철이 막힐 일은 없으므로 잘하면 시간을 맞출 수 있겠다 싶었다.

"어, 이 시간에 웬일이야? 오후에 방송 있지 않아?"

남편은 가게 안으로 헐레벌떡 들어오는 나를 보며 눈이 휘둥그레졌다.

"자기야, 나 지금 밥 먹고 바로 방송국에 가야 하거든. 그러니까 빨리 밥 좀 갖다줘."

"뭐라고? 음식이 먹고 싶으면 집에 싸 오라고 하면 되지, 바쁜데 뭐하러 여기까지 왔어?"

"도저히 참을 수가 있어야지."

"참 별일이네."

남편은 평소답지 않은 내 행동에 고개를 갸웃거렸다.

그렇게 나는 남편의 가게에서 게 눈 감추듯 음식을 흡입하고 방송국으로 갔다. 그날 음식이 얼마나 맛있던지 나는 정말 숨도 쉬지 않고 먹었다. 그로부터 얼마 뒤, 나는 내가 왜 그날 평소 때와 다른 행동을 했는지 그 이유를 알게 되었다. 바로 임신 때문이었다. 아기를 가지면 특정 음식이 막 당긴다고 하더니 정말 그랬다.

또 그즈음 나는 아무 이유 없이 몸이 피곤하고 잠 귀신이 붙었는지 온종일 졸려서 이만저만 힘든 게 아니었다. 특히 밥을 먹고 난 후에는 잠이 쏟아져서 정신을 차릴 수가 없었다. 그런데 며칠 동안 나는 임신인지도 모르고 그냥 몸이 피곤해서 그런가 보다 하고 지나갔다.

이런 일이 비단 내 이야기만은 아닐 것이다. 처음 아기를 갖는 예비 엄마들은 자신이 임신한 사실을 잘 알아채지 못한다. 그냥 컨디션이 좀 나쁜가 보다 하고 지나치다가 생리를 하지 않을 때야 비로소 뭔가 이상한 낌새를 챈다. 심지어 평소 생리가 불규칙한 엄마들은 매직에 걸리지 않아도 임신이라고 의심하지 않는 경우도 있다. 워낙 생리주기가 들쭉날쭉하다 보니 그러려니 하고 넘어가는 것이다. 내가 아는 한 산부인과 의사 선생님의 말씀에 따르면 임신하고 3개월 이상이 지나서 이를 알아채는 엄마들도 꽤 있단다. 정말이다.

그런데 이처럼 임신 사실을 뒤늦게 알게 되면 여러 모로 위험하다. 왜냐하면 임신 초기가 임신 기간 중 가장 조심해야 할 시기이기 때문이다. 임신 초기는 아기씨가 자궁에 안정적으로 자리를 잡고 온갖 기관들이 만들어지는 시기이기 때문에 자칫 잘못하면 태아에게 기형이 발생할 수도 있고 최악의 경우 아기가 유산될 수도 있다.

고로 결혼을 하고 피임을 하지 않는 여성들은 언제든지 임신이 될 수 있다는 가능성을 열어두고 몸이 예전 같지 않으면 이유를 불문하고 임신을 의심해야 한다.

그렇다면 임신이 되면 몸에 어떤 변화가 일어날까?

일단 생리가 멈춘다. 매달 찾아오는 생리가 나타나지 않기 때문에 이를 통해 많은 엄마들이 임신 사실을 알아챈다. 그러나 이건 생리를 규칙적으로 하는 엄마들에 한한 얘기다. 평소 생리를 한 달씩 거르는 일은 예사고, 심지어 몇 달씩 거르는 엄마들은 생리만으로 임신 사실을 자각하기 어렵다. 이런 엄마들은 자신의 몸에 나타나는 다른 임신 징후들에 주목해야 한다. 만약 감기에 걸린 것처럼 몸이 으슬으슬 춥거나, 몸이 나른하거나, 쉽게 피로를 느끼거나, 잠이 많아지거나, 소변이 자주 마렵거나, 질 분비물이 늘어나거나, 가슴이 커지면서 아프거나,

Tip
임신 진단 시약 사용 시 아침 첫 소변을 받아야 하는 이유

임신을 하면 임신 호르몬인 '융모성선자극호르몬(hCG)'이 소변으로 나온다. 그런데 이 호르몬은 배출량이 워낙 소량이기 때문에 소변 속에 충분히 농축되어 있어야 한다. 그래야 융모성선자극호르몬이 임신 진단 시약에 반응하여 임신 여부를 확인할 수 있다. 이런 이유로 다른 시간에 비해 상대적으로 이 호르몬이 많이 축적되는 아침의 첫 소변을 받아 검사를 하면 정확한 결과를 얻을 수 있다.

특정 음식에 대해 왕성한 식욕을 느낀다면 임신일 가능성이 꽤 높다.

그러나 내가 말한 징후들은 일부에 지나지 않는다. 사람마다 얼굴이 다 다르듯 임신했을 때 엄마들의 몸에 나타나는 변화들도 저마다 다르다. 어떤 사람은 보통 임신 2개월경에 나타나는 입덧을 임신이 되자마자 시작하는 경우도 있다. 나도 입덧이 빨리 시작된 편이었다. 따라서 임신 의 징후가 이렇다 저렇다 딱 못 박아서 생각하지 말고 평소와 다르게 몸이 이상하다면 임신을 의심하자.

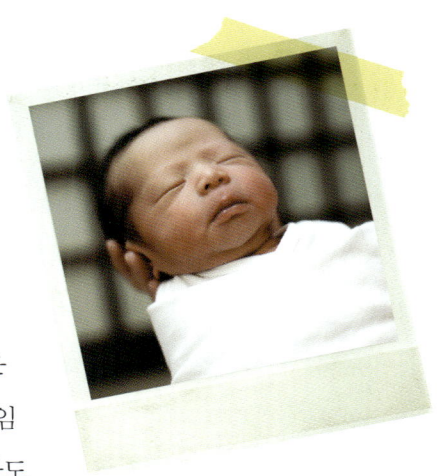

일단 몸의 변화가 임신을 알리는 신호라고 생각되면 반드시 '사실 확인'에 들어가야 한다. 몸에 나타나는 징후만으로 임신 사실을 판단하는 것은 색깔만 보고 똥인지 된장인지, 콜라인지 간장인지 구분하는 것과 같다. 예를 들어 평소 생리주기가 규칙적인 여성이 제날짜에 생리를 하지 않더라도 임신이 아닐 가능성이 있다. 몸이 피곤하거나, 아프거나, 스트레스를 받거나 해도 제날짜에 생리가 나타나지 않을 수 있기 때문이다. 그러니 임신이 의심되는 징후가 몸에 나타난다 하더라도 미리 임신이라고 지레 짐작하여 호들갑 떨지 말고 무조건 확인부터 하자. 뭐든 확인이 중요한 법이다.

임신 사실을 확인하는 방법에는 여러 가지가 있다. 일단 가장 손쉬운 방법이 '임신 진단 시약'을 이용하는 것이다. 이 시약은 처방전 없이 약국에서 구입할 수 있고, 소변만 묻히면 되기 때문에 누구나 쉽게 할 수 있다. 단, 정확하게 테스트 하려면 아침 첫 소변을 받는 것이 중요하다. 나는 첫째 아이를 가졌을 때

낮에 테스트를 해서 임신이 아닌 걸로 나왔다가 며칠 뒤 다시 아침 소변으로 해서 임신 사실을 확인했다.

임신 진단 시약의 결과는 거의 정확한 편이다. 그러나 아주 드물게 틀리는 경우도 있다. 특히 검사를 너무 빨리 했을 때 결과가 다르게 나올 수 있기 때문에 일주일 정도 뒤에 다시 검사를 하거나 아니면 병원을 찾아가 진단을 받아보는 것이 좋다. 병원에서는 혈액검사, 소변 검사, 초음파검사 등을 하는데 임신 진단 시약보다 검사 결과가 정확할 뿐만 아니라 임신이 정상적으로 진행되고 있는지도 확인할 수 있기 때문에 여건이 되면 바로 병원으로 가는 게 좋다.

나는 임신하고 아기를 낳으면서 신이 얼마나 인간의 몸에 많은 공을 들였는지 절실히 깨달았다. 우리 몸 중 어느 곳 하나 허투루 만들어진 곳이 없다. 모든 기관이 다 존재의 이유가 있으며, 모두 우리에게 도움이 된다. 아기를 가졌을 때 몸에 나타나는 임신의 징후도 마찬가지다. 임신을 하면 엄마의 몸이 아무 이유 없이 피로해지고 무기력해진다. 나는 신이 임신 초기에 조심하라고 엄마의 몸을 이렇게 만들어놨다고 믿는다. 생각해보라. 이때 엄마가 활발하게 움직이면 아기가 얼마나 위험하겠는가? 신은 이런 사태를 미리 대비해 임신을 하면 엄마의 몸이 힘들어지도록 만들어놓은 것이 분명하다.

그러니 임신의 징후로 몸이 힘들고 짜증이 나더라도 그게 다 건강한 아기를 출산하라고 신이 주신 선물이라고 생각하고 참아내자. 이는 주변 사람들도 마찬가지다. 며느리나 아내가 게을러지고 잠만 자더라도 배 속 아기를 보호하려는 신의 섭리로 여기고 너그럽게 이해하고 넘어가자.

"남들 다 하는 임신, 너만 했냐?"

"하루 종일 잠만 퍼질러 자냐?"

"유난 떨지 마라."

일부러 그런 것도 아닌데 임신부들에게 그런 정 떨어지는 소리 하면 정말 눈에서 피눈물 난다.

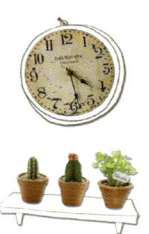

남편의 한마디!

어느 날 아내가 임신한 것 같다며 약국에서 임신 진단 시약을 사 가지고 왔다. 그때가 낮이었는데 어디선가 임신 테스트는 아침에 일어나자마자 해야 한다는 이야기를 들은 것 같아서 그 말을 해주었다. 그랬더니 아내는 그게 무슨 상관이냐며 시약을 들고 그냥 화장실로 들어가 버렸다. 결과는 임신이 안 된 걸로 나왔고……. 그런데 며칠 뒤 아내는 뭔가 느낌이 이상했는지 다시 임신 진단 시약을 사와서는 아침에 일어나자마자 테스트를 한 모양이었다. 결과는 임신이었다. 아내는 전화로 이 사실을 내게 알렸다. 그런데 그런 아내를 보고 내가 뭐라고 했는지 아는가?
"거봐. 내가 테스트는 아침에 해야 한다고 했지?"
이런 어이없는 발언으로 나는 아내를 울린 죄인이 되었다. 아내는 지금도 그 일을 잊지 않고 있다. 그러니 남편들은 아내가 임신 소식을 알리거든 좀 오버해서 기쁨을 표현하자. 사소하지만 아내는 행복하고 남편은 평생 잔소리를 듣지 않는 비결이다.

알쏭달쏭, 우리 새끼들 태몽 이야기

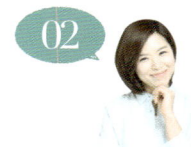

내 태몽은 용꿈이었단다. 옛날부터 귀하고 신령스러운 존재로 여겼던 용꿈을 꾸었으니 우리 엄마의 마음이 어떠했겠는가? 엄마는 길몽 중의 길몽이니 장차 큰 인물이 될 아기가 태어날 거라고 믿어 의심치 않으셨단다.

그런데 나는 엄마의 기대와 달리 특출 난 것 하나 없는 평범한 아이로 자랐다. 내가 어렸을 때 받은 상이라고는 개근상밖에 없다. 그에 반해 나와 동갑내기인 이모 딸은 노래를 곧잘 해서 콩쿠르에 나가 자주 상을 받아 왔다. 엄마는 겉으로 내색은 하지 않았지만 나를 이모 딸과 비교하며 속을 푹푹 끓이셨단다. 그런데 내가 개그우먼이 되어 TV에 나오자 상황은 완전히 역전이 되었다. 엄마는 내가 개그우먼이 되어 왕성하게 방송 활동을 하자 속으로 이렇게 쾌재를 부르셨단다.

'그러면 그렇지. 용꿈을 꾸고 얻은 자식인데. 뭐가 되도 될 줄 알았다니까.'

반면 내 여동생의 태몽은 남녀가 데이트하는 꿈이었단다. 참, 내가 지금까지 수많은 태몽 얘기를 들어봤지만 태몽이 남녀가 데이트하는 꿈이었다는 소리는 처음 들어보네. 어쨌든 엄마는 태몽의 영향으로 동생이 빨리 결혼을 했다고 믿고 계신다. 기억나시죠? 동생이 나보다 먼저 결혼한 거.

그럼 정작 나는 애들 넷을 낳으면서 어떤 태몽을 꿨느냐? 어이없게도 나는 열심히 잠만 잤다. 네 아이를 낳으면서 단 한번도 태몽을 꿔본 적이 없다. 모두 다른 사람들이 꿔줬다. 선배의 말마따나 나는 꿈이 없는 여자인가 보다. 흑흑흑……

첫째 지훈이를 가졌을 때는 태몽을 꿔준 사람이 동기 개그우먼 현영 언니였다. '닌자거북이'라고 하면 기억이 나시려나? 어쨌든 현영 언니와 나는 친분이 무척 두텁다. 남편과 처음 소개팅을 하는 자리에 따라와 준 사람도 바로 이 언니다. 어느 날 이 언니와 방송국에서 만났는데 대뜸 이러는 게 아닌가?

"지선아! 너 임신 안 했냐?"

"어? 아니. 그렇지 않아도 며칠 전에 임신인 줄 알고 테스트 해봤는데 아니던데."

"어, 그래? 내가 어제 꿈을 꿨는데 니가 파란 아오리 사과를 한 광주리 안고 있어서 태몽인 줄 알았지."

"그래? 개꿈이네, 개꿈. 나 임신 안 했어."

그런데 그로부터 며칠 뒤 여러 모로 영 찝찝해서 다시 아침에 첫 소변을 받아 테스트를 했더니 임신으로 나왔다. 순간 현영 언니가 들려준 꿈 얘기가 생각났다.

"거봐, 맞지? 보통 꿈이 아니었다니까."

내가 전화를 걸어 임신 사실을 알려주자 현영 언니는 축하 인사를 건네며 자신이 꾼 꿈이 태몽이라는 사실에 기뻐했다.

사람들에게 현영 언니가 꾼 태몽 얘기를 들려주자 어떤 사람은 과일이니 여자라고 하고, 어떤 사람은 씨 있는 과일이니 남자라고 했다. 그때 그 얘기를 들고는 얼마나 첫째의 성별이 궁금하던지.

둘째는 시어머니가 꿔주셨는데 딸기 꿈이었다. 시어머니 말씀이 내가 먹음직스러워 보이는 딸기를 한 바구니 들고 집으로 들어오더란다. 그 뒤로 쌀을 한 가마니씩 짊어진 장정들이 들어오고. 시어머니는 그 꿈을 이렇게 풀이하셨다.

"쌀은 다른 사람들이 가져오고 딸기는 니가 가져왔으니 이번엔 딸인가 보다."

첫째는 사과였지만 씨가 있는 과일이라 아들일지도 모른다고 어느 정도 예상은 했지만 둘째는 참 애매모호했다. 딸기라는 과일이 씨가 있다고 하기도 뭐하고 씨가 없다고 하기도 좀 그렇지 않은가? 그런데 나는 둘째도 아들이 태어났고 해서 그때부터 딸기를 씨 있는 과일이라고 굳게 믿었다. 실제로 딸기는 씨가 열매 안에 들어 있지 않고 밖에 깨처럼 붙어 있을 뿐, 씨 있는 과일이 맞다. 자, 오늘부터 정한 겁니다잉! 딸기는 씨 있는 과일입니다잉! 그러니까 태몽으로 딸기 꿈 꾼 분들, 아들이라고 생각하세요잉! 오늘부터 그렇게 정한 겁니다잉!

셋째는 꽃다발 꿈이었다. 이 역시 시어머니가 꿔주셨는데 꽃이니 이번에는 분명 딸일 거라고 호언장담을 하셨다. 시누이와 남편도 딸이라고 강력히 주장했다. 그즈음 시누이가 남편을 데리고 용하다는 점집에 가서 아이의 성별을 물었는데 그 점쟁이가 딸이라고 하더란다. 나는 며칠 뒤 병원에 가기 전 시어머니에게 만약 딸이면 뷔페에서 식사를 대접하겠다고 약속했다. 그러자 어머니는 뷔페 먹게 생겼다며 자신의 꿈풀이를 믿어 의심치 않았다. 하지만 웬걸, 결과는 아들이었다.

"어머니, 물에 밥 말아 고추장 찍어 드셔야겠어요."

"그게 무슨 소리냐?"

내가 전화해서 뜬금없는 소리를 하자 처음에 시어머니는 어리둥절해 했다.

"딸 아니야?"

뭔가 눈치를 챈 어머니가 되물으셨다.

"네. 그러니까 집에서 물에 밥 말아 드세요."

"아닌데, 분명 딸인데……."

100퍼센트 확신을 가지고 있었던 어머니는 믿을 수 없다는 반응을 보였다. 나 역시 믿고 싶지 않았다. 아들 둘을 연속으로 낳아 내심 딸을 기대하고 있었기 때문이다. 얼마나 속상했던지 병원을 나오면서 눈물까지 흘렸더랬다. 그러나 바로 죄책감을 느꼈다. 엄마가 이런 걸 알면 배 속의 아기가 얼마나 슬퍼할까 싶어 잠시 아들이라고 속상해했던 나를 꾸짖었다.

'그래, 아들이면 어떠냐? 아가야 미안. 아들이든 딸이든 상관없으니 건강하게만 태어나라. 알았지?'

재미있는 에피소드가 하나 있다. 배우 안문숙 언니에게 이번에도 아들이라고 말했더니 평소 내가 딸을 간절히 바라던 사실을 잘 알고 있던 언니가 내 두 손을 꼭 잡고 요런 기도를 해주셨다.

"자, 지선아, 기도하자. 아이고, 하나님 아버지. 우리 지선이가 아기를 가졌는데 이번에도 아들이라고 합니다. 아버지는 능치 못하는 일이 없으신 분이니, 간절히 바라건데 지선이 배 속에 있는 아기의 가운데를 똑 떼어주십시오."

아이고, 배야! 그때 얼마나 웃겼는지 배꼽이 지구 밖으로 튀어 나가는 줄 알았다.

막내의 태몽은 남편이 꿨다. 뱀 꿈이었다. 우리 부부는 처음에 로또 당첨 꿈인 줄 알았다. 그도 그럴 것이 길에 뱀이 우글우글 모여 있어 남

> **Tip**
>
> **태몽이란?**
>
> 태몽은 임신 여부와 태아의 성별, 성격, 직업, 일생 등을 암시한다고 알려진 꿈이다. 이 꿈의 특징은 다른 일반적인 꿈과 달리 강렬하고 생생해서 꿈꾸는 사람 자신이 구분이 가능하고 깨어나서도 생생하게 기억이 난다. 또한 태아를 상징하는 물체의 상태가 좋고 색깔, 모양 등이 또렷하고 예쁠수록 좋은 태몽이다. 태몽은 여러 사람이 꾸거나 또는 한 사람이 다른 꿈을 여러 번 꿀 수도 있으며 임신을 전후로 여러 사람이 태몽을 꿨을 경우 모든 꿈이 영향을 미친다고 알려져 있다.

편이 다가가 한참을 들여다 보니 뱀들이 춤을 추듯 꿈틀꿈틀 기어 다니며 숫자 모양을 만들더란다. 꿈에서 4개의 숫자를 또렷하게 본 남편은 꿈을 꾸는 와중에도 '이건 필시 로또 번호야. 조상님이 내게 로또 번호를 보여주신 거야. 조상님 감사합니다. 이 은혜를 어찌······'라며 김칫국을 벌컥벌컥 원샷했단다.

아침에 일어나자마자 종이에 꿈에서 본 숫자를 적은 남편은 그걸 들고 가게에 가서 로또 복권을 2만 원어치 샀다. 그런데 결과는 꽝! 5천 원짜리 하나 되지 않았다.

"뭐야 이거! 그럼 그 꿈이 개꿈이었어?"

우리 부부는 범상치 않은 꿈을 꾸고 산 로또라 조금 기대를 하고 있었는데 맥이 쭉 빠졌다.

"아 참! 그러고 보니 내가 그 숫자들을 보다가 뱀 한 마리를 잡았는데, 그 뱀이 얼마나 씨알이 굵던지 눈에 확 띄더라고."

"으응? 왜 그 얘기를 이제야 해. 그럼 로또 당첨 꿈 아니네. 도대체 그 꿈은 뭐야?"

우리 부부는 나중에야 그 꿈이 막내 혜선이의 태몽이라는 것을 알았다.

나는 태몽을 직접 꿔보지 않아서 잘 모르지만 주위 사람들의 얘기를 들어보면 태몽은 평소에 꾸는 꿈과 뭐가 달라도 다르다고 한다. 또 잠에서 깨어나서도 아주 생생하게 기억이 난다고 한다. 친정엄마도 내 태몽을 꾼 지 수십 년이 흘렀건만 어제 일처럼 또렷하게 생각이 난다고 했다.

이런 얘기를 들으면 태몽이 범상치 않은 꿈이라는 생각이 들지만 이를 너무 심각하게 받아들이지 않았으면 좋겠다. 좋은 꿈을 꾸면 상관 없지만 나쁜 꿈을 꾸면 엄마의 입장에서 얼마나 찝찝하겠는가?

꿈은 꿈일 뿐이고 임신을 했을 때 겪는 재미있는 에피소드라고 생각해야지 너무 진지하게 받아들이면 엄마가 피곤해진다. 그리고 이 스트레스는 고스란히 태아에게 전달되니 태몽은 그냥 참고만 하자. 차라리 태몽에 신경 쓸 시간에 앞으로 태어날 아기를 어떻게 키울 것인가를 고민하자. 그것이 진정으로 아이를 위한 일이다.

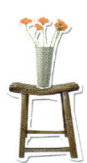

> **남편의 한마디!**
>
> **남**자들은 솔직히 여자들처럼 태몽에 대해 크게 신경을 쓰지 않는다. 좋으면 좋은 대로 나쁘면 나쁜 대로 그냥 그러려니 하고 넘어간다. 하지만 여자들은 아닌 것 같다. 내 아내는 좀 덜한 편인데 내 친구는 아내에게 기분 나쁜 태몽 얘기를 했다가 임신 기간 내내 아내가 찝찝해했다고 한다.
> 그러니 좋은 태몽은 상관이 없지만 나쁜 태몽은 아내한테 일절 말하지 말 것. 그냥 혼자만 알고 있는 게 두루두루 좋다.

환자의 마음으로 받아야 하는
병원 검진

나는 33세에 첫 아이를 가졌다. 늦은 나이에 첫 임신인데다 아는 게 없으니 모든 게 걱정거리였다. 작은 것 하나에도 노심초사했다. 임신 경험이 있는 엄마들은 입 아프게 구구절절 설명하지 않아도 내가 어떤 심정이었는지 충분히 이해하리라. 걱정이 태산이고 불안이 하늘을 찌르니 눈코 뜰 새 없이 바쁜 와중에도 남편의 손을 꼭 잡고 병원에 열심히 다녔다. 그때는 정말 병원을 빼먹으면 큰일 나는 줄 알았다. 그런데 계속 아이를 낳으면서 경험도 쌓이고 아는 것도 많아지니 병원 검진을 점점 소홀히 하게 되었다. 가족들도 마찬가지였다. 여태껏 쑴풍쑴풍 잘 낳았으니 이번에도 그러려니 하고 별 신경을 쓰지 않았다. 오죽하면 막내 혜선이를 낳을 때 친정엄마가 병원에 오지 않아서 분만대기실에서 전화를 했더니, 글쎄 이렇게 말씀하시는 게 아닌가?

"어, 빨래하고 아버지 밥 차려 드리고 갈게."

세상에! 딸이 언제 아기를 낳을지 모르는 판국에 빨래랑 아버지 밥상 때문에 병원에 당장 달려올 수 없다니. 아기를 많이 낳으면 요런 설움, 각오하셔야 한다. 남편도 아이를 낳을수록 점점 긴장감이 떨어져서 막내 때는 내가 진통이 온다고 하니까 기껏 하는 말이 많이 아프냐는 거였다. 그러고는 내가 아프다고 하자, 흑흑 글쎄 "좀 참아봐"라고 했다. 아무리 네 번째라고 하지만 어쩌면 그리도 무심할 수 있는지. 어느 엄마가 셋째, 넷째 낳을 때 자기가 알아서 차 타고 병원 가서 아기를 낳았다고 하더니, 혹 내가 다섯째를 낳으면 그리 되지 않을까 걱정이다.

아무튼 임신 횟수가 늘어남에 따라 나나 가족들의 관심도가 점점 떨어지면서 셋째, 넷째 때는 남편 없이 혼자 병원에 가기도 했다. 또 바쁘기도 하고 귀찮기도 해서 검진을 몇 번 빼먹은 적도 있다. 그런데 나중에 알고 보니 이게 보통 위험한 일이 아니었다. 임신 횟수가 많은 산모일수록 병원 검진을 소홀히 해서는 안 된단다. 왜냐하면 출산 경험이 많을수록 자궁의 힘과 수축력이 떨어져서 태아가 자궁에 비정상적으로 자리 잡거나 난산할 위험이 높아지기 때문이다. 여기에 임신 횟수만큼 나이도 먹다 보니 고령 임신으로 인한 위험도 추가된다. 그러니 임신부는 몇 번째로 가진 아기든 상관없이 열심히 병원 검진을 받아야 한다.

병원에 가면 매번 몸무게와 혈압 등을 재야 하고 이것저것 검진과 검사를 해야 하기 때문에 솔직히 좀 귀찮다. 병원에서 하는 검사들이 되레 태아에게 해롭지 않을까 해서 께름칙하게 생각하는 부부들도 꽤 있다. 그런데 설마 병원에서 아기에게 해로운 걸 하라고 시키겠나? 사람이란 게 원래 한 번 의심하면 계속 의심을 하게 되는 법이다. 그러니 이왕 다니기로 한 거 그냥 믿고 열심히 다니자. 특히 35세 이상의 고령 산모들은 이게 다 피가 되고 살이 된다는 자세로 검진과 검사를 받아야 한다.

산모의 나이가 많으면 임신중독증이나 당뇨병 등에 걸릴 확률도 높고 태아가 잘 자라지 못하거나 기형이 발생할 가능성도 크기 때문이다. 실제로 나는 35세라는 적지 않은 나이에 둘째를 가졌다. 당시 혈액검사를 받고 기형이 의심되니 다시 검사하자는 얘기를 들었다.

그때 마침 방송 녹화를 하고 있었는데 병원에서 그 전화를 받고 머리가 하얘지고 가슴이 떨려서 일에 집중할 수가 없었다. 너무 두렵고 걱정이 돼서 개그우먼 박미선 언니와 가수 조갑경 언니한테 이 얘기를 했더니 자기도 그런 경험이 있다면서 나를 안심시켰다. 그러나 그 얘기를 듣고도 좀처럼 마음이 진정되지 않았다. 다음 날 날이 밝자마자 부리나케 병원으로 달려가 검사를 받았다. 그리고 일주일 동안 초조한 마음으로 검사 결과를 기다리는데 이게 지옥이 아닌가 싶었다. 너무 무섭고 초조해서 죽을 것만 같았다. 그런데 천만다행으로 정상으로 나왔다. 얼마나 가슴을 졸였던지 그 얘기를 듣는 순간 눈물이 왈칵 쏟아졌다.

이 사건 이후로 나는 다른 건 몰라도 기형아 검사만큼은 각별히 신경을 썼다. 결혼한 여자들만 보면 아기는 될 수 있으면 한 살이라도 어릴 때 낳으라고 신신당부를 한다. 그때 얼마나 식겁했던지 지금도 그 생각만 하면 가슴이 벌렁거린다.

참, 초음파검사나 혈액검사에서 이상이 발견되거나 분만 시 산모의 나이가 만 35세 이상이 되면 병원에서 양수 검사를 권하는 경우가 많다. 이 검사를 할 때 임신부의 배에 주삿바늘을 꽂아 양수를 빼내기 때문에 무섭기도 하고 태아한테 위험하지 않을까 싶어 망설이는 엄마들이 있다. 그러나 양수 검사라는 게 우리가 생각하는 것만큼 위험하지도 않고 기형아를 출산할 우려가 있는 경우에는 걱정만 하기보다는 정밀 검사를 해서 적절하게 대처하는 것이 현명하다고 생각한다. 그러니 모든 게 건강한 아기를 출산하기 위한 과정이라고 생각하고 좋은 마음으로 검사를 받자.

고령 산모들 말고도 병원에 열심히 다녀야 하는 산모들이 있다. 일일이 열거하자면 한도 끝도 없으니 일단 임신을 하면 '나는 환자다'라고 생각하고 병원에 다니자. 실제로 나는 첫째 지훈이를 가졌을 때 이런 마음으로 병원을 찾았다. 자신이 임신부가 아니라 환자라고 생각하며 병원에 다니면 검진이나 검사가 훨씬 수월하게 느껴진다.

임신은 여자로서의 삶을 살다 보면 겪게 되는 지극히 자연스러운 일이다. 그러나 자연적인 현상이라고 모든 과정이 순조롭게 진행되지는 않는다. 얼마든지 예상치 못한 변수와 문제가 발생할 수 있기 때문에 현재 자신이 아무리 신체 건강하고 임신을 유지하는 데 별 문제가 없다고 하더라도 성실하게 병원 검진·검사를 받자.

'나는 몸이 아픈 환자이니 병을 고쳐야 한다.'

이런 마음으로 병원을 다닐 때 보다 건강한 임신과 출산을 할 수 있다.

남편의 한마디!

처음 아내를 따라 병원에 갔을 때 나는 배 속에 아기가 있다는 게 그저 신기하기만 했다. 그래서 '다음에는 과연 아기가 어떤 모습일까? To be continue……' 이런 느낌으로 바라보기만 했다. 그런데 아기를 하나둘 낳으면서 병원에 가는 느낌이 점점 달라졌다. 처음에는 다음에 얼마나 자랄지 궁금해서 갔다면 나중에는 아이가 우리 가정에 들어와서 어떤 의미로 자라는지 너무도 잘 아니까 아내와 함께 병원에 가는 일이 성스럽게까지 느껴졌다. 실제로 임신이라는 게 경이롭고 고귀한 일이기도 하고 말이다.

그러니 아내와 병원 가는 게 조금 귀찮더라도 부부의 삶과 가족의 모양을 변화시키는 소중한 존재를 만나러 가는 일이라고 생각하고 열심히 다니자. 우리 아내의 말에 따르면 남편이 병원에 따라오면 그렇게 마음이 든든할 수가 없단다.

감기? 무조건 참지 마!

첫째 아이를 가졌을 때 감기에 된통 걸린 적이 있다. 몸은 으슬으슬 춥지, 목은 따끔따끔 아프지, 코는 숨 쉴 구멍 하나 없이 꽉 막히지, 시도 때도 없이 기침은 나오지, 눈에서 레이저 빔이 나올 것처럼 열은 나지, 머리까지 어질어질하지, 한마디로 감기가 아주 종합세트로 왔다.

평소 같으면 당장 병원으로 달려가 주사를 맞든가, 약국에서 약을 사먹든가 했을 테지만 임신 중이라 무조건 꾹 참았다. 배 속에 이삭(태명)이만 건강하게 자라다오. 그러면 엄마는 그 어떤 고난과 역경이 와도 다 이겨낼 거라면서 말이다.

그때 내가 앞뒤 따지지 않고 감기를 무식하게 참았던 이유는 약이 아기에게 무조건 해롭다고 믿었기 때문이다. 주변 사람들이 귀에 딱지가 앉을 정도로 임신 중에 약을 복용하면 큰일 날 것처럼 말한 데다 나도 같은 생각을 하고 있었기 때문에 그렇게 죽자 사자 감기를 참았던 것이다.

하지만 세상 그 어떤 것보다 강하다는 모성의 힘으로도 감기를 견뎌내기가 쉽지 않았다. 얼마나 몸이 힘들고 괴로운지 녹화장에서도 실수 연발에 〈개그콘서트〉 아이디어 회의 시간에도 너무 고통스러워서 거의 반 실신 상태로 널브러져 있었다. 그때 약 대신 감기에 좋다는 생강차를 어찌나 많이 마셔댔는지 '어, 이거 애한테 안 좋은 거 아니야?'라고 생각했을 정도였다. 과한 것은 모자람만 못하다고. 생강이 화학약품은 아니지만 왠지 지나치게 많이 먹으면 안 될 것 같은 막연한 불안감에 휩싸였던 것이다. 그때 얼마나 근심 걱정이 심했는지 이런 기도까지 했더랬다.

'하느님, 나쁜 건 다 제게 주시고, 좋은 건 다 이삭이한테 주세요.'

천만다행으로 그 기도가 하늘에 통했는지 생고생은 했지만 아기에게 아무 해 없이 무사히 감기를 이겨낼 수 있었다.

그런데 첫째를 낳고 둘째를 가졌을 때 우연히 약이 아기에게 무조건 해로운 것만은 아니라는 사실을 알게 되었다. 그때가 아마 둘째를 갖고 7개월이 지났을 즈음이었다. 여느 때처럼 정기 검진을 받기 위해 병원을 갔다. 마침 지독한 감기에 걸려 골골대는 내 모습을 보고 의사 선생님께서 이런 말을 툭 내던지시는 게 아닌가?

"감기 때문에 많이 힘드신 것 같은데 약을 드시는 게 낫지 않겠어요?"

약? 아니, 지금 이 양반이 제정신이야? 임신부한테 감기약을 먹으라니? 약은 무조건 아기한테 나쁘다고 철석같이 믿고 있던 나는 감기약을 먹으라는 의사를 의심의 눈초리로 쳐다보았다. 그러자 의사 선생님이 내 마음을 꿰뚫어 보셨는지 입가에 살며시 미소를 지으며 약은 되도록 먹지 않는 게 좋지만 임신부의 건강을 위협할 정도로 몸이 아프면 약을 복용하는 것이 바람직하다고 말했다.

"오히려 엄마가 열이 많으면 아기한테 해로워요."

임신부가 열이 높으면 배 속에 있는 아기의 심장박동도 덩달아 증가해서 신경계통 발달에 악영향을 미친다고 한다. 아, 모성의 힘으로 죽을 둥 살 둥 감기를 참아냈던 나의 수고는 다 무엇이란 말인가? 어쨌든 의사의 말에 식겁한 나는 병원에서 처방해준 감기약을 받아들고 집으로 돌아왔다. 하지만 아무리 의사 선생님이 아기에게 안전한 약을 처방해주었다고 하나 아기 걱정에 선뜻 약에 손이 가지 않았다.

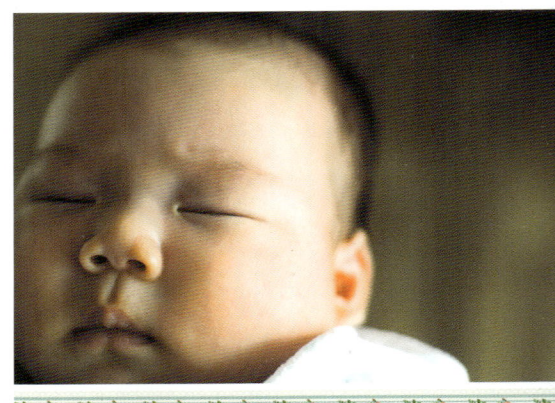

'혹시라도 잘못되면 어떡해? 그래, 참자. 첫째 때도 참았는데 이번에도 못 참겠어?'

그러나 여러 번 잠에서 깰 정도로 폭풍기침을 하고 목이 따끔거리고 열이 38도 이상 오르면서 혹시 아기에게 나쁜 영향을 미치지 않을까 가슴이 조마조마했다. 그래서 두 눈 딱 감고 약을 먹었더니 몸은 한결 좋아졌지만 배 속에 아기에게 미안한 생각이 들면서 혹 아기에게 해롭지나 않을까 마음 한구석이 찝찝했다. 그러나 우려와 달리 둘째는 아주 무럭무럭 자라 건강한 모습으로 세상에 태어났다.

임신 중에 약을 함부로 먹어서는 안 된다는 것은 임신부들이 결코 잊어서도 안 되며, 반드시 지켜야 할 철칙이다. 임신했을 때 약을 먹게 되면 탯줄을 통해 약 성분이 배 속의 아기에게 그대로 전달되기 때문이다. 태아는 아직 간이나 위와 같은 장기가 미성숙한 상태라 몸속에 들어온 약물을 제대로 소화시키거나 배설하지 못한다. 때문에 약 성분이 그대로 몸에 쌓이게 되고 아기의 성장과 발달에 악영향을 미친다.

특히 임신 초기(임신 3개월까지)에는 엄마가 복용한 약물이 태아에게 많은 영향을 미치기 때문에 약을 함부로 먹어서는 안 된다. 임신 초기에 약물을 복용하면 그 독성에 노출되어 아예 착상이 되지 않거나, 유산되거나, 태아에게 기형이 발생할 수 있다. 다행히 내가 감기약을 먹었던 때는 전문가들이 비교적 태아가 약물의 영향을 덜 받는다고 말하는 임신 중·후반기였기 때문에 그나마 안심하고 먹을 수 있었다.

따라서 가장 주의해야 할 임신 초기가 아닌 경우, 감기 등으로 몸이 아파 천당과 지옥을 오락가락할 지경이라면 약을 먹어도 좋을 듯싶다. 내가 경험한 바로 의사의 처방을 받은 약은 먹어도 아기에게 큰 문제가 없다. 임신부와 태아에게 모두 안전하다고 판정된 약들이 꽤 있다. 내가 제약협회에서 표창장을 받을 것도 아닌데 엄마들한테 쓸데없이 약을 먹으라고 권하겠는가? 아이 넷을 낳으면서 직접 온몸으로 겪어보니 그게 제일 나은 방법이었다.

물론 엄마 자신이 참을 만하다면 약을 먹지 않는 것이 가장 좋다. 하지만 '이러다 내가 죽겠다' 싶은데 무조건 참는 것은 그리 현명한 방법은 아니라고 생각한다. 우리가 잘 몰라서 그렇지, 임신부에들에게 절대 안전한 약이란 없지만 그렇다고 모든 약이 기형을 유발하지 않는다.

여러 연구 결과에 따르면 엄마가 약물을 복용해서 기형을 일으키는 경우는 전체 기형아 발생의 2~3퍼센트에 불과하다고 한다. 다만 몸속 여성 호르몬의 균형이 깨진 갱년기 여성들에게 주로 처방하는 여성호르몬제, 먹는 피임약, 감염을 치료하는 약, 졸음·수면 등을 유발하여 신경을 안정시키는 약, 여드름을 치료하는 약, 암을 치료하는 약, 간질을 치료하는 약, 혈압을 낮추는 약, 혈액이 응고되는 것을 지연시키는 약 등은 기형을 유발할 소지가 다분하다고 하니 주의하자.

이 외에도 우리가 흔히 먹는 아스피린과 같은 해열진통제도 아기에게 해로울 수 있다고 한다. 일단 임신한 엄마들은 어떤 약이든 항상 의사 선생님에게 물어보고 복용하자. 이때는 의사 선생님의 말씀이 곧 진리려니 생각하고 믿고 따라야 한다.

그럼 임신 전에 약을 먹은 경우에는 어떻게 해야 할까? 내가 아는 한 엄마는 임신 전에 피부에 트러블이 생겨 약을 발랐는데 덜컥 아기가 생겨버렸다고 한다. 임신이 됐다는 기쁨도 잠시, 이 엄마는 임신 전에 바른 피부약이 아기에게 좋지 않은 영향을 미칠까 봐 걱정이 이만저만이 아니었다. 그런데 임신이 되어 안정적인 초기를 보내고 있다면 임신 전에 먹은 약은 크게 걱정할 필요가 없다. 신통방통한 우리 몸은 난자가 약의 독성에 노출되면 애초에 수정이 안 되도록 원천봉쇄를 하거나, 수정이 되어도 자궁에 자리를 잡지 못하도록 막거나, 또 자궁에 떡 하니 수정란이 착상을 하더라도 바로 유산이 되도록 만든다고 한다. 따라서 정상적으로 임신이 되어 초기를 잘 보내고 있다면 별 문제가 없다는 증거로 보고 마음을 편하게 갖자.

단, 여드름을 치료하는 약, 암을 치료하는 약, 바람만 스쳐도 극심한 통증을 느끼는 관절 질환인 통풍을 치료하는 약 등은 오랜 시간 두고두고 태아에게 해코지를 한다고 하니 요런 약들을 임신 전에 사용한 엄마들은 임신을 확인하자마자 의사에게 득달같이 달려가 이 사실을 꼭 알리고 문제를 해결해야 한다. 위험천만한 약을 먹었다고 의사의 진단 없이 자기 마음대로 엄한(?) 생각을 해서는 안 된다.

건강에 문제가 생기거나 오랫동안 지병을 앓고 있는 사람들은 무조건 약을 피할 수는 없는 노릇이다. 배 속 아기의 건강만 생각하다가 자칫 잘못하면 엄마가 위험한 상태에 빠질 수 있기 때문에 혼자 고민하며 버티지 말고 의사를 찾아가 상담을 받도록 하자. 임신 중에는 어떤 약도 절대 안전하다고 말할 수는 없지만 약물 복용으로 기형을 일으키는 확률은 지극히 낮으므로 의사가 처방해준 약을 먹고 일단 엄마가 건강을 되찾도록 힘써야 한다. 엄마가 건강해야 아기도 건강한 법이니까 말이다.

남편의 한마디!

많은 남편들이 임신 중에 아내가 약을 먹는 것에 대해 덮어놓고 결사반대를 한다. 아기에게 약이 해롭다는 말을 어디선가 들은 기억이 있기 때문이다. 나 역시 한때 그런 적이 있는데, 아이들 넷을 낳으며 아내와 이런저런 일들을 겪다 보니 꼭 그렇지만도 않다는 사실을 알게 되었다. 알고 보니 임신부들이 먹어도 무방한 약들도 꽤 많다. 미리 의사와 상담을 해서 처방을 받으면 큰 문제가 없다. 그러니 애꿎은 아내 생고생시키지 말고 약을 먹여 빨리 병이 나을 수 있다면 약을 먹게 하는 게 좋을 듯싶다. 그게 어쩌면 아내와 아기를 위한 최선의 방법일 수 있다.

단, 아무리 안전한 약이라도 임신부 자신이나 남편이 찜찜하다면 먹지 말자. 나는 마음이 내키지 않으면 하지 않는 게 옳다고 생각하는 사람이다. 마음에서 병이 온다는 말이 있듯 의사가 처방해준 약을 미심쩍어 하며 먹으면 그게 약효가 있겠는가? 없던 부작용까지 생길 수 있다. 스트레스는 만병의 근원이라고 하니, 임신부 자신이 견딜 만하고 약물 복용에 대해 개운치 않다면 약은 '비추(비추천)'다.

꺅! 태교하다가
'십자수 기미'가 생겨버렸어!

누구보다 건강하고 똑똑한 아이를 낳고 싶은 것은 세상 모든 엄마의 바람일 터. 나 역시 첫째를 가졌을 때 모든 부모들이 부러워 마지 않는 그런 아이를 낳겠다는 열의에 불타올라 정말 안 해본 게 없었다.

남편과 함께 '임신 출산 교실'도 다녀보고 아기에게 좋다는 태교란 태교도 다 해봤다. 그런데 태교를 하려고 이것저것 알아봤더니, 참 다양한 태교가 있더라. 피아노 태교, 클래식 태교, 재즈 태교, 국악 태교, 미술 태교, 명상 태교, 십자수 태교, 영상 태교, 태담 태교, 운동 태교, 영어 태교, 수학 태교, 사상체질 태교, 음식 태교 등 너무 많아서 시작도 하기 전에 기가 질렸다. 그러나 '배 속 아기를 위해서 무엇인들 못하리' 하는 마음으로 태교에 도전했다.

내가 시도한 첫 번째 태교는 피아노 태교였다. 사람들이 피아노 태교가 아이의 정서·두뇌·언어능력·청각·음감 발달 등에 두루두루 좋다고들 하고, 초등학교 4학년 때 잠깐 피아노를 배운 적도 있어서 아무 망설임 없이 피아노 학원으로 향했다. 어렸을 때 배운 적이 있기는 하지만 살짝 발만 담근 수준인 데다 20여 년 만에 다시 시작해서 그런지 모든 게 어색하고 힘들었다. 그래도 이왕 하는 거 제대로 해보고 싶어서 코드 공부부터 다시 시작했다.

처음에 의욕이 충만했던 나는 월요일부터 금요일까지 주 5일씩 내리 피아노를 배웠다. 처음에는 마음처럼 손가락이 움직이지 않더니 연습을 하니까 조금씩 나아졌다. 그러나 실력이 눈에 띄게 늘지는 않았다. 늘 제자리걸음인 것 같고 그러다 보니 피아노가 점점 지겨워졌다.

게다가 피아노 선생님이 매일 숙제를 내주었는데, 요게 요게 보통 스트레스가 아니었다. 이런저런 이유로 거의 매일 숙제를 못해가니 다음 날 피아노 학원에 갈 생각만 하면 가슴이 콩닥콩닥 뛰고 머리가 지끈지끈 아팠다. 고민 끝에 선생님에게 바쁘다는 핑계를 대며 월, 수, 금만 수업을 받겠노라고 말씀드렸다.

"어쩔 수 없죠. 그럼 다음 주부터 월, 수, 금만 해요."

"네, 감사합니다. 정말 열심히 할게요."

그러나 다음 주 나는 새빨간 거짓말쟁이가 되었다. 피아노에 대한 흥미가 뚝 떨어지니 주 3일을 나가는 것도 벅찼다. 나는 이 핑계 저 핑계를 대며 수업 횟수를 점점 줄이다가 결국에는 그만두었다. 선생님, 죄송해요. 그때는 정말 피아노가 치기 싫었어요. 그러니 끈기 없고 게으른 사람이라고 오해하지 마세요.

피아노 태교를 흐지부지 그만두고 새로 시작한 태교는 십자수 태교였다. 손을 많이 놀리면 똑똑한 아이가 태어난다는 얘기도 있고, 학교 다닐 때부터 바느질도 좀 해서 왠지 잘할 수 있을 것만 같았다. 요건 내 자랑인데, 옛날부터 아버지가 바짓단이 터지면 엄마가 아니라 내게 수선을 맡기곤 하셨다. 나는 그 수고비로 500원을 받았다. 내 바느질 실력이 그 정도였다니까!

어쨌든 예상대로 십자수 태교는 내 적성에 딱 맞았다. 재미도 있고 완성되어 가는 작품을 보는 보람도 있고 정말 시간 가는 줄 모르고 십자수를 놨다. 그런데 한창 십자수를 하다가 문득 시계를 보니 어머나 세상에, 새벽 5시! 무슨 삯바느질하는 사람도 아니고 해 떠서 날이 저물고 다음 날 다시 해가 뜨기 일보 직전까지 십자수를 했던 것이다. 내가 원래 좋아하는 게 있으면 무섭게 파고드는 성격이라우.

그러나 나는 이에 대해 전혀 개의치 않았다. 오히려 '우리 아이 똑똑해지라고 하는 태교인데 이 정도쯤이야' 하고 더욱 열을 올렸다.

그렇게 일주일에 이삼 일씩 날 새기를 무한 반복하던 어느 날, 꼼짝도 하지 않고 앉아서 수를 놓아서 그런지 눈도 뻑뻑하고 뒷목도 당기고 허리도 너무 아팠다. 손으로 만져보니 얼굴도 까칠까칠해서 거울을 봤더니 뜨악! 이게 뭥미! 눈 밑에 거무튀튀한 기미가 올라오고 있는 게 아닌가. 그 순간 십자수도 땡! 거뭇거뭇하게 눈 밑을 점령한 기미를 보자 정나미가 뚝 떨어졌다.

'이거 어떻게 없애지?'

나는 바로 기미 없애기 작전에 돌입했다. 그러나 뭘 발라도 요지부동. 엉엉. 그때 생긴 기미가 아직까지도 내 얼굴에 남아 있다. 나는 이 기미를 '십자수 기미'라고 부른다.

십자수로 태교를 하려다가 기미라는 영광의 상처를 얻은 나는 힘들지 않은 태교, 노동이 필요 없는 태교를 하기로 마음먹었다. 자칫 잘못하면 또 십자수 태교와 같은 불상사가 벌어질지도 모르니까. 그렇게 시작한 게 바로 클래식 태교였다. 그런데 내 취향도 아니고 평소 듣지 않은 음악이라 그런지 들으면 들을수록 마음이 안정되기는커녕 짜증이 물밀듯이 밀려왔다. 하지만 아기를 위한 일이다 생각하고 꾸욱 참았다. 그런데 클래식이 나와 아주 상극인지 시간이 갈수록 도저히 들어줄 수가 없었다.

'그래, 무슨 클래식이냐? 이렇게 스트레스를 받으며 들으면 오히려 아기한테

더 해로울 거야!'

이렇게 허무하게 클래식 태교까지 접은 후에도 나는 지치지 않고 별의별 태교를 다 시도했다. 그러나 모두 용두사미로 끝났다. 그렇게 태교를 그만둘 때마다 아이가 이런 끈기 없고 게으른 엄마를 본받지 말기를 간절히 기도했다. 지훈아, 엄마가 널 위해 열심히 노력했다는 것만 기억해줘.

항상 흐지부지 끝이 나긴 했지만 아기에게 좋다는 태교란 태교는 모두 섭렵해서 지극정성으로 낳은 첫째, 그러나 내가 스트레스를 받으며 태교를 해서 그런지 아이의 성격이 아주 예민했다. 잠을 곤히 자다가도 전화 벨소리에 벌떡, "싱싱한 채소가 왔어요" 하고 채소 트럭만 지나가도 벌떡, 심지어 문 여닫는 소리에도 벌떡 깨서 푹푹 찌는 여름에도 창문을 열지 못했다.

반면 둘째는 마음이 내키는 대로 태교를 해서 그런지 시끄러운 노래방에서도 잠을 잘 정도로 성격이 무던했다. 물론 예민한 아이가 나쁘고 무던한 아이가 착하다는 뜻은 아니지만 내가 했던 태교가 첫째에게 심리적인 안정감을 주지 못했음은 어느 정도 사실인 것 같다.

임신을 네 번이나 먼저 해본 선배로서 얘기하는데 태교는 아주 중요하다. 왜 이런 말도 있지 않은가? 스승의 10년 가르침이 어머니의 10개월 태교보다 못하다고. 실제로 눈에 보이지 않아서 그렇지 아기들은 모든 걸 보고 듣고 느낀다. 예전에 내가 들은 얘기인데 어떤 아빠가 아내가 임신을 했을 때 배에다 대고 항상 〈곰 세 마리〉라는 동요를 불러주었는데, 분만 후 자지러지게 우는 아기에게 아빠가 이 노래를 불러주었더니 울음을 뚝 그치더란다. 결국 아기가 배 속에서 아빠의 노래를 다 듣고 있었던 셈이다.

나도 이와 같은 경험을 한 적이 꽤 있는데, 한번은 임신·출산 교실에 다니는 엄마들과 함께 뮤지컬 〈맘마미아〉를 보러 갔다. 그런데 그날은 무슨 일 때문에 공연장에 늦게 도착을 해서 배 속에 있는 아기에게 뮤지컬을 본다는 얘기를 하지 못했다. 나는 항상 연극이나 음악회, 뮤지컬 등을 보기 전에 미리 아기에게 언지를 주었다.

"아가야, 이제부터 엄마가 시끄러운 공연을 볼 거야. 그러니까 우리 아가 너무 놀라지 말고 엄마랑 같이 공연 재미있게 보자."

아기가 항상 내 말을 듣고 있다고 생각했기 때문이다. 아니나 다를까, 어떤 마음의 준비도 없이 시끄러운 음악소리를 듣게 된 아이는 배 속에서 요동을 쳤고, 나는 최대한 옷으로 배를 가렸지만 아무 소용이 없었다. 이 일로 인해 나는 다시 한번 태아와의 소통이 매우 중요하고, 태교가 왜 필요한지 절실히 느꼈다.

그러나 태교가 중요한 것은 자명한 사실이지만 엄마에게 맞지 않는 태교는 안 하느니만 못하다. 내 경험에 비추어볼 때 남들이 아무리 좋다고 하는 태교도 엄마에게 맞지 않으면 아이에게도 맞지 않다. 한 연구 결과에 의하면 엄마가 즐겁게 태교를 하면 아기의 전반적인 발달에 도움이 되지만, 그렇지 않으면 오히려 방해가 되고 심한 경우 태어난 후에도 정신적·육체적 장애에 시달릴 확률이 높다고 한다.

따라서 같은 여자로서 아이에게 좋은 건 다해주고 싶은 예비 엄마들의 마음을 충분히 이해하지만 엄마 자신이 가장 좋아하고 가장 즐겁고 가장 편하게 할 수 있는 태교를 하자. 그것이 아이를 위한 최고의 태교다. 원래 태교라는 말을 그대로 풀이하면 배 속의 아이를 가르친다는 뜻을 가지고 있지만 내 경험상 태교는 단순한 교육의 의미가 아니다.

태교의 궁극적인 목적은 아이에게 무언가를 가르치는 것이 아니라 아기가 편안함을 느낄 수 있는 환경을 만들어주는 것이고, 때문에 아무리 소소한 것이라도 엄마가 즐겁고 행복한 마음으로 느끼고 생각하고 행동하면 그게 다 좋은 태교가 될 수 있다고 생각한다. 이와 더불어 하나의 태교만 고집할 게 아니라 아이의 발달 단계에 맞춰 그에 맞는 다양한 태교를 실천하면 아기의 성장·발달에 더 많은 도움을 줄 수 있다.

엄마의 태교가 아이의 전반적인 발달에 실제적인 영향을 미치는 이유는 엄마가 보고 듣고 만지고 느끼고 생각하는 모든 것들이 아기에게 고스란히 전달되기 때문이다. 즉, 아기와 엄마는 일심동체다. 그러니 "이게 좋더라"는 남의 말에 혹해서 꾸역꾸역 하지 말고 엄마에게 행복하고 즐거운 태교를 하자. 그렇지 않으면 나처럼 피 본다!

남편의 한마디!

"**이**삭(첫째 태명)이랑 대화 좀 해!"
어느 순간부터 임신 중인 아내가 배 속의 아기와 대화를 하라고 닦달을 했다. 하지만 벽 보고 혼자 얘기하는 게 낫지, 도저히 낯간지러워서 그것만은 할 수 없었다. 그래서 이런저런 핑계를 대며 피해 다녔지만 언제까지 그럴 수도 없는 일이라 나는 용기를 내어 아내의 배를 쓱쓱 문지르며 이렇게 말했다.
"이삭아, 자냐? 너 자는구나? 그럼, 계속 잘 자."
끝! 이런 나를 보고 아내는 못마땅한 표정을 지었지만 쑥스럽고 할 말도 없는데 어떡하랴? 그런데 좀 부끄럽더라도 아빠가 배 속에 있는 아기한테 말을 자주 걸어주는 게 모든 발달에 두루두루 좋단다. 엄마보다는 아빠의 저음이 훨씬 잘 들린다고 하니 얼굴에 철판을 깔고 아기한테 자주 말을 걸어주자. 이것만 잘해도 아빠로서 따로 태교할 필요 없다.

콩 심은 데 콩도 나고 팥도 날 수 있어!

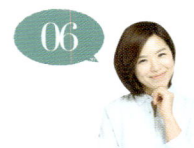

"**아**가야, 제발 엄마 아빠의 좋은 것만 옵션으로 달고 나와라."

나는 임신했을 때 볼록 튀어나온 배를 쓰다듬으며 이런 말을 자주 했더랬다. 그러나 잘 알다시피 이런 크나큰 축복을 받고 태어나는 아이는 극히 드물다. 정도의 차이만 있을 뿐, 아이들은 부모의 잘난 점, 못난 점을 조금씩 물려받는다. 그래서 '내 새끼' 아니겠는가?

그러나 많은 엄마들이 피는 못 속인다는 사실을 너무나 잘 알면서도 좀 더 외모가 빼어나고 똑똑하고 성격 좋은 아이가 태어나길 바라마지 않는다. 이건 우수한 유전자를 자손으로 남기고자 하는 여자의 본능이다. 본능!

실제로 수컷은 본능적으로 '자신의 유전자를 많이 퍼뜨리려는 본능'을 가지고 있고, 암컷은 '수컷으로부터 우수한 유전자를 받아서 키우려는 본능'을 가지고 있다고 한다. 왜냐하면 자신이 낳은 새끼가 냉혹한 환경 속에서 건강하게 살아남아야 하기 때문이다.

이런 이유로 동물이나 사람이나 수컷들은 자신이 우수한 유전자를 가지고 있음을 증명하려고 한다. 암컷들은 그런 수컷을 선택해 우수한 유전자를 지닌 새끼를 낳으려 하는 것이다. 나도 그런 암컷의 본능을 충실히 따라 임신했을 때 '제발 이것만은……!' 했던 게 몇 가지 있었다.

우선 남편의 머리 크기였다. 남편의 이목구비는 아랍인처럼 시원시원하고 잘생겼지만, 단점이 있다면 머리가 좀 큰 편이다. 나는 머리 크기는 날 닮으라고 간절히 빌었다. 그 기도가 통했는지 우리 아이들의 머리는 작은 편이다.

사실 나는 아기를 낳는 순간, 아이들 머리가 작을 것이라고 어느 정도 예상은 했었다. 어떻게 알았냐고? 단시간에 아이들이 쑴풍쑴풍 나왔으니 머리가 작다고 생각했던 것이다. 호호호! 전혀 신빙성이 없죠? 어찌됐든 간에 아이들 머리가 작으면 되는 거 아닌가. 게다가 내가 복이 많은 건지 우리 아이들은 머리 모양도 동글동글하니 참 예쁘다.

"너는 아기집이 참 예쁜가 보다. 애들 머리가 앞뒤로 톡 튀어나온 게 어쩌면 이렇게 예쁘니?"

시어머니의 말씀이다. 그래서 방송에서 이 얘기를 했는데, 말 잘하기로 유명한 팝 칼럼니스트 김태훈 씨가 요렇게 맞받아쳤다.

"아니, 김지선 씨 아기집은 무슨 스테인리스예요? 예쁜 머리 모양 찍는 스테인리스?"

'엥? 그것도 그렇네.'

태훈 씨의 말에 나를 비롯해 그곳에 있던 모든 사람들이 빵 터졌다. 생각하면 생각할수록 피식피식 웃음이 나왔다. 어이구, 태훈 씨는 재치덩어리!

참, 여기서 잠깐! 몇몇 엄마들이 아기 머리 모양을 예쁘게 만든다고 엎어 재우는 일이 있다. 근데 정말 큰일 날 행동이다. 잘못하다가는 아기가 질식해서 죽을 수도 있다. 아닌 게 아니라 외국에서는 오리털이 들어간 베개를 많이 사용하다 보니 아기가 엎어져 자다가 질식사로 죽는 경우가 꽤 있단다.

물려받지 말았으면 했던 또 한 가지는 남편의 곱슬머리였다. 어머, 그러고 보니 다 남편 닮지 말라는 소리네? 자기야, 미안! 하지만 사실이 그런 걸 어떡해. 홍홍홍. 다행히 이 문제도 무사통과. 현재 아이들 모두 직모다. 그런데 최근 남편의 말 한마디에 가슴이 쿵 내려앉았다.

"몰랐어? 나도 어렸을 땐 직모였어. 그런데 크면서 곱슬머리가 되더라고. 그러니까 방심하지 마."

뭬야? 그럼 우리 애들도 언제든 곱슬머리가 될 수 있다는 말이야? 안 돼! 절대 안 돼!

더불어 남편은 우리 아이들이 큰 키에 비해 상대적으로 짧은 자기의 팔다리를 닮지 말았으면 하고 바랐다. 이 역시 OK. 그런데 남편의 말에 또 한 번 가슴이 와르르 무너져 내렸다.

"내가 어렸을 때는 팔다리가 길었거든. 그런데 자라면서 짧아지더라고. 아무래도 갑자기 빨리 커서 그런 것 같아."

오메, 이 일을 어쩐대. 갈수록 설상가상이었다. 그러나 남편만 나무랄 수는 없었다. 첫째를 낳고 몇 개월이 지난 어느 날 밤, 나는 우리 아이가 닮아서 좋을 것 하나 없는 내 못난 점 하나를 물려받았음을 알아챘다. 그날 밤 한참 잠을 자고 있는데 어디선가 빠드득 이 가는 소리가 들려서 살펴봤더니 글쎄, 첫째가 위아래로 겨우 두 개씩 난 앞니로 이를 갈고 있는 게 아닌가. 둘째도 마

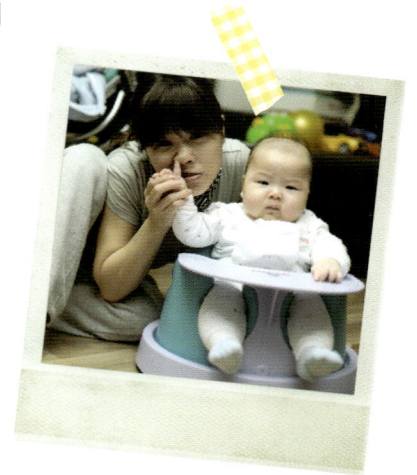

찬가지. 두 아이 모두 어렸을 때 이를 갈았는데, 요건 모두 날 닮아서 그렇다. 다행히 지금은 갈지 않지만 어렸을 때는 참 많이도 이를 갈았더랬다. 이 밖에도 아빠의 손톱 물어뜯는 버릇, 이건 누구의 유전 정보인지 모르다가 시누이의 제보로 어렸을 때 남편은 손톱을 입에 물고 살았다는 사실을 알아냈다.

또 어렸을 때 남편은 편식이 심했다는데, 우리 큰애도 마찬가지였다. 남편이 얼마나 편식을 심하게 했느냐 하면, 시할머니가 남편이 워낙 음식을 가리니까 온갖 재료를 다 넣어 김밥을 싸 가지고 자주 공원에 나갔단다. 그 시절만 해도 김밥은 있는 집 자식들만 먹는 고급 음식이었는데, 시할머니는 그런 김밥을 다른 애들한테 나눠 주었다.

애들 키워본 엄마들은 다 알겠지만, 아이들은 평소 거들떠보지도 않던 음식도 다른 애들이 먹으면 세상에서 가장 맛난 음식인 것처럼 먹는다. 시할머니는 아이들의 요런 심리를 이용했던 것이다. 실제로 시할머니가 다른 애들한테 김밥을 나눠 주면 남편이 "어, 그거 내 건데!" 하면서 아이들과 함께 어울려 김밥을 먹었다고 한다.

그런데 우리 큰애도 어릴 때 남편처럼 심하게 편식을 했다. 잘 먹지 않는 아이에게 뭐든 먹이고 싶은 게 부모의 마음이지 않은가. 그래서 나는 항상 외식을 하면 옆 테이블에 앉은 처음 보는 사람에게 일부러 관심을 끌었다.

"아저씨! 아줌마! 여기 지훈이 먹는 것 좀 보세요."

그러면 아이가 남들 눈을 의식해서 집에서와는 다르게 음식을 잘 먹었다. 내가 요로코롬 눈물겹게 아이를 키웠다우.

여태 나열한 이야기는 어디까지나 내가 생각하기에 '이건 유전이야!'라고 하는 것들이다. 때문에 그중 실제로 유전된 것도 있지만, 유전이 아닌 것도 있다. 그러나 지금부터 말하는 내용은 전문가들이 부모로부터 자식에게 대물림된다고 주장하는 것이니 참고하시기 바란다.

내가 읽은 책에 따르면 키는 유전 확률이 엄마 35퍼센트, 아빠 35퍼센트이고, 몸무게는 부모가 모두 뚱뚱할 경우는 유전 확률이 80퍼센트, 한쪽만 뚱뚱할 경우는 40퍼센트라고 한다. 또 아빠가 대머리면 아들이 대머리가 될 확률은 50퍼센트, 곱슬머리는 부모 한쪽이 곱슬머리면 아이는 반 곱슬머리가 되고, 부모가 모두 곱슬머리면 아이는 100퍼센트 곱슬머리가 된다고 한다.

부부가 아이 문제로 다툴 때 자주 화제에 오르는 지능의 경우는 공평하게 아빠로부터 30퍼센트, 엄마로부터 30퍼센트씩 물려받는다고 하니 "쟤는 누구 머리를 닮아서 저 모양이야?"라며 부부 싸움하지 말자. 누워서 침 뱉기다. 쌍꺼풀도 마찬가지다. 부부가 모두 쌍꺼풀이 있는 경우 자식이 쌍꺼풀이 있을 확률은 60퍼센트 이상이지만, 놀랍게도 아예 없을 수도 있단다. 그러니 부부끼리 서로 '혹시 저 사람 쌍꺼풀 수술한 거 아니야?'라며 의심하지 마시길.

이밖에도 주근깨, 큰 귀, 긴 속눈썹, 넓은 콧구멍도 유전될 가능성이 매우 높고, 화살코는 부모 한쪽만 화살코라도 유전될 확률이 100퍼센트라고 한다. 이런, 서경석님은 어쩌나!

지금까지 살펴봤듯 부모가 싫든 좋든 세상의 모든 아이들은 엄마, 아빠로부터 유전자를 물려받는다. 그러나 대개 화살코와 같은 몇몇 경우를 제외하고 대물림받지 않을 여지가 조금씩 존재한다. 즉, 부모가 둘 다 콩인데 팥이 나올 수도 있다는 얘기다. 따라서 앞으로 태어날 아이가 엄마나 아빠의 단점을 닮을까 너무 노심초사하지 말자.

설령 부모의 못난 외모와 성격, 버릇, 지능 등을 물려받았다고 하더라도 의학의 힘(?)을 '약간' 빌리고 후천적으로 노력하면 얼마든지 극복할 수 있다. 그러나 유전 질환을 가지고 있는 엄마, 아빠들은 내 말이 귀에 들어오지 않을 것이다.

혹 부모와 똑같은 병을 물려받을 경우 아이가 평생 감당해야 할 삶의 무게와 고통을 너무도 잘 알기 때문이다.

물론 당사자가 아닌 내가 감히 가타부타 말할 수는 없지만 지레 겁을 먹고 임신하기를 두려워하지 말았으면 한다. 분명 집안에 유전 질환이 있으면 물려받을 가능성이 크기는 하지만, 반드시 대물림되는 것도 아니다.

요즘은 의학 기술이 발달해서 웬만한 문제들은 미리 잡아낼 수 있다. 또 우리의 생각과 달리 상당수의 유전 질환은 심각한 기형을 초래하지 않으며 치료도 가능하다고 한다. 물론 본인이 도저히 불안해서 아이를 낳지 못하겠다면 어쩔 수 없지만, 내 개인적인 바람은 아무 노력도 하지 않고 쉽게 엄마가 되는 것을 포기하지 말았으면 하는 것이다.

남편의 한마디!

아내에게도 그렇지만 남편에게도 자신의 피를 물려받은 자식이 태어난다는 것은 참 기쁘고 뜻깊은 일이다. 하지만 살면서 부모의 콤플렉스가 되었던 부분을 자식이 물려받는다는 것은 썩 기분 좋은 일이 아니라서 아내가 매번 임신할 때마다 이건 누굴 닮았으면 좋겠네 안 좋겠네 하면서 수다를 떨었다. 그런데 막상 아이가 태어나면 그런 것들은 별 의미가 없다. 그냥 아이의 그 모습 그대로를 사랑하게 되고, 고슴도치도 자기 새끼는 예뻐 보인다고 다 좋아 보인다. 그러니 이런 문제 가지고 부부끼리 서로 다투지 말았으면 한다. 싸운다고 배 속에서 아기가 성형을 하고 나올 것도 아니니, 그냥 자연의 섭리라고 생각하고 겸허히 받아들이세요!

임신부의, 임신부에 의한, 임신부를 위한 편의용품

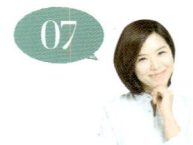

"**이**거 내 몸 맞아?"

임신을 하면 이런 말이 튀어나올 정도로 온몸이 변화의 소용돌이에 휩싸인다. 체중은 무섭게 불지, 배는 남산만 해지지, 가슴은 전에 쓰던 브래지어로 가리기에는 택도 없이 커지지, 잘록했던 허리는 몸통과 하나가 되지, 엉덩이는 펑퍼짐해지지, 다른 이유로 이렇게 몸이 변했다면 나는 아마 우울의 늪에서 헤어 나오지 못했을 것이다.

임신 후 염치없이 대놓고 체형이 변하니 행동도 둔해지고 불편한 게 이만저만이 아니었다. 그런데 사람이 죽으란 법은 없다고, 알아보니 임신부의 이런 불편을 덜어주는 용품들이 많았다. 그중에서 내가 정말 편리하게 사용했던 용품 몇 가지를 소개할까 한다.

임신부를 위한 편의용품 중 뭐니 뭐니 해도 으뜸은 임신부용 속옷이다. 아직 임신 경험이 없는 처자들은 "그게 뭐야?"라며 눈이 동그래지겠지만 얘들아, 세상에는 임신부만을 위한 전용 속옷이 있단다. 아기를 가져보면 알겠지만 임신

4개월 정도가 되면 몸이 본격적으로 임신부 체형으로 변하기 때문에 전에 입던 일반 팬티, 브래지어 등이 작고 불편하게 느껴진다.

또 엄마의 본능으로 이 작은 속옷이 자신뿐만 아니라 아이에게 해로울 것 같다는 직감을 하게 되는데, 그도 그럴 것이 배를 따뜻하게 감싸기에는 팬티의 사이즈가 어림도 없이 작고 브래지어는 조이듯 가슴을 압박하기 때문이다.

실제로 속옷이 너무 꽉 끼면 혈액순환이 원활하게 이루어지지 않아 몸이 쉽게 붓거나 트고, 배가 잘 뭉친다. 그러니 임신 중기부터는 산모의 체형에 맞는 속옷을 입어야 하는데, 시중에는 이미 온갖 임신부용 속옷이 나와 있다. 하지만 그걸 다 살 필요는 없고, 브래지어, 팬티, 거들 정도만 준비하면 된다. 브래지어는 가슴 전체를 포근하게 감싸주면서 아기를 낳고 수유할 때도 입을 수 있도록 앞이 트인 것을 선택하고, 팬티는 여유로운 사이즈로 배꼽 위까지 올라오는 제품을 사는 것이 좋다. 볼품은 없지만 이런 팬티를 입어야 배가 따뜻하다.

거들은 배를 조이는 느낌이 불편하고 답답해서 한두 번 입고 장롱 속으로 직행했다는 엄마들도 있다. 하지만 나는 참 유용하게 사용했던 용품이다. 무거운 배도 받쳐주고, 허리 통증에도 좋고 해서 나는 적극 추천한다. 그런데 거들이라는 말에 화들짝 놀라는 예비 엄마들도 꽤 있을 지 모르겠다. 하지만 임신부용 거들은 일반 거들처럼 꽉 조이지 않아서 아기에게 해롭지 않다. 참, 거들은 입고 벗기 편한 걸로 고르는 게 좋다. 그렇지 않으면 생고생한다.

속옷은 종류와 상관없이 피부에 자극을 주지 않는 면 소재를 선택하는 것이 좋다. 또 임신부가 입는 옷인 만큼 탄력성을 꼭 체크해야 한다.

튼살을 방지하는 제품도 임신부들에게 꼭 필요한 용품이다. 임신 중기에 들어서면 체중이 급격히 불면서 배, 허벅지, 엉덩이 등에 튼살이 생긴다. 살이 트기 전부터 튼살이 생기기 쉬운 부위에 아침저녁으로 튼살 방지 크림이나 오일

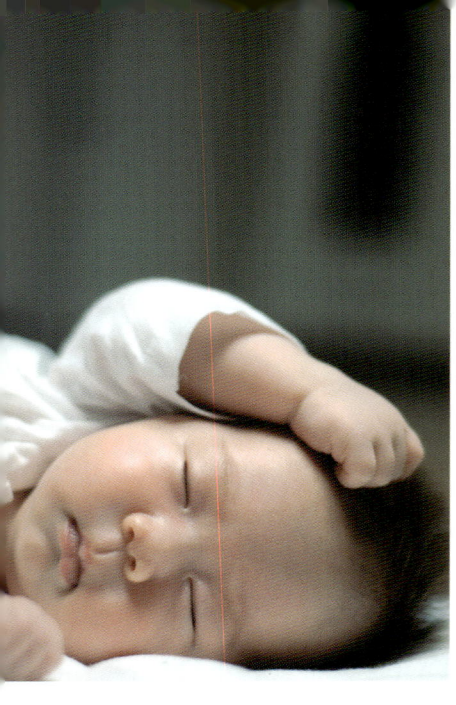

을 열심히 발라주면 튼살 예방에 도움이 된다. 내가 이거 바르고 얼마나 효과를 봤는지 모른다.

임신부용 스타킹도 아주 유용한 제품이다. 나와 같은 워킹맘들은 외출이 잦고, 스커트를 입어야 하는 경우도 있기 때문에 스타킹은 필수 패션 아이템이다. 그런데 임신 5개월만 지나도 일반 스타킹은 신기가 너무 힘들다. 하지만 임신부용 스타킹은 일반 스타킹보다 길이가 긴 데다가 위쪽으로 갈수록 느슨해져서 입기가 편하다.

또 꼭 필요한 것이 있으니, 바로 체중계다. 임신 중에는 적정 체중을 유지해야 건강하게 임신·출산을 할 수 있고, 아기를 낳은 후 예전 몸매로 돌아가기도 쉽기 때문이다. 그러니 체중계가 없는 예비 엄마들은 꼭 구입해서 정기적으로 몸무게를 체크하자.

나는 임신, 출산, 육아에 대한 정보를 담은 책도 참 유용하게 사용했다. 물론 요즘은 인터넷으로 검색하면 어떤 정보든 찾아볼 수 있지만 인터넷이란 게 정보가 워낙 많고 다양하다 보니 어떤 정보가 믿을 만한 것인지 헷갈린다. 그리고 임신 개월 수에 따라 일목요연하게 정보가 정리되어 있는 것이 아니기 때문에 머릿속에 큰 그림이 그려지지 않는다. 숲이 아니라 나무만 본다는 느낌이랄까? 하여튼 그렇기 때문에 일단 임신, 출산 등에 관한 정보를 백과사전식으로 모아놓은 책은 하나쯤 마련하자. 인터넷은 더 알고 싶은 게 있을 때 사용하고.

복대도 내가 유용하게 사용했던 용품인데, 배도 받쳐주고 허리 통증을 줄이는 데도 도움이 된다. 단, 출산 후 장기간 사용은 금물이다. 이게 배를 집어넣는 데는 효과가 있지만 너무 오래 사용하면 허리에 힘을 주지 않고 복대에 의지하게 되어 허리가 약해진단다.

이 외에도 회음부 방석, 가슴 전용 팩, 임신부 전신 쿠션, 무릎 보호대, 족욕기 등 임신부를 위한 편의용품들이 수두룩하다. 그런데 경험자로서 얘기하는데, 꼭 새로 사야 하는 것은 그리 많지 않다. 대개 집에 있는 다른 물건으로 대체해서 사용할 수 있다. 구입해서 거의 사용하지 않고 방치되는 용품들도 태반이다. 따라서 무턱대고 지갑부터 열지 말고 심사숙고해서 꼭 필요한 것만 구입하자.

남편의 한마디!

나는 임신부를 위한 전용 용품들이 있다는 걸 아내가 임신하고 나서야 처음 알았다. 솔직히 남자들이 이걸 어떻게 알겠는가? 그래서 아내가 처음에 임신부용 속옷을 사러 가자고 했을 때 적잖이 놀랐다. 가서 보니 임신부용 용품들이 정말 많았다. 그런데 아내가 점원의 달콤한 말에 넘어가 너무 많은 물건을 구입하는 것 같았다. 그래서 내가 점원 말에 쏙 넘어가는 귀 얇은 여자라고 했더니 아내가 흘겨보면서 말했다.
"임신하면 불편하고 힘든 게 얼마나 많은 줄 알아? 필요한 것만 골라서 사는 거라고."
과연 아내의 말이 맞았다. 임신부용 기능성 제품들의 장점들을 보면 아내가 임신 기간 동안 얼마나 많은 불편과 고통을 감수하는지 알 수 있다. 남편이라면 이런 제품들에 대해 공부 좀 해두고 미리 알아서 아내에게 선물을 해주면 어떨까? 나는 지금도 아내가 임신했을 때 이런 용품들을 단 한 번도 선물해준 적이 없다는 사실이 못내 아쉽다.

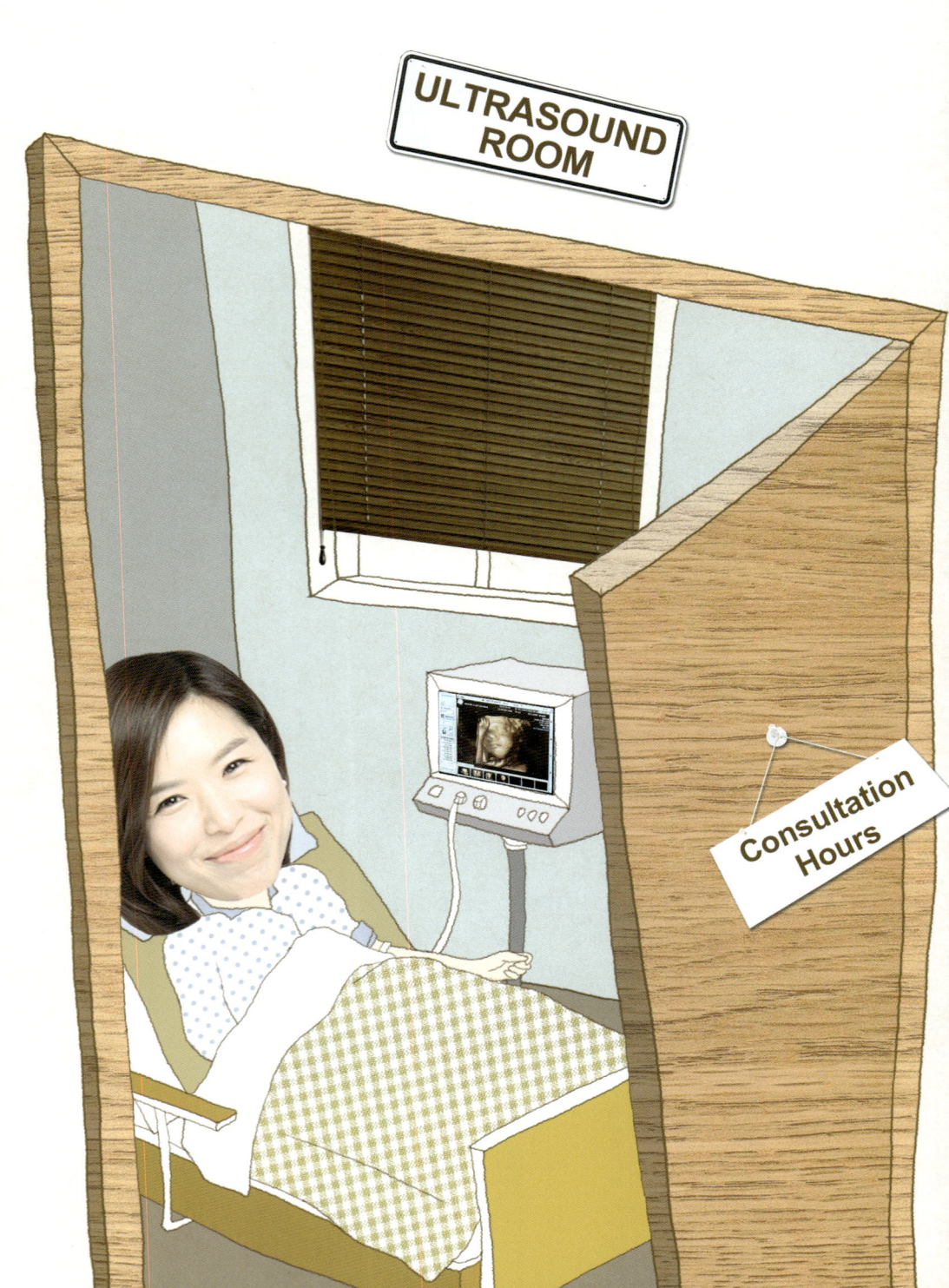

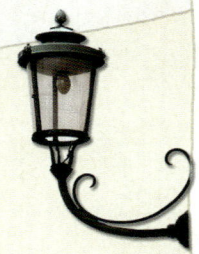
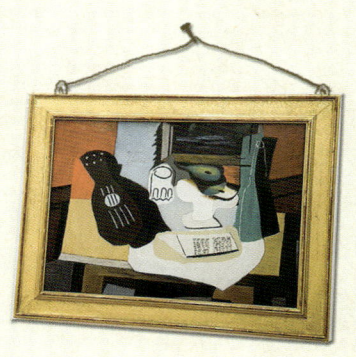

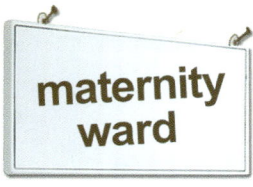
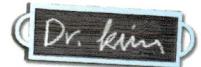

3부
지선네의 개월별 임신 플랜

1장 임신 초기 플랜(임신 1주~11주)
2장 임신 중기 플랜(임신 12주~27주)
3장 임신 후기 플랜(임신 28주~39주)

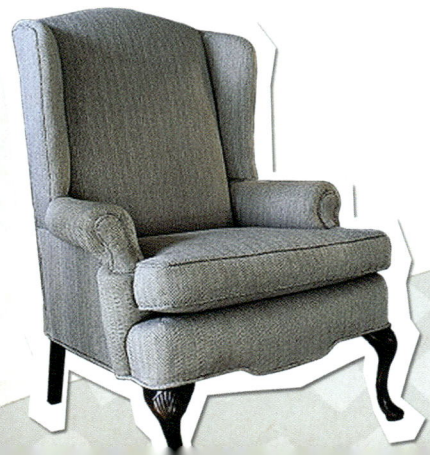

1st-11th WEEKS PLAN

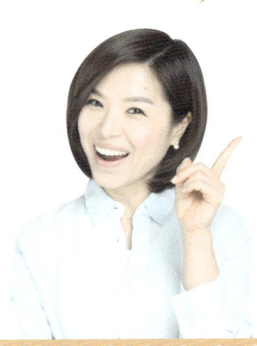

1장

임신 초기 플랜

임신 1주~11주

'임신부 티' 안 날 때 더 조심하자!

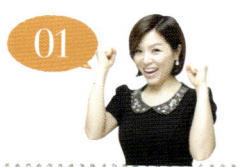

임 신 초 기 생 활 수 칙

"**언**니 임신했다."
"그럼 그렇지. 우리 집안이 임신이 안 될 리가 없지. 언니 축하해."

임신 진단 시약으로 첫째를 임신했다는 사실을 확인한 나는 바로 여동생에게 전화를 걸었다. 당시 내가 임신이 되지 않아 스트레스를 받고 있던 사실을 잘 알고 있던 동생은 진심으로 축하를 해주었다.

"그런데 형부는 언니 임신한 거 알아?"
"아니, 아직. 너한테 처음으로 말하는 거야."
"그래? 그럼 빨리 형부한테 전화해줘. 이런 건 신랑이 먼저 알아야지. 그럼 나는 언니 시누이한테 전화해서 이 기쁜 소식을 알려야겠다."
"그래. 알았어. 그럼 다음에 통화하자."

그렇게 동생과 통화를 끝내고 남편에게 연락을 하려던 찰나, 지금은 기억이 잘 나지 않지만 무슨 일로 전화할 타이밍을 놓쳤다. 그러다가 시간이 좀 흐른 뒤에 남편에게 전화를 걸었다.

"혹시 오늘 무슨 얘기 들은 거 없지?"

나는 시누이가 먼저 남편에게 임신 소식을 알려주지 않았을까 싶어 물었다.

"뭐? 아, 임신한 거? 거봐, 내가 임신 테스트는 아침에 해야 한다고 했지?"

뭐야 이거? 아내가 임신을 했다는데 반응이 뭐 이래? 나는 머릿속으로 남편이 펄쩍펄쩍 뛰며 기뻐하는 모습을 상상했기에 남편의 시큰둥한 반응에 마음이 상했다. 그래서 별다른 말 없이 바로 전화를 끊고 동생에게 연락을 했다.

"너희 형부는 어쩌면 사람이 그러니? 흑흑흑……."

"왜? 왜? 무슨 일이야?"

흐느끼는 내 목소리에 걱정이 된 여동생은 안절부절못했다.

"네 형부는 내가 임신한 게 하나도 기쁘지 않은가봐. 완전 남 얘기하듯 하는 거 있지?"

나는 울먹이며 좀 전에 있었던 얘기를 들려주었다.

"어머, 어머. 형부가 정말 그랬어? 형부가 그럴 사람이 아닌데. 아마 갑자기 임신 소식을 들어서 당황했나 봐. 그러니까 언니 울지 마."

그러나 동생의 위로에도 남편에 대한 서운한 마음이 쉬이 가시지 않았다. 그날 저녁, 야속한 남편이 일을 끝내고 집으로 돌아왔다. 나는 남편에게 화가 나 있었기 때문에 얼굴도 본 체 만 체했다.

"자기야, 아까 낮에는 미안. 나는 당신이 그 일 때문에 그렇게 속상해할 줄 몰랐어. 내 마음은 그게 아니었는데. 그러니까 화 풀어."

아무래도 여동생이 남편에게 전화를 걸어 내가 낮에 그 일 때문에 눈물을 흘렸다는 얘기를 한 모양이었다. 그 말을 듣고 남편은 꽤나 미안한 마음이 들었는지 꽃다발에 케이크까지 사 들고 들어왔다.

"자기야, 임신 축하해. 내가 표현을 못해서 그렇지, 진짜 엄청 기뻐."

거짓말! 나는 남편이 내게 미안하기도 하고, 내가 또 삐칠까봐 오버해서 말하고 있다는 걸 눈치챌 수 있었다. 남편은 내가 생각하는 것만큼 임신에 대해 별 감흥이 없는 듯했다. 실제로 나중에 남편에게 얘기를 들어보니 그때 임신 소식을 듣고 그냥 그랬단다. 남편 왈, 남자들은 자기가 직접 임신을 하는 게 아니기 때문에 임신 소식을 들어도 별다른 느낌이 없단다. 만약 아내의 임신 소식을 듣고 방방 뛰며 환호하는 남편이 있다면 그건 99.9퍼센트 오버하는 거란다.

그때는 남편의 말이 전혀 수긍이 가지 않았지만, 나중에는 그 말을 어느 정도 인정하지 않을 수 없었다. 모두 다 그렇지는 않겠지만, 아는 엄마들 얘기를 들어보니 아내의 임신 소식을 듣고 드라마나 영화 속 남편들처럼 화려한 리액션을 보여주는 남자들은 거의 없었다.

그러니 임신 소식을 듣고 아내를 번쩍 안아 들며 빙글빙글 돌아주는 남편, 온 방에 풍선을 달아주는 남편, 앞치마를 두르고 식사를 준비하는 남편은 드라마나 영화 속에나 존재하는 사람임을 어느 정도 염두에 두기 바란다. 그렇지 않으면 나처럼 마음이 팍 상한다.

무심한 행동으로 내 눈물을 쏙 빼놓고도 남편은 임신 전이나 후나 나를 대하는 태도가 거의 변하지 않았다. 내가 임신부라는 게 좀처럼 실감이 나지 않는 듯했다. 하기야 겉으로 보기에는 아무런 신체 변화도 없고 본인이 직접 느끼는 임신 증상도 없으니 충분히 그럴 수도 있겠다 싶었다.

나조차 임신 때문에 평소보다 좀 피곤하고 졸려서 힘들 뿐 아직 배가 부르지도 않고 활동하는 데도 큰 불편이 없어서 임신했다는 사실을 깜빡깜빡했다. 그러다 보니 자주는 아니지만 어느 순간 정신을 차려보면 나도 모르게 임신부에게 위험할 수도 있는 행동을 하고 있을 때가 있었다. 그때마다 화들짝 놀라 내가 임신부라는 사실을 다시 한번 머릿속에 새겨 넣었지만 심심찮게 같은 실수를 반복하곤 했다.

이는 비단 내 얘기만이 아니다. 많은 예비 엄마들이 임신 초기에는 불편함이 거의 없기 때문에 무의식중에 임신을 유지하는 데 위험할 수도 있는 행동을 하는 경우가 많다. 그러나 임신 초기는 임신 기간 중 가장 조심해야 할 시기다. 아직 아기씨가 자궁에 안정적으로 자리를 잡지 못했기 때문이다.

아기씨가 자궁에 완벽하게 착상하려면 12주 정도가 걸린다고 하니, 임신 1주에서 11주에 해당하는 임신 초기에는 조심, 또 조심해야 한다. 아기씨가 자궁에 제대로 자리 잡지 못한 상태에서 격렬하게 움직이면 그대로 자궁에서 떨어져 나올 수도 있다. 즉, 유산이 될 수 있다. 실제로 연구 결과 80퍼센트 이상의 유산이 임신 초기에 일어난다고 한다. 따라서 임신 초기에는 티가 나지 않고 활동하는 데 불편이 없더라도 임신부라는 사실을 잊지 말고 조신하게 생활하자.

일단 임신 초기에는 사람이 많이 붐비는 곳에는 되도록 가지 않는 게 좋다. 혼잡한 곳에 가게 되면 몸이 쉽게 피로할 뿐만 아니라 사람들과 부딪쳐 배에 충격을 줄 수도 있고 감기, 간염 등 바이러스성 질병에 걸릴 위험도 있기 때문이다. 그러니 버스나 전철과 같은 대중교통을 이용할 때는 되도록 출퇴근 시간은 피하고, 사람이 많이 모이는 장소에 갈 때는 덜 붐비는 시간에 가자.

그러나 대중교통으로 출퇴근을 하는 워킹맘들은 이 생활 수칙을 지키기가 어렵다. 사람이 많이 붐빈다는 이유로 출퇴근을 안 할 수도 없기 때문이다. 이런 경우 출근은 30분 정도 일찍, 퇴근은 퇴근길 피크 시간이 지난 후에 하거나 회사에 양해를 구해 미리 서둘러 나가자. 다른 사람들보다 일찍 출근해서 일하고 30분 정도 일찍 퇴근을 하겠다고 말하면 회사에서도 어느 정도 감안해줄 것이다. 우리 회사는 어림 반 푼어치도 없는 소리라고? 그렇담 어쩔 수 없지만……. 퇴근 빨리 안 시켜준다고 회사를 그만둘 수는 없지 않은가?

집안일이든 회사 일이든 상관없이 일도 너무 무리하게 하지 않는 게 좋다. 따라서 힘든 일은 되도록 다른 사람에게 부탁을 하고, 일하는 틈틈이 쉬어주자.

또 임신 초기에는 되도록 남편과의 잠자리도 피하는 게 좋다. 겉으로 보기에는 큰 변화가 없기 때문에 임신 전처럼 남편과 잠자리를 해도 괜찮을 것 같지만, 이 시기는 임신부의 몸이 예민하고 쉽게 피로를 느끼기 때문에 성관계는 가급적 자제하는 게 안전하다.

또 소변도 되도록 참지 않는 게 좋다. 임신을 하면 자궁이 팽창하면서 방광을 압박해 소변이 자주 마렵다. 이때 소변을 참으면 방광이나 신장의 가장 안쪽 부분인 '신우'에 염증이 생길 수 있단다.

임신 초기에는 감염의 위험이 높기 때문에 애완동물과의 접촉도 피하고, 여러 사람이 함께 사용하는 대중목욕탕도 되도록 가지 않는 게 좋다. 특히 높은 온도의 사우나를 하면 태아의 신경계에 악영향을 미칠 수 있다고 하니 조심하자. 이 시기에는 섭씨 42도가 넘는 탕욕도 좋지 않다고 하니 그냥 집에서 따뜻한 물로 간단하게 샤워만 하자. 단, 자주 할 것! 왜냐하면 임신 중에는 땀과 분비물이 많아지기 때문에 따뜻한 물로 자주 샤워를 해주는 게 좋단다.

또 이때는 아기씨가 아직 자궁에 안전하게 착상을 하지 않았기 때문에 격렬한 운동을 하거나, 갑자기 움직이거나, 복부에 압력을 가할 수 있는 행동을 해서도 안 된다. 그러니 수영, 에어로빅처럼 강도 높은 운동을 하거나, 급하다고 뛰거나, 무거운 물건을 번쩍 들어 올리거나, 허리를 굽히거나 쪼그리고 앉지 말자.

이 외에도 임신 중에는 몸의 균형이 깨져서 넘어지기 쉽고 골반과 허리에 부담을 줄 수 있기 때문에 하이힐도 바이바이(Bye bye) 해야 하며, 스키니진과 같은 몸에 딱 달라붙는 옷도 자궁 속에 있는 태아를 긴장시킬 수 있다고 하니 피하자. 또 장거리 여행, 특히 자동차 여행은 몸을 쉽게 피로하게 만들므로 가급적 피하는 것이 좋다. 찬 바람을 직접 쐬면 자궁이 수축되어 유산될 수도 있다고 하니 워킹맘들은 여름에 회사에서 덧입을 수 있는 옷을 하나 준비하자. 집에서야 내 마음대로 에어컨이나 선풍기를 끌 수 있지만 직장에서는 어디 그게 가능한 일인가.

임신 초기는 유산하기 쉬워 각별한 주의가 필요한 때다. 그러니 돌다리도 두드리며 건넌다는 심정으로 매사에 조심해야 한다. 그러나 나만 주의한다고 위험 요소가 모두 사라지지는 않으므로 홍익인간의 정신을 이어받아 임신 사실을 되도록 널리 알리자. 그래야 임신부 앞에서 담배도 덜 피우고, 술도 권하지 않고, 약도 조심해서 처방하고, 무리한 일도 시키지 않고, 자주 쉰다고 눈치 주지도 않고, 자리도 양보해준다.

'병은 알릴수록 좋다'는 말이 있듯 내 경험상 임신도 알릴수록 좋다. 그러니 좀 남사스럽더라도 임신부 티 팍팍 내자. 나도 임신 초기에 배도 안 나왔는데 허리를 붙잡고 다녔더랬다. 나 임신한 여자니까 알아서 대우하라고.

남편의 한마디!

아 내가 처음 임신을 했을 때 많이 불안해했다. 특히 임신 초기에 작은 것 하나에도 가슴을 졸이고 걱정했다. 또 예전과 다르게 짜증도 많이 내고 마음은 계속 이랬다저랬다 했다. 그래서 '아니, 이 여자가 왜 이러나?' 하고 스트레스를 받을 때도 있었지만 꾹 참았다. 임신한 여자에게 무슨 소리를 하겠는가?
그런데 지금에 와서 돌이켜 보니 그때 참 잘했다는 생각이 들었다. 임신을 하면 여자들은 임신, 출산, 육아에 대한 불안과 호르몬의 변화로 아무 이유 없이 짜증을 내고 변덕을 부리게 된다고 한다. 아마 그때 내가 같이 짜증을 냈으면 아내가 엄청 힘들어했을 것이다. 경험자로서의 얘기니까 명심하기 바란다. 아내가 임신했을 때는 이게 옳다 저게 그르다 잘잘못도 따지지 말고, 평소와 다른 말과 행동을 해도 너그럽게 이해하고 넘어가자. 아내도 그러고 싶어서 그러는 게 아니니까 말이다.

임신 초기 트러블과 대처법

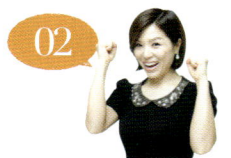

나는 임신을 확인하자마자 기다렸다는 듯 입덧을 시작했다. 드라마 속에서 임신을 한 여자 주인공이 식사를 하던 도중에 "우욱" 하는 장면을 하도 많이 봐서 나도 입덧을 할지 모른다고 어느 정도 마음의 준비를 하고 있었는데도, 입덧은 정말 상상 이상으로 괴로웠다. 첫째 때는 입덧이 너무 심해서 노란 위액을 다 토해내고 '내가 다시 밥을 먹을 수 있을까?'라고 생각했을 정도로 아무 음식도 입에 대지 못했다. 그때 남편의 밥 먹는 모습이 어찌나 얄미워 보이던지……

첫째 때 그렇게 입덧 때문에 생고생을 하고 나니, 그 후로는 출산의 고통이 아니라 입덧의 고통 때문에 임신이 두려웠다. 그런데 그런 여자가 어떻게 아이를 셋이나 더 낳았냐고? 호호호, 잊어버렸지 뭐. 정말 우스운 게 입덧 때문에 죽네 사네 그 고생을 했는데도 시간이 지나니까 생각이 하나도 안 나더라. 정말 인간이 망각한다는 것은 크나큰 축복이다. 때문에 나는 입덧이 심해서 둘째, 셋째를 갖지 못했다는 엄마들을 보면 '정말 입덧을 심하게 했구나' 하고 생각한다.

입덧이라면 질색, 팔색을 할 정도로 심하게 한 편인 나도 다 까먹고 또 다시 임신을 했는데, 그 기억 때문에 아이를 갖지 못했다니 얼마나 심했으면 그랬겠는가? 하기야 입덧 때문에 출산 전까지 병원 신세를 진 엄마들은 그럴 법도 하리라. 정말 입덧의 고통은 직접 경험하지 않고서는 절대 알 수 없다. 정말 사는 게 사는 것이 아니다. 그래서 나는 임신할 때마다 입덧이 점점 사라지기 시작한다는 3개월이 어서 빨리 되기를 간절히 바랐다. 그런데 다른 엄마들은 3개월이 지나면 입덧이 조금씩 사라진다는데 나는 아니었다. 특히 셋째 성훈이를 임신했을 때는 첫째 때처럼 심하지는 않았지만 거의 출산 직전까지 속이 불편하고 메스꺼렸다. 게다가 매번 입덧이 잠잠해져서 좀 살 만하다 싶으면 다른 임신 트러블이 나타났다.

솔직히 말해 나는 첫째를 낳기 전에는 임신 트러블이라 하면 입덧밖에 떠올리지 못했을 정도로 임신에 대해 거의 문외한이었다. 그래서 처음에 입덧 외에 다른 이상 증세가 나타났을 때 무척 당황했다. 혹시 몸에 문제가 생긴 건 아닌가 싶어서. 그런데 나중에 알고 보니 입덧은 수많은 임신 트러블 중 하나일 뿐이었다. 나는 시기별로 얼마나 많은 임신 트러블이 생기는지 알고 나서 적잖이 놀랐다. 정말 엄마가 되는 길은 멀고도 험하다.

입덧과 함께 임신 초기에 나타나는 가장 대표적인 트러블은 '변비'다. 임신 전에는 변비를 모르고 살던 여성들도 임신 후 변이 잘 나오지 않아 고생하는 경우가 많다. 그 이유는 임신으로 인해 증가한 여성호르몬이 대장의 기능을 떨어뜨리기 때문이다. 따라서 임신 초기에 변비 증상이 나타나면 물을 충분히 마시고 장을 자극하는 유산균이 든 음료수를 마시자. 그러면 변비를 해소하는 데 도움이 된다. 그러나 너무 오랫동안 화장실을 가지 못하거나 치질이 생길 정도로 변이 딱딱하다면 병원에 가서 치료를 받아야 한다.

방광염도 비교적 흔한 임신 초기 트러블이다. 이때 이 트러블이 나타나는 이유는 임신으로 인해 커진 자궁이 방광을 압박하기 때문이다. 방광염에 걸리면 아랫배가 아프고 소변이 자주 마렵고 금방 소변을 봤는데도 덜 본 것 같은 찝찝한 느낌이 든다. 따라서 이런 증상을 보이면 방광염을 의심하고, 소변이 마려우면 즉시 화장실로 달려가고, 평소 물을 자주 마셔 소변의 양을 늘려주자. 그러면 방광염 증상이 좋아진다. 그리고 방광염은 되도록 빨리 치료하는 게 좋기 때문에 병원에 가서 진료를 받아봐야 한다.

냉대하도 임신 초기에 많이 생기는 트러블이다. 임신을 하게 되면 '냉' 또는 '대하'라고 부르는 질 분비물이 팬티를 적실 정도로 나와 질염 등에 걸리기 쉽다. 그러니 질 분비물이 눈에 띄게 증가하면 아침저녁으로 팬티를 갈아입어 청결을 유지하고 샤워나 뒷물을 한 후에는 그곳을 드라이어기로 뽀송뽀송하게 잘 말리자.

일반적으로 냉대하는 생리적인 현상이기 때문에 크게 걱정할 필요는 없다. 하지만 분비물이 많아지면서 가렵거나 화끈거리거나, 분비물의 색깔이 연녹색 또는 붉은색이거나, 악취가 나면 세균 감염에 의한 염증이거나 질염 때문에 생긴 것일 수 있기 때문에 병원에 가보는 게 좋다. 이런 경우 그대로 방치하면 유산이나 조산의 원인이 될 수 있다.

이 외에도 두통과 불안증 등 임신 초기에 나타나는 트러블은 수없이 많다. 그 중에는 임신 기간 내내 지속되는 문제들도 있다. 또한 흔히 나타나는 증상 가운데 위험한 것들도 있기 때문에 몸에 트러블이 나타나면 그 증상이 가볍든 무겁든 상관없이 일단 병원에 찾아가 진찰을 받아보는 것이 좋다. 특히 배가 심하게 아프거나 출혈이 있는 경우에는 이유를 불문하고 병원으로 가야 한다.

임신 기간 내내 아무런 불편이나 장애 없이 편안하게 지내다가 아기를 낳으면 더할 나위 없이 좋겠지만, 대부분은 임신을 하면 급격한 신체 변화를 겪으면서 여러 가지로 몸이 불편해지고 트러블도 겪게 된다. 그러므로 몸에 이상 증세가 나타나더라도 '나만 겪는 게 아니다'라고 긍정적으로 생각하면서 침착하게 대처하자. 밤새 걱정해봐야 스트레스만 쌓여서 증상만 더 나빠질 뿐이다.

남편의 한마디!

남자들은 직접 임신을 하는 것이 아니기 때문에 임신이 얼마나 힘든 일인지 잘 모른다. 그러나 나는 아내가 입덧을 비롯해 여러 증상에 시달리는 것을 보고 임신을 하는 것이 보통 일이 아니라는 사실을 깨달았다.
아내는 너무 힘들어서 음식도 잘 못 먹고 잠도 못 잤다. 그러자 그 옆에서 아무런 도움도 줄 수 없는 내 자신이 너무나 무기력하게 느껴졌다. 그리고 아내에게 너무 미안해서 내 입에 음식이 들어가는 것도 좀 과장되게 표현해서 죄스럽게 느껴졌다.
그러니 나처럼 눈칫밥 먹지 않으려면 아내가 힘들어할 때 말이라도 "힘들지? 내가 아무 도움도 못 돼서 어떻게 하냐?"라고 위로를 하자. 아내들은 남편의 말 한마디에 천사가 되기도 하고 악마가 되기도 한다.

양이 아닌 질로 두 배 '더' 잘 먹자

03

나는 임신 전에 꽤나 날씬한 편이었다. 기억하실런지 모르겠지만……. 그런데 결혼하자마자 살이 푹푹 쪘다. 내 몸이 불어난 원인은 남편과 함께 먹은 야식이었다. 야식을 좋아하는 남편과 살다 보니 밤에 먹는 건 모두 살로 간다는 것을 잘 알면서도 나도 모르게 음식에 손이 갔다.

나는 몸매 관리에도 전혀 도움이 되지 않는 야식을 먹지 말자고 남편에게 말했다. 그랬더니 야식을 사랑하기까지 하던 남편은 절대 그럴 수 없는 일이라며 내 말을 귓등으로 흘려들었다. 결국 서로 감정이 상한 우리 부부는 처음으로 부부 싸움을 했다. 나는 너무 속상한 나머지 바로 우리 집 옆 아파트에 살던 개그우먼 김숙에게 전화를 했다.

"숙아, 지선 언니야."

"언니, 이 시간에 웬일이세요?"

"숙아! 흑흑흑……."

"언니, 무슨 일이에요? 지금 어디예요?"

"밖이야."

"밖이요? 언니 어디예요? 제가 바로 그리로 갈게요."

울먹이는 내 목소리에 뭔가 심상치 않은 일이 벌어졌다고 생각한 숙이는 헐레벌떡 내가 있는 곳으로 왔다.

"언니, 무슨 일이에요? 네?"

숙이는 꽤나 걱정이 되었던 모양인지 자리에 앉자마자 내가 서럽게 우는 이유를 물었다.

"숙아, 있잖아. 나 오늘 남편하고 싸웠어."

"왜요?"

나는 숙이에게 남편과 야식 때문에 다툰 이야기를 해주면서 나랑 남편이랑 안 맞는 것 같다고 말했다.

"하아, 언니! 지금 남자친구도 없는 애 불러내서 염장 지르는 거예요? 뭐 그런 걸 가지고 싸우고 집을 나와요? 언니, 제가 뭐 하나만 물을게요. 형부가 바람피웠어요?"

"아니."

"그럼, 시어머니가 구박해요?"

"아니."

"언니. 내가 결혼한 사람들 고민 많이 들어봤는데, 언니 게 제일 약하거든요? 고민 축에도 못 끼니까 빨리 집에 들어가요."

"그, 그래. 알았어. 미안하다. 이런 일로 불러내서……."

"알았으면 됐어요. 그러니까 빨리 집에나 들어가요. 형부 걱정하시겠네."

나는 결혼도 안 한 숙이에게 그렇게 위안을 받고 집으로 들어갔다. 그리고 우리 부부는 그날 바로 화해를 했다. 원래 신혼 때 다 그렇잖우! 그러나 남편과 화해도 하고 야식 문제도 원만하게 해결이 되었지만 이미 불어난 몸무게는 좀처럼 원상복구가 되지 않았다.

나는 음식 보기를 돌같이 하며 음식을 거의 입에 대지 않았고, 다이어트 식품까지 먹었다. 다이어트를 하도 징하게 해서 남편이 걱정할 정도였다. 그런데 그 와중에 임신이 되었다. 임신 사실을 확인하자마자 바로 다이어트를 그만두었다. 어미의 본능으로 내가 잘 먹어야 아기에게 좋다는 것을 느꼈기 때문이다.

실제로 엄마가 먹는 음식은 곧 아기가 먹는 음식이다. 때문에 임신 초기부터 깐깐하게 따져서 먹는 게 좋다. 이때 가장 중요한 원칙은 음식의 '양'이 아니라 '질'을 생각하라는 것이다. 많은 사람들이 임신부는 배 속에 아기를 가졌으니 2인분은 먹어줘야 한다고 생각한다. 하지만 그렇게 먹었다가는 살만 뒤룩뒤룩 찌고 오히려 엄마나 아이에게 해롭다. 분명 임신을 하면 두 사람을 위한다는 마음으로 음식을 먹어야 하지만, 이때 두 사람을 위한다는 것은 두 배를 먹는다는 것이 아니라 두 배 '더' 잘 먹는다는 의미로 받아들여야 맞는 것 같다.

그럼 임신했을 때 어떻게 먹어야 '더' 잘 먹는 것일까?

답은 아주 쉽다. 흔히 건강하려면 어떻게 먹으라고들 하는가? 몸에 해로운 음식은 멀리하고 영양소를 골고루 섭취하라고 하지 않는가. 임신부도 마찬가지다. 건강하게 임신·출산을 하기 위해서는 무슨 특별한 보양식을 챙겨 먹어야 하는 것이 아니라 몸에 좋지 않은 음식은 피하고, 어느 한쪽으로 영양이 치우지지 않도록 균형 있게 먹으면 된다.

단, 임신부들은 인스턴트식품, 콜레스테롤이 높은 음식, 카페인이 든 음료, 탄산음료처럼 일반인들에게도 해로운 음식은 물론이고, 덜 익은 고기나 생선, 참치나 고래처럼 수은이 많이 들어 있는 큰 생선 등도 가급적 먹지 않는 게 좋다.

몸에 나쁜 음식은 피하고 영양소를 골고루 섭취하면서 태아의 발단 단계에 맞춰 더욱 필요로 하는 영양소를 조금 더 신경 써서 섭취해주면 더 이상의 영양 관리는 필요 없다. 그럼 임신 초기에는 어떤 영양소를 각별하게 신경 써서 먹어줘야 할까?

임신 초기는 아기씨가 자궁에 안정적으로 착상을 하고 온갖 기관들이 만들어지면서 사람의 모습을 갖추어가는 시기다. 특히 태아의 뇌가 눈부시게 발달하는 시기이기 때문에 뇌 발달에 좋은 단백질을 많이 섭취해야 한다.

엽산도 충분히 섭취해주자. 엽산은 태아의 뇌와 척수 형성에 중요한 기능을 하는 영양소이기 때문에 특히 임신 초기에 시금치, 양배추, 브로콜리, 딸기, 귤, 생선, 우유, 호두, 콩과 같은 엽산이 다량 들어 있는 식품을 충분히 먹어주면 기형 발생 확률을 많이 낮출 수 있다.

또 임신 초기에는 칼슘도 많이 먹어줘야 한다. 태아의 뼈, 관절, 치아 등이 형성되는 시기이기 때문이다. 이때 칼슘이 부족하면 태아의 골격이 제대로 만들어지지 않을 수 있으며, 아기가 태어난 이후에 치아 발달이 늦어질 수도 있다. 엄마도 임신 중에 골다공증이 생길 수 있다고 하니 칼슘이 다량 들어 있는 우유, 치즈, 멸치, 정어리, 녹색 채소, 과일, 참깨, 해조류 등을 많이 먹어주자.

임신 초기에는 섬유질이 풍부하게 들어 있는 음식도 좋다. 임신을 하면 장의 기능이 떨어져서 변비에 쉽게 걸리기 때문이다. 채소나 과일 같은 섬유질이 다량 들어 있는 음식을 먹으면 변비 예방에도 좋고 유산의 위험을 낮추는 데도 도움이 된다. 왜냐하면 채소와 과일에는 태반을 튼튼하게 하는 비타민C도 많이 들어 있기 때문이다. 또 비타민C는 철분의 흡수를 돕기 때문에 임신 중에 채소와 과일을 챙겨 먹으면 여러 모로 좋다. 다만 익혀서 먹으면 영양소가 파괴될 수 있기 때문에 생으로 먹는 것이 좋다.

이 외에도 임신 초기에는 다양한 비타민을 골고루 섭취해주어야 한다. 비타민은 그 종류에 따라 태아의 발달에 중요한 역할을 하기 때문이다.

그러나 입덧을 하는 엄마들은 영양이고 뭐고 따지는 게 사치다. 뭐 하나라도 입에 들어가는 게 감지덕지하기 때문이다. 그러니 입덧을 하는 엄마들은 입맛을 확 돌게 하거나 입에 맞는 음식을 찾아서 힘들더라도 조금씩 자주 먹는 게 우선이다. 참고로 녹황색 채소, 현미, 메밀, 달걀, 우유, 어패류, 돼지고기, 쇠고기 등이 입덧에 좋다고 하니, 참을 만하다면 요런 음식들을 좀 챙겨 먹어보자.

남편의 한마디!

어느 날 처갓집 식구들과 단골 식당에 오리고기를 먹으러 갔다. 그날도 여느 때처럼 한참 맛있게 오리고기를 먹고 있는데 누군가 우스갯소리로 이런 말을 던졌다.
"임신한 여자가 오리를 먹으면 아이 손가락이 붙어서 나온다던데."
지금이 어느 시대인데 그런 얘기를 믿는 사람이 있을까 싶었다. 그런데 아내는 그 농담 같은 얘기가 꽤 마음에 걸리는 듯했다. 조금 전까지 오리고기를 맛나게 먹던 아내의 얼굴이 급 심각해졌다. 해서 나는 어떤 음식이든 엄마가 맛있게 먹어야 소화도 잘되고 아이에게도 좋으니, 정 마음에 걸리면 차라리 안 먹는 게 낫다는 의미로 말을 건넸다.
"그렇게 찝찝하면 먹지 마. 왜 잘 먹고 고민하고 그래?"
그런데 아내가 이 말을 오해했는지 그 이후로 사람들만 만나면 "남편이 아이 손가락이 붙어서 나올까 봐 오리고기도 못 먹게 한다"며 서운함을 토로했다. 나는 정말 그 뜻으로 한 얘기가 아니었는데……. 아무래도 임신 때문에 한창 예민하던 아내에게 내 말이 서운하게 들렸던 모양이다.
고로 엄마나 아기에게 해롭지 않다면 임신 중인 아내가 먹는 음식에 대해서는 가타부타 얘기하지 말자. 이때 남편이 할 일은 입 꾹 다물고 아내가 먹고 싶다는 음식을 열심히 사다가 대령하는 것뿐이다.

입덧, 모성의 힘으로 견디지 말자

나는 네 아이를 임신했을 때 모두 입덧을 했다. 특히 첫째 지훈이를 가졌을 때는 입덧이 너무 심해서 지인들이 추천해준 그 어떤 음식도 입에 맞지 않았다. 그나마 입에 넣을 수 있었던 음식이 바로 누룽지였다.

어느 날 시어머니가 입덧 때문에 반 시체가 된 내가 안쓰러웠던지 뭐 먹고 싶은 거 없냐고 물으시기에 누룽지라고 했더니 프라이팬에 밥을 꾹꾹 눌러 만든 누룽지를 양손에 바리바리 싸 가지고 오셨다.

"어머니, 이걸 다 만드신 거예요? 힘드셨을 텐데……."

시어머니의 정성에 감동한 나는 가슴이 울컥했다.

"얘는 이게 뭐가 힘드니? 얘, 너 뭐 먹고 싶은 것 있으면 다 얘기해. 내가 지구 끝까지 가서라도 구해다 줄 테니까."

"어머니……."

진짜 우리 시어머니 대단하지 않은가? 워낙 성격이 솔직담백한 분이라 가끔 가슴에 상처가 되는 말도 하시지만 우리 시어머니는 정이 많고 따뜻한 분이다.

그렇게 감동에 젖어 있는 내 눈에 어머니 팔에 붙어 있는 반창고가 보였다.

"어머니, 웬 반창고예요?"

"아, 이거. 누룽지 만들다가 데었지 뭐냐."

"어머니, 흑흑흑……."

나는 며느리를 위해 팔까지 데어가며 누룽지를 구워온 어머니의 따뜻한 마음에 감격한 나머지 눈물을 터뜨리고 말았다.

"얘는 뭐 그런 걸 가지고 우니? 참, 너도 울 일도 없나 보다."

시어머니는 별거 아니라고 손사래를 치셨지만 친정엄마도 해주지 않은 일이었다. 그때만 생각하면 아직도 시어머니에게 너무 감사하다. 아마도 나는 그 일을 평생 잊지 못할 것이다.

그러나 지극정성으로 시어머니가 누룽지까지 만들어줘도 내 입덧은 좀처럼 가라앉을 기미를 보이지 않았다. 냉장고 문만 열어도 욱, 밥하는 냄새에도 욱! 세상 모든 음식 냄새가 내 속을 뒤집으려고 작정을 한 것 같았다.

이렇듯 속이 울렁거리고 메슥거려서 음식 냄새조차 맡지 못하니 살이 쭉쭉 빠지는 것은 당연지사. 나는 순식간에 몸무게가 4킬로그램이나 빠졌다. 이때 철딱서니 없이 드는 생각이 있었으니.

'음. 역시 뭐니 뭐니 해도 살 빼는 데는 굶는 게 최고야.'

내가 가끔 이렇게 깬다우! 하여튼 아무것도 먹지 못하고 몸무게가 대책 없이 빠지니 나는 물론이고 가족들의 걱정이 이만저만이 아니었다. 나중에는 이러다 큰일 나겠다 싶어 병원에 가서 입덧을 진정시킨다는 수액 주사를 맞았다. 그런데 수액을 맞느라 병실에 누워 있는데 어디선가 짜장면 냄새가 났다.

"어휴, 죽겠네. 어머니 어디서 짜장면 냄새가 나요."

짜장면 냄새에 속이 메슥거린 나는 옆에 있던 시어머니에게 말했다.

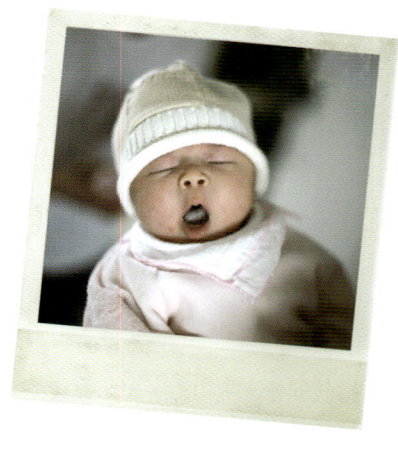

"응? 짜장면 냄새? 나는 아무 냄새도 안 나는데? 이상하네. 짜장면 냄새가 날 만한 곳이 없는데……."

그랬다. 병실 어디에도 짜장면 냄새가 날 만한 곳도 없었고 문도 닫혀 있었다. 하지만 내 코에는 분명히 짜장면 냄새가 나니 귀신이 곡할 노릇이었다. 그런데 얼마 후, 잠시 밖에 나갔던 어머니가 흥분해서 병실로 들어오셨다.

"어이구, 애! 네 말이 맞다 맞아. 밖에 나가서 보니까 간호사실에서 짜장면을 먹고 있지 뭐냐?"

내가 있는 병실과 간호사실은 50미터 정도 떨어져 있었다. 거기다 병실 문이 거의 닫혀 있었기 때문에 아무리 간호사들이 짜장면을 먹는다고 해도 냄새를 맡기는 어려웠다. 그런데 그 냄새를 맡았으니 정말 개코가 따로 없었다.

나는 웬만한 사람들은 쉽게 맡을 수 없는 냄새를 감지하고 속이 울렁거릴 정도로 입덧이 심해서 방송 일을 그만둬야 하나 심각하게 고민을 했다. 그 당시 나는 〈개그콘서트〉를 하고 있었는데, TV 화면에는 어떻게 비쳤을지 모르지만 실제로는 입덧과 사투를 벌이느라 녹다운되기 일보직전이었다.

정도의 차이만 있을 뿐이지 나는 이런 웬수 같은 입덧을 네 아이를 임신할 때마다 했다. 때문에 입덧 때문에 고생하는 엄마들의 심정을 부처님 손바닥 들여다보듯 너무도 잘 알고, 그 엄마들에게 내 힘이 닿는 데까지 도움을 주고 싶다. 지금부터 그 마음을 담아 입덧을 가라앉히는 데 효과가 있는 방법들을 소개할 테니 아무쪼록 도움이 되었으면 한다.

내가 경험해보니 속이 비었을 때 입덧이 더 심했다. 그러니까 속이 좀 괜찮다

싶으면 때를 가리지 말고 음식을 조금씩 자주 먹자. 특히 아침 공복에 입덧이 심해지니 일어나자마자 심심한 맛의 비스킷 같은 것을 먹어주자. 나는 그게 꽤 효과가 있었다. 단맛이 나는 아이스크림도 괜찮았고.

입덧을 할 때는 영양가 있는 음식은 둘째 치고 구역질이 덜 나는 음식을 찾아서 먹는 것이 중요하다. 단 하나라도 내 입에 맞는 음식이 있다면 입덧을 견디기가 훨씬 수월하다. 참, 자신에게 맞는 음식을 찾을 때는 수색 범위를 넓게 잡자. 왜냐하면 임신 전에는 거들떠보지도 않던 음식이 입맛을 당길 수도 있으니까.

의사 선생님도 그렇고 주변 사람들도 그렇고 신맛이 나는 음식이 입맛을 돌게 해서 입덧에 좋다고 하는데, 나는 별 효과가 없었을뿐더러 되레 괴로웠다. 입덧을 할 때 나는 과일이 자주 당겼는데, 귤이나 파인애플 같은 신 과일을 먹고 토한 이후에는 다시는 과일을 비롯해 신맛 나는 모든 음식을 입에 대지 않았다. 구역질을 하면서 코로 넘어온 신맛이 어찌나 괴롭고 끔찍하던지 정말 죽을 것 같았다.

매운 음식도 마찬가지였다. 매콤한 떡볶이나 해물찜이 당긴다고 먹었다가 토하면 콧속에 고춧가루를 팍팍 뿌린 것마냥 고통스러워 눈물, 콧물이 줄줄 흐른다. 그러니 입덧이 아주 심할 때는 시거나 매운 음식은 피하고, 되도록 심심하거나 단 음식을 챙겨 먹자. 한번은 지인이 입덧하느라 고생하는 나를 위해 복어회를 사주었는데, 요건 비싸서 그런지 다른 음식과 달리 토해도 많이 괴롭지 않았다. 오죽하면 토하면서 속으로 이렇게 외쳤다.

'오우! 좋아! 아주 좋아!'

복어회를 먹어본 사람들은 알겠지만 요게 좀 달달하다. 때문에 토해내도 그렇게 괴롭지 않았던 것이다. 하지만 내 입맛에 맞는다고 이런 비싼 음식을 매일 먹을 수는 없는 일이니 저렴하면서도 자극적이지 않고 달달한 음식을 챙겨 먹자.

또 미지근한 음식일수록 냄새가 많이 나기 때문에 되도록 음식을 차게 해서 먹고, 구역질을 계속 하다 보면 탈수 증세가 일어날 수 있으므로 물도 자주 마시자. 이 외에도 스트레스를 받으면 입덧이 심해지니 현재 상황을 너무 예민하게 받아들이지 말자. 그리고 어떤 일에 열중하다 보면 입덧을 잠시 잊어버릴 수 있으니 집중해서 할 수 있는 일을 찾자. 하지만 과하게 집중하는 것은 금물이다. 자칫 잘못하면 나처럼 기미가 생긴다. 십자수 기미 말이다.

하지만 입덧이 극심한 사람들은 요 정도 방법으로는 택도 없다. 이런 예비 엄마들은 병원으로 달려가 전문가의 도움을 받아야 한다. 따라서 입덧이 심해 물만 먹어도 하루 종일 토하는 엄마들, 열흘 이상 거의 아무것도 먹지 못한 엄마들, 또 속은 텅텅 비었는데 먹고 싶은 음식이 하나도 없는 엄마들, 너무 먹지 못해서 서 있기도 힘들고 임신 전보다 몸무게가 5킬로그램 이상 빠진 엄마들은 아주 심각한 입덧이니 무식하게 버티지 말고 빨리 병원으로 가는 게 좋다.

예전에 개그우먼 박미선 언니가 '먹는 입덧'의 고충을 털어놓은 적이 있다. 입덧에는 '못 먹는 입덧'도 있지만 '먹는 입덧'도 있다. 언니가 임신했을 때 먹는 입덧이 심해 거의 매 끼니마다 와퍼 햄버거를 먹고, 거기에 밥통까지 끌어안고 먹었단다. 오죽하면 시어머니가 그 모습을 보고 이렇게 물어보았다고 한다.

"얘, 그렇게 먹어도 괜찮니?"

그 말이 어찌나 서운하던지 미선 언니는 펑펑 눈물을 흘렸단다. 그런데 그 와중에도 밥통의 밥은 싹싹 비웠다는 사실.

못 먹는 입덧을 네 번씩이나 겪은 경험자로서 얘기하는데, 먹는 입덧은 정말 감사한 일이다. 물론 체중 관리에 신경은 써야겠지만 먹고 싶은 음식을 다 먹을 수 있다는 게 얼마나 행복한 일인가?

사람은 살기 위해 먹는 게 아니라 먹기 위해 산다는 말이 있을 정도로 인생에 있어서 먹는 즐거움이 차지하는 비율이 크다. 그런데 그걸 못하니 얼마나 괴롭겠는가? 그 강하다는 모성의 힘으로도 버티기 힘든 게 바로 못 먹는 입덧이다. 그나마 천만다행인 것은 엄마가 입덧이 심해서 음식을 먹지 못해도 아기에게는 해롭지 않다는 거다.

임신 초기에는 아기가 너무 작기 때문에 엄마 몸에 이미 축적되어 있는 영양분만으로도 별 문제가 없단다. 그러니 입덧이 심한데도 억지로 꾸역꾸역 먹지는 말자. 먹어봤자 거의 다 토해내고, 입덧만 더욱 악화된다. 속이 좀 편할 때마다 조금씩 챙겨 먹어줘도 아기가 성장하는 데는 아무 이상이 없다고 한다.

남편의 한마디!

남자들은 입덧에 대한 감이 전혀 없다. 나도 처음에는 아내가 입덧을 할 때 그저 '구역질을 하는구나!' 하고 생각했을 뿐이다. 하지만 어찌됐든 아내가 입덧 때문에 뭘 먹지를 못하니까 나 역시 마음 편히 음식을 먹을 수 없었다. 그러다 보니 웬만하면 밖에서 식사를 해결하고 집에 들어오게 되고, 가끔 집에서 밥을 먹을 때면 얼마나 아내의 시선이 따가운지 그런 가시방석이 따로 없었다.
그러던 어느 날, 입덧 때문에 너무 힘들어하는 아내에게 물었다.
"입덧을 하는 게 어떤 느낌이야?"
그러자 아내는 한 치의 망설임도 없이 이렇게 말하는 게 아닌가?
"24시간 동안 쉬지 않고 멀미하는 기분이야."
오, 마이 갓! 잠시 잠깐 멀미하는 것도 괴로운데 24시간 동안 그것도 몇 달씩 쉬지 않고 멀미를 하는 기분이라니, 그때 그 말에 입덧이 얼마나 끔찍한 것인지 느낌이 팍 왔다. 보름 전에 맛있게 먹었던 삼합이 튀어나오려고 했다.
입덧에 대해 전혀 모르는 남자들은 '입덧한다고 죽지는 않잖아?'라며 별거 아니라고 생각한다. 그런데 입덧, 이거 사람도 잡을 수 있는 고통스러운 증상이다. 그러니 입덧하는 아내에게 무조건 잘해주자. 생판 모르는 여자한테도 버스 자리를 양보하고 배려하는데, 하물며 내 자식을 임신한 아내한테 뭔들 못해주겠는가?

병원, 대충 고르지 말자

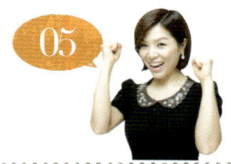

"언니, 저 아무래도 산부인과 옮겨야 할까 봐요."

막내 혜선이를 임신했을 때 나와 거의 비슷한 시기에 임신한 아는 동생이 산부인과 때문에 고민을 했던 적이 있다. 그때 동생은 첫 임신이었다.

"왜? 웬만하면 처음 갔던 병원에서 아이까지 낳는 게 가장 좋은데."

"저도 그건 아는데요. 그냥 집 근처에 있는 개인병원에 갔더니 출산할 때가 좀 걱정돼서요. 아기 낳다가 문제가 생기면 거기서는 어떻게 할 수가 없잖아요."

그 동생은 아기를 낳다가 돌발 상황이 발생했을 때를 걱정하고 있었다. 엄마로서 얼마든지 염려할 수 있는 일이다. 그래서 나는 병원을 옮기는 것에 대해 적극 찬성했다.

"그런데 시어머니가 그냥 다니던 병원 다니지 웬 유난이냐고 하셔서……."

모두 다 그런 것은 아니지만 우리나라 시어머니들은 왜 그런지 모르겠다. 같은 여자면서 어떻게 여자의 마음을 그렇게 몰라준단 말인가?

"시어머니가 애기 낳으실 거 아니잖아? 그냥 네가 마음 편한 대로 해. 너하고 아기 목숨까지도 믿고 맡기는 곳인데 그렇게 불안한 마음으로 다니면 되겠니?"

"맞다, 정말 언니 말이 맞네요. 나는 왜 처음부터 그 생각을 못했을까? 나하고 아기 목숨까지 맡기는 곳인데 전 너무 아무 생각 없이 병원을 선택한 것 같아요. 참, 그러고 보면 세상에 나처럼 무신경한 엄마도 없을 거예요."

실제로 이 동생처럼 병원 선택에 소홀한 엄마들이 의외로 많다. 그냥 집하고 가까운 병원으로 가거나 무조건 큰 병원으로 가는 엄마들이 부지기수다. 그러나 열 달 동안 수많은 검진과 검사가 이루어지고 출산까지 할 수도 있는 병원을 되는 대로 선택해서는 안 될 일! 하물며 옷 하나 고르는 데도 이것저것 따지는데 엄마와 아기의 건강은 물론 생명까지도 믿고 맡기는 병원을 그냥 골라서야 쓰겠나. 처음부터 신중히 골라야 이 동생처럼 도중에 병원을 옮기는 일도 없고, 만에 하나 있을 수 있는 불상사도 막을 수 있다.

내가 병원을 고를 때 가장 먼저 체크했던 것은 집과의 거리였다. 아무리 크고 좋은 병원이라고 할지라도 집에서 너무 멀면 몸과 마음이 고달프리라고 생각했기 때문이다. 무엇보다 한시가 급한 상황이 발생했을 때 병원이 너무 멀면 속수무책이다. 나는 집에서 너무 멀지 않은 병원을 물색했다.

두 번째로 체크했던 것은 병원의 의료 설비와 시설이었다. 의료 설비와 시설이 잘 갖춰져 있어야 임신 중이나 출산 중에 예기치 못한 일이 발생했을 때 신속하게 조치를 취할 수 있기 때문이다.

병원의 위생 상태는 두말하면 잔소리다. 또 내가 신경 썼던 것 중의 하나가 바로 산후조리원이었다. 나는 첫째 때 빼고는 모두 산후조리원에서 몸조리를 했다. 나처럼 병원에서 산후조리까지 할 계획인 엄마들은 병원을 선택할 때 그곳에 산후조리원이 있는지, 또 그 시설이 마음에 드는지 꼼꼼히 체크해볼 필요가 있다.

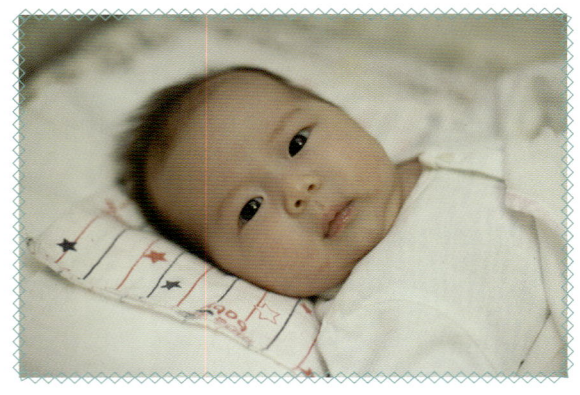

　그 이유는 이왕이면 한 병원에서 임신 진단부터 산후조리까지 원스톱으로 하는 게 좋기 때문이다. 원스톱으로 하면 담당의사가 모든 과정을 함께하기 때문에 좀 더 세심한 관리를 받을 수 있고, 문제가 발생했을 때 최대한 빨리 발견해서 신속하게 조치를 취할 수 있다. 뭐, 아기는 병원에서 낳고 산후조리는 집 가까운 조리원이나 아예 집에서 할 예정인 엄마들은 상관없지만 말이다.

　병원을 선택할 때 또 하나 유의해야 할 점이 엄마의 건강 상태다. 임신부의 건강이 좋지 않거나, 35세 이상의 고령이거나, 태아에게 이상이 있는 경우에는 혼잡하고 대기 시간이 길더라도 응급 상황이나 예상치 못한 일이 생겼을 때 재빠르게 대처할 수 있는 종합병원을 선택하는 것이 좋다.

　아울러 의사가 남자인 게 신경 쓰이는 부부들은 여의사가 있는 병원인지 체크해야 한다. 무슨 조선 시대도 아니고 그런 걸 다 신경 쓰냐고? 몰라서 그렇지, 의사가 남자인 거 신경 쓰는 부부들 의외로 많다.

　개인병원, 산부인과 전문병원, 종합병원, 어디가 좋고 나쁘다고 딱 꼬집어 말할 수는 없다. 병원의 종류마다 모두 일장일단이 있다. 예를 들어 개인병원은 집하고 가까운 데다 비용도 적게 들고, 가족 같은 분위기 속에서 충분히 상담을 받을 수 있지만, 산부인과 전문병원이나 종합병원보다는 규모가 작기 때문에 응급 상황이 발생했을 때 아무래도 엄마들이 불안한 게 사실이다.

반면 의료 설비와 시설이 전문적으로 갖춰진 종합병원은 어떤 응급 상황에도 종합적으로 신속하게 대처할 수 있지만, 사람이 붐비는 만큼 대기 시간도 길고, 개인병원처럼 가족 같은 의료 서비스는 바랄 수 없다. 또 비용도 만만찮게 들기 때문에 경제적으로도 부담이 될 수 있다. 그러므로 어디가 좋다 나쁘다 선을 긋지 말고, 이것저것 다 따져서 자기에게 가장 적합한 병원을 선택하자. 자기에게 맞는 병원이 가장 좋은 병원이다.

남편의 한마디!

나는 임신을 하면 그렇게 자주 병원에 가야 하는 줄 몰랐다. 무슨 검사도 그렇게 많이 하는지……. 아무것도 안 하고 그냥 꿔다 놓은 보릿자루처럼 앉아 있는 남자들은 솔직히 좀 따분하다. 그래도 아이들이 하나둘 세상에 태어나면서 병원에 가는 마음자세도 달라지고, 병원을 잘 선택해야겠다는 깨달음도 얻었다.

그런데 처음부터 병원을 잘 골라야지, 아는 사람들 얘기를 들어보니 한번 옮기려고 하면 이게 보통 복잡한 게 아니었다. 전에 다니던 병원에서 임신부와 태아의 상태를 확인할 수 있는 의사의 소견을 받아야 옮긴 병원에서 다시 똑같은 검진이나 검사를 받지 않는다고 한다. 그러니까 아내가 좀 까탈스럽게 병원을 고르더라도 아무 말 하지 말자. 그게 다 모두를 위한 일이다.

유산 경험이 있는 엄마들에게

둘째를 갖고 임신 9개월 즈음 되었을 때다. KBS 2TV의 〈폭소클럽〉에서 새 코너를 맡게 되었다. 코너의 이름은 '아이 러브 아이'였다. 나는 매주 월요일 밤에 이 코너를 통해 임신과 출산을 주제로 한 재미있는 개그를 선보였다. 이를 테면 이런 거.

"세상에서 가장 진통을 잘 참는 나라의 산모들이 누구인지 아세요? 바로 일본 산모래요. 일본 산모들은 '으음, 하이!' 이러면서 진통을 참거든요."

내가 임신과 출산, 더 나아가 한국의 남아 선호 사상, 출산 장려 정책의 문제점 등을 개그의 소재로 삼다 보니 특히 여성들은 내 개그에 깊이 공감을 했다. 하지만 반면에 배가 남산만 해서 방송에 나오는 내 모습을 부담스러워하고 걱정하는 사람들도 많았다.

그래서 그런 시청자들을 안심시키기 위해 혹시 모를 사태에 대비해 무대 뒤에는 항상 의료진이 대기 중이었다. 내가 직접 그들을 소개하기도 했다. 그러면 의사 선생님과 간호사분들이 손을 들어 보였다. 당시 내게 세심한 배려를 해준

제작진에게 이 자리를 빌려 다시 한번 고마운 마음을 전한다.

그러나 이런 노력에도 불구하고 사람들은 "임신부를 너무 혹사시킨다" "저러다가 애 나오는 거 아니냐?"며 불안해했다. 정작 나는 전혀 힘들지도 않고 즐겁기만 한데 말이다. 하지만 시청자들의 반응을 무시할 수 없는 일이라 결국 나는 출산일을 코앞에 두고 방송에서 하차했다.

그때 폭소클럽에 함께 출연했던 최양락 오빠는 "녹화 도중에 아이를 낳으면 세계 최초였을 텐데……"라며 심히 안타까워했다.

나는 방송을 그만둔 이후에도 열심히 일을 하고 움직였다. 출산 전날도 주부로서 소임을 다하기 위해 마트에 가서 장을 봤다. 하지만 내가 워낙 건강 체질이라 그런지 아무렇지도 않았다.

지금 생각하면 돌 맞을 소리지만 뭣 모를 때는 대부분의 산모들이 나처럼 쉽게 임신을 유지하는 줄 알았다. 그런데 그게 아니었다. 세상에는 임신을 하고, 또 그 임신을 유지하는 데 어려움을 겪는 여성들이 너무도 많았다. 내 연예인 친구 하나는 병원에서 임신 사실을 확인한 바로 다음 날 유산이 되었다. 첫 아이가 그렇게 허망하게 떠나자 그 친구는 몹시 괴로워했다. 나도 가슴이 아팠다. 천만다행으로 그 친구는 다시 임신에 성공해 예쁜 아이를 낳았다.

그러던 어느 날, 출산 후 그 친구와 만나 차를 마시는데 그 친구가 이런 얘기를 하는 게 아닌가?

"내가 너를 얼마나 부러워했는지 몰라."

"왜?"

"막달까지 일하는 네 모습이 너무 부럽더라고. 난 임신하고 또 유산이 될까 봐 무서워서 집 밖에도 나가지 못했는데."

그 친구의 얘기를 듣고 깨달은 바가 많았다. 세상에는 임신을 유지하는 데 어

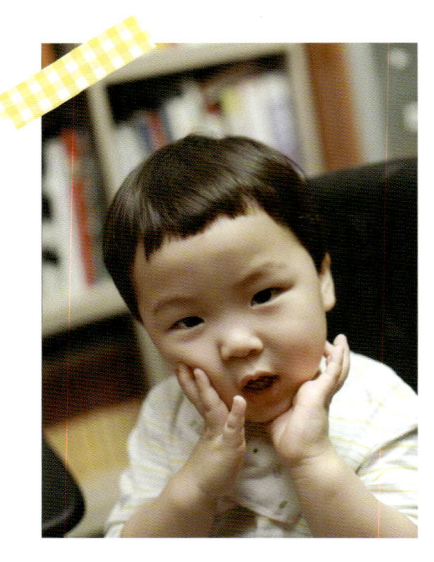
려움을 겪는 엄마들이 수없이 많다는 것. 유산 경험이 있는 엄마들은 사소한 내 말과 행동에도 상처를 받을 수 있다는 것. 실제로 한번은 라디오 방송에서 출산 장려 차원에서 "아기는 하늘이 주신 축복이니 꼭 낳으세요"라고 말했는데 한 청취자가 방송국으로 이런 문자를 보내왔다.

'누군 낳기 싫어 안 낳는 줄 아세요? 방송에서 너무 애 자랑하지 마세요.'

이 문자를 보고 얼마나 충격을 받았는지 모른다. 무심코 던진 돌에 개구리가 맞아 죽는다고, 나는 이 사건 이후로 임신과 출산 얘기를 할 때 더욱 주의를 기울이게 되었다.

내 생각은 이렇다. 어떤 사람은 요리를 잘하고, 어떤 사람은 노래를 잘하고, 어떤 사람은 집안 꾸미기를 잘하고, 어떤 사람은 청소를 잘하듯 임신 또한 잘하는 사람이 있고 못하는 사람이 있다고. 요리를 못하는 사람이 요리를 잘하려면 열심히 노력을 해야 하듯 임신 유지가 잘 되지 않는 사람도 그렇지 않은 사람보다 더 노력을 해야 한다고 말이다.

따라서 유산 경험이 있는 엄마들은 '왜 나만……'이라고 신세 한탄하지 말고, '아, 내가 임신에는 좀 소질이 없구나'라고 생각하며 임신을 유지하는 데 각별한 신경을 쓰자. 유산을 했던 엄마들은 또다시 같은 불상사가 발생할 확률이 높기 때문에 많은 주의가 필요하다. 특히 아기씨가 자궁에 완전하게 자리 잡지 않은 임신 초기에는 더욱 위험하기 때문에 내 모든 걸 올인한다는 자세로 임신 유지를 위해 노력하자.

그럼 유산을 피하려면 어떤 노력을 해야 할까?

병원에 가면 심각한 병을 앓고 있는 환자에게 의사들이 입버릇처럼 하는 말이 있다.

"환자분, 절대 안정하시고 몸이 피로해지지 않도록 충분히 휴식을 취하세요."

유산의 위험이 높은 임신부들도 마찬가지다. 유산을 피하기 위해서는 '절대 안정'과 '휴식'이 무엇보다 중요하다. 임신 초기에는 되도록 마음을 심란하게 하고 짜증나게 하는 일은 피하고, 몸에 피로가 쌓이는 일도 하지 말자. 또 피곤할 때는 바로 휴식을 취하고, 운동도 웬만하면 하지 말자. 집안일도 걸레질이나 빨래 또는 화장실 청소처럼 자궁 수축을 일으킬 수 있는 것들은 피하자. 장거리 여행도 자제하는 게 좋다. 또 몸이 차면 유산할 위험이 있으니 항상 몸을 따뜻하게 하고, 부부 금실이 아무리 좋아도 남편과의 잠자리도 워, 워! 남편과 사랑을 나누는 행위 중에 유산의 가능성을 높이는 것들이 꽤 있단다.

임신도 잘 되고 열 달 동안 유지도 잘 돼서 건강한 아이를 낳으면 그보다 기쁜 일은 없겠지만, 지금 자신의 몸이 그 모든 과정을 소화해내기에는 벅차다면 주의하고 또 주의하는 길밖에는 뾰족한 방법이 없다. 그러니 이걸 가지고 너무 스트레스 받지 말고 신이 내게 소중한 뭔가를 깨닫게 하기 위해서 '이런 일을 예비하셨나 보다' 하고 생각하면서 임신을 유지하는 데 힘쓰자.

참, 그리고 유산 경험이 있는 엄마들에게 꼭 하고 싶은 말이 있다. 과거 유산한 것에 대해 너무 죄책감을 갖지 말았으면 한다. 나는 엄마가 크게 잘못한 게 없는데도 임신 초기에 유산된 아기는 자신이 건강하지 못해서 일찍 세상과의 연을 놓은 것이지 결코 엄마의 잘못이 아니라고 생각한다.

어쩌면 아기가 세상에 태어나도 건강하지 못할 자신 때문에 가슴 아파하고 괴로워할 엄마를 위해서 스스로 선택한 것일 수도 있다. 그러므로 유산에 대한 아픔은 크겠지만 너무 자신을 탓하지 말았으면 한다. 저세상에 있는 아기도 그러기를 바라지는 않을 것이다.

> **남편의 한마디!**
>
> **아**내가 임신도 쉽게 하고 출산도 쉽게 하는 이미지라 그런지 유산, 난산, 불임 등으로 고생하는 사람들에게 이런저런 공격을 받는다. 그때마다 마음 여린 아내는 가슴 아파하고, 그걸 보는 내 마음도 편치는 않다. 아내에게 싫은 소리하는 그분들 심정도 오죽하겠는가?
> 그래서 부탁한다. 아내가 혹은 며느리가 임신도 잘 안 되고 아기도 어렵게 낳는다고 하더라도 너무 눈치 주고 구박하지 말았으면 한다. 아내는 운이 좋게도 튼튼한 자궁을 가지고 태어나서 일을 하면서 임신도, 출산도 수월하게 한 것이지 모든 여자들이 다 그렇지는 않다. 이건 누구와 비교를 하고 말고 할 문제가 아니다. 많은 전문가들이 하는 말이 스트레스가 유산, 난산, 불임에 아주 큰 영향을 미친다고 하니, 주변 사람들이 조금만 스트레스를 덜 줘도 여성들이 건강하게 임신·출산을 하는 데 많은 도움이 될 것이다.

뭐? 운동? 숨 쉬기 운동이나 잘하셔!

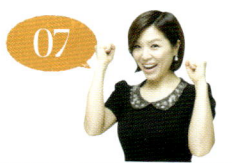

셋째 성훈이를 임신하고 7개월쯤 되었을 때 아는 골프 클럽 사장님에게 전화가 왔다.

"김지선 씨, 이번에 우리가 소년·소녀가장 돕기 자선 골프대회를 개최하는데, 시간 되면 잠깐 참석해주실 수 있을까요?"

"저도 가고는 싶은데 임신 중이라……."

좋은 의미의 자선 행사라 참석하고 싶은 마음이 없지 않았지만 임신 7개월이라 망설여졌다.

"얼굴만 살짝 비쳐줘도 되니까 너무 부담 갖지 마세요."

사장님이 너무 간절히 부탁을 해서 거절하기가 난처했다.

"그럼 참석해서 컨디션 괜찮으면 운동도 한번 해보죠, 뭐."

"임신 중인데 괜찮겠어요?"

사장님은 내 승낙에 기쁘면서도 내 몸이 걱정되는 듯했다.

"괜찮아요, 그 정도는."

"네, 그럼 참석하는 걸로 알고 전화 끊겠습니다."

내가 굳이 골프를 치지 않아도 되는데 치겠다고 한 이유는 행사의 성격도 그렇고 대회 장소가 제주도였기 때문이다. 좋은 의미의 행사에 비행기 타고 먼 곳까지 가서 얼굴만 비추고 온다는 게 좀 그렇지 않은가? 어쨌든 나는 이런 사정으로 자선 골프대회에 참석하게 되었다.

"아이고, 김지선 씨. 그 몸으로 골프 쳐도 괜찮겠어요?"

품이 넉넉한 옷으로 가렸는데도 볼록 튀어나온 배를 보고 골프클럽 사장님이 기겁을 했다. 그 정도로 배가 나왔을 줄은 전혀 예상하지 못했던 것이다. 골프까지 치겠다고 했으니 살짝 배가 나온 정도로 생각했던 모양이다.

"그럼요. 괜찮으니까 너무 걱정 마세요."

그러나 내 말에도 사장님의 눈에는 걱정하는 기색이 역력했다. 나는 카트의 도움을 좀 받기는 했지만 여봐란 듯이 18홀을 모두 돌았다. 그렇게 골프를 끝내고 샤워장에 몸을 씻으러 들어갔는데, 나는 그곳에서 정말 한 아주머니 때문에 애 떨어지는 줄 알았다.

"엄마야!"

배가 꽤 나온 임신부가 골프클럽 샤워장에 있으리라고 상상도 못한 한 아주머니가 냅다 비명을 지른 것이다. 나는 그 아주머니의 비명소리에 너무 놀라서 무의식적으로 손으로 배를 감쌌다.

"아니, 김지선 씨. 여긴 웬일이세요?"

조금 진정이 됐는지 아주머니는 걱정스러운 눈빛으로 내가 여기 있는 연유를 물었다.

"운동하러 왔어요."

"어머! 그 몸으로 골프를 쳤어요? 스윙이 돼요?"

아주머니는 믿기지 않는다는 표정으로 내 배에서 눈을 떼지 못했다.

"그럼요."

"말도 안 돼. 그 몸으로 어떻게 골프를 쳐요?"

"그냥 걷는다는 기분으로 살살 치면 괜찮아요."

"어휴. 아무리 그래도……."

아주머니는 내 행동이 이해할 수 없다는 듯 고개를 저었다. 그런데 이런 일이 한두 번이 아니었다. 나는 운동하는 걸 워낙 좋아해서 임신 중에도 다른 사람들이 놀랄 정도로 운동을 즐겨 하는 편이었다. 남들 눈치가 보여서 운동 좀 적당히 해야겠다고 생각했던 적은 있어도 내 몸이 힘들어서 운동을 자제해야겠다고 결심한 적은 없다. 다시 한번 이런 건강한 자궁을 물려준 친정엄마에게 감사할 따름이다.

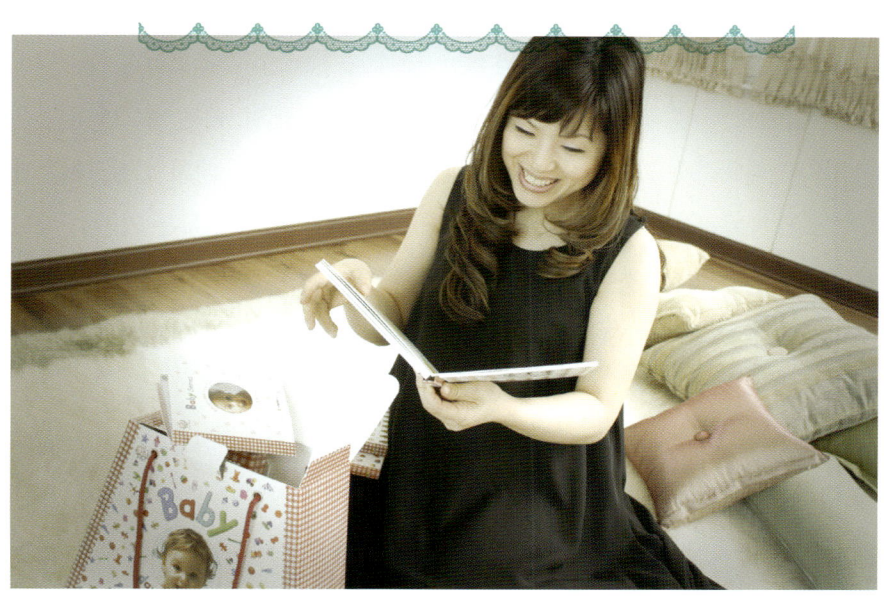

그런데 이런 나도 스스로 운동을 자제하는 때가 있었으니, 바로 임신 초기였다. 이때는 아기씨가 자궁에 완전히 뿌리를 내리지 않아 유산이 될 수도 있었기 때문에 운동을 하고 싶은 욕구가 용솟음쳐도 꾹 참았다. 그렇다고 방바닥에 껌딱지처럼 붙어 있었다는 얘기는 아니다.

임신 초기는 안정을 취하는 것이 무엇보다 중요하지만 어느 정도의 운동은 필요하기 때문에 몸에 전혀 무리가 가지 않는 범위 내에서 가볍게 운동을 해줬다. 적절하게 운동을 해주면 심하게 살이 찌는 것도 막을 수 있고 혈액순환에도 도움이 되기 때문에 매사에 조심해야 할 임신 초기라 할지라도 가볍게 운동을 해주는 게 좋다.

임신 초기에 내가 많이 했던 운동 중 하나가 바로 걷기였다. 집 주변이나 공원을 산책하듯 걸으니 속도 편하고 몸도 잘 붓지 않았다. 실제로 걷기는 혈액순환은 물론 장의 기능을 돕고 부종, 변비, 골다공증, 허리 통증에도 효과가 있다고 한다. 또 스트레스나 우울증에도 도움이 된다고 하니 몸이 찌뿌듯하고 왠지 기분이 꿀꿀할 때는 밖으로 나가 걷자.

단, 걷기도 너무 무리하게 하면 해로울 수 있으니 매일 30분 정도만 즐거운 마음으로 태교하듯 걸어주자. 임신을 하면 마치 운동을 할 때처럼 심장박동과 혈액량이 증가하고 몸에 필요한 산소량도 많아진다. 즉, 임신부는 가만히 있어도 운동을 하고 있는 것이나 다름없기 때문에 조금만 운동을 심하게 해도 몸에 무리가 올 수 있다. 때문에 걷기처럼 아무리 가벼운 운동이라 할지라도 적당히 해야 한다.

또 임신을 하면 신체의 변화로 행동도 둔해지고 균형 잡기도 힘들어서 걷다가 넘어지기 쉽다. 그러니 걷기 운동을 할 때는 항상 발밑에 신경을 쓰자. 물론 배에 강한 충격이 간다고 해서 태아의 생명이 위태롭게 되는 경우는 극히 드물지만, 넘어지면 삐거나 뼈가 부러질 수 있다. 임신 중에 다치면 함부로 치료도 할 수 없고 다친 곳이 잘 낫지도 않으니 조심, 또 조심해야 한다. 예전에 교통사고가 나서 뼈를 다친 임신부가 마취를 할 수 없어서 수술도 못하고 다친 그 상태로 아기를 낳을 때까지 기다리는 모습을 본 적이 있다.

나처럼 원체 운동을 좋아하거나 임신 전부터 오랫동안 운동을 해서 운동 습관이 몸에 밴 엄마들은 운동을 쉬는 게 보통 스트레스가 아니다. 그래서 어떤 간 큰 엄마들은 임신부에게 해로운 줄도 모르고 임신 전부터 하던 운동을 계속하거나 숨이 차도록 하는 경우가 있는데, 이건 정말 위험한 행동이다. 무리하게 운동을 하면 태아가 저산소증에 걸릴 수도 있고 최악의 경우 유산이 될 수도 있다.

그러니 임신 초기에는 운동한답시고 괜히 몸 혹사시켜서 긁어 부스럼 만들지 말자. 무리하게 할 거면 그냥 방에 콕 박혀서 숨 쉬기 운동이나 하자. 그게 더 엄마와 아기를 위하는 일이다.

남편의 한마디!

아내는 가만히 있는 걸 견디지 못한다. 그래서 임신 중에도 일하고 운동도 하고 그랬다. 그런 사람이 임신 초기에는 많이 자제를 했다. 아직 배도 안 나왔는데 왜 그리 조심하나 했더니 병원 검진하는 날 의사 선생님께서 이때가 가장 위험하다고 하셨단다. 아하! 그렇구나. 나는 이때 내가 얼마나 무식한 아빠인지 새삼 깨달았다. 대한민국 남편들! 내가 열 달 동안 배에 품고 다니지 않는다고 남의 일이라고 생각하지 말고 공부 좀 하자, 공부 좀! 남자들은 여자들처럼 임신을 해도 직접적으로 어떤 느낌이 오지 않기 때문에 더욱 의식적으로 노력해야 한다.

12-27th WEEKS PLAN

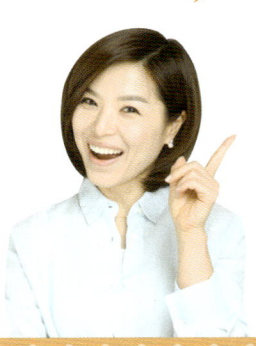

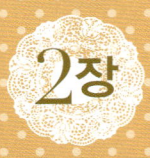 2장

임신 중기 플랜
임신 12주~27주

임신 중 100퍼센트 안전한 때?
그런 거 없어!

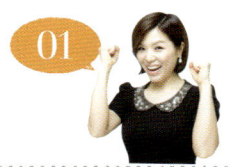

임 신 중 기 생 활 수 칙

첫째를 갖고 임신 초기가 지나자 어느 정도 몸이 임신 상태에 적응도 되고 입덧도 점점 가라앉아 좀 살 것 같았다. 게다가 의사 선생님도 임신 중기가 비교적 안전한 시기라고 하니 긴장이 탁 풀렸다. 그래서 임신부가 맞나 싶을 정도로 자유롭게 생활했다. 그런데 나중에 알고 보니 임신 중기라고 무조건 안심할 게 아니었다. 임신 중기가 되면 아기가 유산될 가능성이 줄어들기는 하지만 완전히 사라지는 것도 아니고, 조산, 임신중독증, 고혈압, 기형아 등의 문제가 발생할 수 있다. 안전하다고는 하나 임신 기간 중 '비교적' 안전하다는 얘기일 뿐, 일반 사람들과는 절대 비교 불가다.

임신 중기에는 자궁이 커지고 배가 무섭게 불러오다 보니 허리가 아프고, 심한 경우에는 종아리, 발에 경련까지 일어난다. 이때부터 자세를 바로 하는 습관을 들여야 임신 기간 내내 허리 통증으로 고생하지 않는다. 고로 세수를 할 때도 허리를 심하게 구부리지 말자. 그러면 배를 압박하게 되고 허리에 무리가 가서 좋지 않다. 걸레질도 마찬가지다. 만약 걸레질을 해야 할 때는 쭈그려 앉아서 하지 말고, 무릎을 꿇고 엎드린 후 허리가 아래로 처지지 않도록 등을 곧게 편 상태에서 바닥을 닦자.

의자에 앉아서 일하는 워킹맘들의 경우는 허리와 어깨에 부담이 덜 되도록 허리를 최대한 등받이에 밀착시켜 앉자. 또 오랫동안 한 자세를 취해도 허리에 부담이 되기 때문에 자세를 수시로 바꿔주고, 워킹맘이든 주부든 상관없이 서거나 걸을 때 배를 내밀고 몸을 뒤로 젖히면 허리에 통증이 생길 수 있으므로 등을 쭉 펴자.

임신 중기에는 입덧이 사라지고 식욕이 돌면서 음식을 많이 먹게 된다. 특히 입덧이 심해서 임신 초기에 먹지 못했던 엄마들은 '입덧 때문에 아기가 얼마나 영양이 부족했을까? 그래, 지금부터라도 엄마가 제대로 영양 보충시켜줄게!' 하면서 마구 먹어댄다. 아주 큰 착각이다.

엄마가 생각하는 것처럼 임신 초기에 음식을 잘 먹지 못한다고 아기가 자라지 않는 게 아니다. 이때는 아기가 워낙 작기 때문에 엄마가 입덧 때문에 먹은 음식을 다 토해내도 엄마 몸에 이미 저장되어 있는 영양분만으로도 충분히 성장할 수 있다.

결국 이런 중압감 때문에 과식을 하면 엄마만 살이 뒤룩뒤룩 찐다. 이렇게 엄마의 몸무게가 단시간에 과하게 늘면 임신성 고혈압, 임신중독증, 당뇨병 등에 걸릴 수 있고, 아기가 나오는 길에 지방이 쌓여 나중에 출산할 때도 애를 먹을 수 있으니 제발 적당히 먹자. 그 살들 다 어쩔 거야? 나중에 아기 낳으면 쏙 빠질 것 같지? 천만의 말씀, 만만의 콩떡이다. 잘 안 빠진다. 그러니까 음식이 아무리 날 유혹해도 단호히 뿌리치자.

임신 중기는 배가 나오면서 아래로 처지기 시작하기 때문에 배가 처지는 것을 막아주고 외부의 충격으로부터 배 속의 아기를 보호할 수 있는 조치도 취해줘야 한다. 이때 사용하면 좋은 게 바로 '복대'다. 배를 조이는 느낌이 싫고 혈액순환이 안 될까 걱정돼서 복대를 경계하는 엄마들도 있는데, 그런 생각과는 달리 임신부용 복대는 엄마나 아기한테 해롭지도 않고 배의 무게도 분산되어 허리 통증에도 그만이다. 또 복대를 하게 되면 허리를 곧게 펴게 되서 자세도 좋아지니까 적극 활용하자. 다만 복대를 너무 꽉 조이면 혈액순환을 방해할 수 있으니 배의 윗부분은 좀 느슨하게 착용해야 한다. 하지만 복대가 영 불편하다면 임신부용 거들을 적극 추천한다.

또 중기가 되면 임신부 티도 나고 배를 압박하지 않는 것이 좋으므로 속옷도 겉옷도 모두 임신부용으로 입자. 스타일은 안 살지만 편하기는 무지 편하다. 참, 겉옷이나 속옷 모두 배를 따뜻하게 감쌀 수 있고 갈아입기 편한 것으로 선택하는 것 잊지 말고.

미지근한 물로 샤워도 자주 해줘야 한다. 임신 중기가 되면 땀이나 피지의 분비가 더욱 왕성해지기 때문이다. 자주 씻지 않으면 땀샘이 막혀 피부 트러블이 생길 수 있다. 또 질 분비물이 늘어나 질이 세균에 감염되기도 쉽기 때문에 몸을 청결히 하는 데 신경을 써야 한다.

이 외에도 임신 중기부터는 체중이 급격히 늘어 튼살이 생기기 쉽기 때문에 몸무게가 갑자기 늘

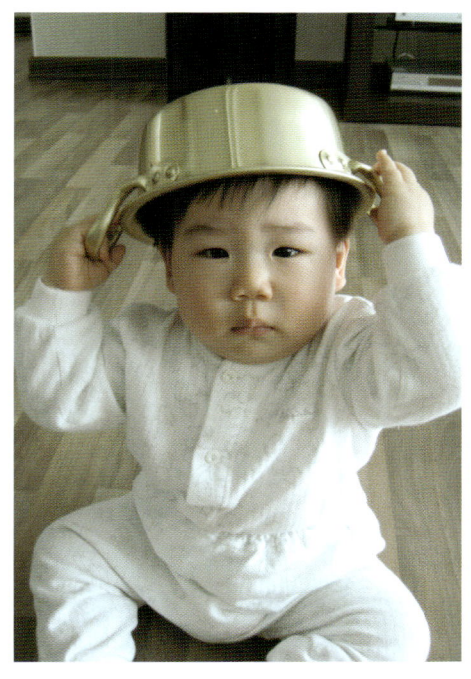

지 않게 신경을 쓰면서 튼살을 예방하는 크림과 오일을 아침저녁으로 발라주는 것이 좋다. 또 심장의 부담도 커지기 때문에 가능한 한 천천히 움직이고 쉴 때도 되도록 눕는 것이 좋다. 왜냐하면 앉으면 커진 자궁으로 인해 허리에 힘이 들어가기 때문이다. 누워서 휴식을 취하면 허리에 부담도 덜 가고 혈액순환에도 좋다.

물론 몸이 무겁다고 바닥과 내 몸이 혼연일체가 된 것처럼 누워서만 지내면 살도 푹푹 찌고 임신중독증 등에 걸릴 수 있으니 운동이나 집안일도 적당히 해야 한다. 그러나 주부의 소임을 다해야 한다며 대청소를 하는 건 금물이다. 아울러 힘이 남아돌아도 무거운 물건을 번쩍 들어서도 안 되고, 높은 곳에 올라가서도 안 되며, 허리를 구부려서 하는 일도 웬만하면 피하는 게 좋다. 이런 건 남편을 시키자.

임신을 하면 우리 몸은 배 속에 한 생명을 잉태했으니 조심하라는 의미에서 모든 기능이 전반적으로 떨어진다. 시기와 상관없이 늘 조심해야 하고, 몸의 변화에 항상 주의를 기울여야 한다. 별거 아니겠지 하고 무심히 지나쳤던 증상이 태아에게는 물론 출산할 때 큰 문제를 일으킬 수 있다. 그러니 비교적 안전한 중기에도 매사에 조심하는 것은 물론 작은 증상이라도 불편하게 느껴지면 의사와 꼭 상담을 하자. 의사 선생님 뒀다 어디다 써먹을 건가? 국 끓여 먹을 겨?

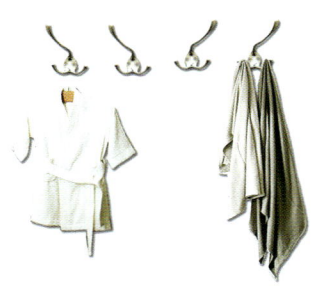

3부 지선네의 개월별 임신 분만

남편의 한마디!

엄마들에게는 임신 몇 개월에 무엇을 하고, 또 무엇을 조심하라는 정보들이 참 많다. 하지만 아빠들을 위한 정보는 가뭄에 콩 나듯 거의 없다. 아무래도 임신과 출산이 엄마와 아이 중심이다 보니 그런 것 같은데, 그렇다고 마냥 손을 놓고 있어서도 안 된다. 관심을 갖고 열심히 찾아보면 아빠들이 공부해야 할 것들이 꽤 있다. 특히 아빠들은 직접 임신·출산을 하는 것이 아니기 때문에 엄마들처럼 지침서와 같은 자료는 없지만 의식적으로 아빠로서의 마음가짐이라든가 아내의 임신과 출산에 도움을 줄 수 있는 것이 무엇이 있는지 찾아보는 노력이 필요하다. 아울러 아이가 세상에 나오는 의미도 진지하게 되새겨보고 말이다.

임신 중기 트러블과 대처법

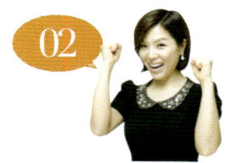

첫째를 갖고 입덧으로 호된 임신 신고식을 치른 나는 중기가 되면 해피한 나날만 지속될 줄 알았다. 물론 다른 엄마들과 달리 나는 중기가 돼도 입덧기가 좀 남아 있어서 힘들기는 했지만 임신 초기에 비하면 새 발의 피였다. 그런데 입덧의 고통에서 좀 벗어나나 싶으니까 또 다른 시련이 나를 찾아왔다.

이 시련 또한 입덧만큼 혹독했다. 그 웬수 같은 임신 트러블은 바로 가려움증. 전문용어로 '임신부 소양증'이라고 부른다. 아직 정확한 원인은 밝혀지지 않았지만 많은 전문가들이 태반에서 나오는 호르몬이 간의 기능에 영향을 미쳐 나타나는 증상이라고 주장한다.

사실 나는 보통 임신 중기 때 나타난다는 임신부 소양증이 임신 초기 때부터 나타났다. 하지만 증세가 심하지 않아서 그러려니 하고 넘어갔다가 임신 중기가 되면서 증상이 심해져 그토록 생고생을 했던 것이다.

정말 어느 날부터 아무 이유 없이 온몸이 미친 듯이 가려웠다. 이건 직접 겪어보지 않으면 상상도 할 수 없다. 정말 1분 1초도 가려워서 못 견딜 지경이었다. 하지만 간지럽다고 자꾸 긁으면 피부가 상할 것은 불 보듯 뻔한 일. 그래서 어떻게든 참아보려고 했지만 어느 순간 정신을 차리고 보면 온몸을 벅벅 긁고 있었다. 참다 참다 긁으면 어찌나 시원한지, 그때 나는 정말 카타르시스까지 느꼈더랬다.

그러나 기쁨도 잠시, 그렇게 온몸을 긁고 나면 피부가 벗겨지고 피가 났다. 그 정도면 다행이게? 피가 난 부위에 딱지가 앉아 떨어지면 얼마나 보기 흉한 자국이 남는지. 아, 정말 돌아버릴 지경이었다. 그러나 무슨 일이든 하다 보면 다 요령이 생긴다고 나는 피부가 더 이상 손상되지 않도록 가려운 부위를 때리기 시작했다. 손톱으로 긁는 것보다야 못하지만 가려움증이 덜했고 무엇보다 상처가 생길 일이 없었다.

하지만 이런 임시방편은 내가 깨어 있을 때만 가능했다. 잠이 들어버리면 나도 모르게 가려운 곳을 벅벅 긁었다. 어떤 날은 잠이 든 와중에도 내가 긁고 있다는 사실을 눈치채고 벌떡 일어났지만, 어떤 날은 아침에 일어나 온몸에 남은 흔적을 보고 '아, 내가 또 밤새 긁었구나!' 하고 알아챘다. 흑흑, 아직도 그때만 생각하면 치가 떨린다.

나는 이 지독한 가려움증에서 벗어나기 위해 별의별 방법을 다 써봤다. 샤워 용품도 바꿔보고 아토피 용품도 써보고 목초액도 발라보고, 나중에는 누가 식초물이 좋다고 해서 발랐는데 이건 좀 효과가 있었다. 그러나 바를 때 잠깐 증상이 덜한 것뿐이어서 언제까지 이 가려움증이 계속될지 끔찍하기만 했다.

그러던 어느 날, 안 되겠다 싶어 피부과를 찾아가 볼까 고민을 했다. 그러자 주변 사람들이 피부과 약이 얼마나 독한 줄 아냐면서 뜯어말렸다. 정말 알아보니 피부과에서 처방하는 약들은 대부분 독한 약이었다.

물론 임신 중에는 의사들이 그에 맞는 약을 처방해줄 테지만 기분이 영 찝찝했다. 나중에 알게 된 사실인데, 사실 약보다도 가려움증으로 받는 스트레스가 오히려 태아에게 더 해롭단다. 그러니 가려움증이 심해서 그 스트레스로 하루에도 열두 번씩 짜증이 솟구치고, 본인 눈으로 보기에도 징그러울 정도로 피부가 피딱지와 상처 자국으로 초토화되었다면 무조건 참지 말고 피부과에 가자. 본인이 정 찜찜하다면 어쩔 수 없지만 무턱대고 참는 게 능사는 아니다.

그러나 심하게 가렵지 않을 때는 태아에게 약이 좋을 게 없으므로 일상생활 속에서 가려움증을 줄일 수 있도록 노력하자. 가려움증은 땀을 많이 흘리면 더 심해지니 땀을 흘리면 바로 씻고 옷도 시원하게 입자. 또 건조해도 증상이 나빠지니 보습제도 수시로 발라주고, 합성섬유가 몸에 닿아도 증상이 악화되므로 되도록 피부와 닿는 속옷은 순면으로 입자.

뿐만 아니라 소화가 잘 되지 않는 기름기가 좔좔 흐르는 음식이나 밀가루 음

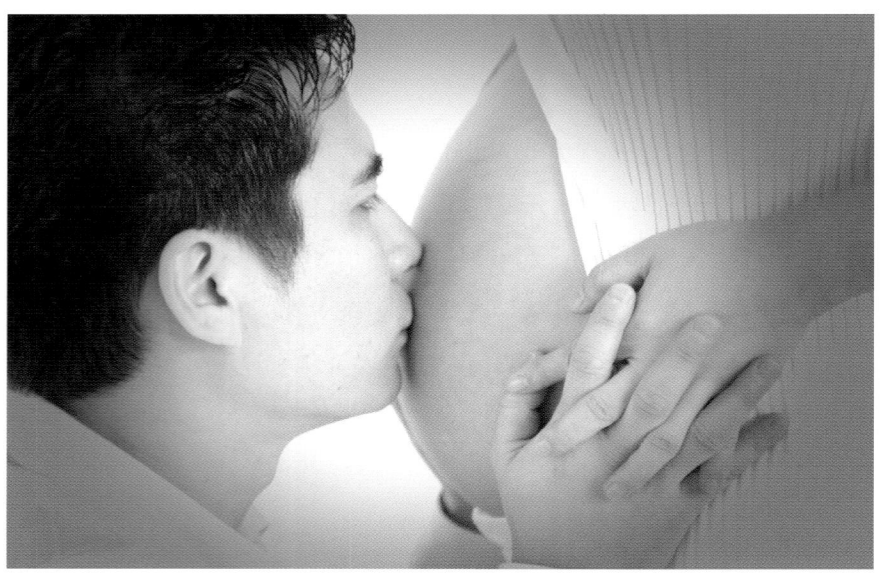

식, 인스턴트식품 등은 가려움증을 유발할 수 있으니 되도록 먹지 말자. 대신 비타민이나 무기질이 풍부한 과일, 채소 등을 먹자.

가려움증은 아기를 낳으면 저절로 사라진다. 나도 2개월 정도 지나니까 거짓말처럼 가려운 증상이 없어졌다. 따라서 고생은 되겠지만 이게 다 엄마가 되는 과정이라 생각하고 지혜롭게 가려움증을 이겨내자. 스트레스를 받으면 증상만 더 심해질 뿐이다.

자궁이 커지고 배가 나오다 보니 임신 중기에 나타나는 가장 흔한 임신 트러블 중 하나가 바로 요통이다. 실제로 나도 임신 중기 때 허리가 아파 꽤 고생을 했더랬다. 따라서 허리에 무리가 가지 않도록 너무 오래 서 있지 말고, 배를 내밀거나 몸을 뒤로 젖히지도 말자.

의자도 되도록 허리를 지탱할 수 있는 등받이가 있는 것을 애용하고, 허리에 부담이 덜 되도록 등을 바짝 붙이고 앉자. 또 바른 자세를 취해서 앉았더라도 30분 이상 앉지 말고, 허리 인대가 늘어날 수 있으므로 푹신한 침대보다는 바닥에 이불을 깔고 옆으로 누워 자자.

임신 중기가 되면 몸무게가 갑자기 늘고 자궁이 커지면서 혈액순환이 잘 되지 않아 정맥류도 생기기 쉽다. 정맥류는 혈액순환이 원활하게 이루어지지 않아 다리의 정맥이 튀어나오는 증상이다. 몸이 너무 뚱뚱하거나 오래 서거나 앉아서 생활하는 임신부들에게 흔히 나타난다. 정맥류는 핏줄이 튀어나와 보기에도 좋지 않고 심한 경우 걷기 힘들 정도로 아프기 때문에 몸무게가 확 불지 않도록 체중 조절이 필요하다. 혈액순환에 방해가 되니까 몸에 착 달라붙는 옷, 굽 높은 신발은 멀리하자.

또 몸이 차면 혈액순환이 잘 안 되니 항상 몸을 따뜻하게 하고, 잘 때는 혈액순환이 잘 되도록 다리를 베개나 쿠션 위에 올리고 자자. 무엇보다 정맥류를 예방하려면 너무 오래 서 있거나 앉아 있지 말아야 한다.

임신 중기에는 호르몬의 변화와 커진 자궁이 위장과 직장을 압박해 변비와 치질로 고생하는 임신부들이 많다. 따라서 변비에 걸리지 않도록 물을 자주 마시고, 채소, 과일, 잡곡과 같은 섬유질이 풍부한 음식을 매끼마다 챙겨 먹자.

또 운동도 변비에 효과가 있으니 무리가 가지 않는 범위 내에서 가볍게 운동을 하고, 변비가 심한 경우에는 치질로 악화될 수 있으므로 이런 경우에는 의사와 상담 후 임신부와 아기에게 해롭지 않은 변비약을 복용하는 게 좋다.

이미 치질로 발전한 경우에는 어떻게 하냐고? 좌욕이나 얼음찜질을 하면 증상이 좀 가라앉기는 하지만 이 방법은 밑돌 빼서 윗돌 괴는 것밖에 되지 않기 때문에 차라리 처음부터 의사와 상담을 하여 적절한 치료를 받는 게 낫다.

임신 중기에는 혈액이 자궁으로 몰리면서 뇌에 혈액이 제대로 공급되지 않기 때문에 갑자기 자세를 바꾸거나 앉았다가 일어날 때 현기증도 일어나기 쉽다. 그러니 갑자기 몸을 움직이지 말고, 머리가 핑 돌면 바로 휴식을 취하자.

또 이 시기에는 혈액순환이 잘 안 되는 데다 몸속 수분량이 늘어나서 손발도 잘 붓는다. 실제로 나는 임신 중기에 평소 신던 신발이 맞지 않을 정도로 몸이 탱탱 부어서 마음고생이 심했다. 이때 부종 증상을 줄이기 위해 잠을 잘 때 발을 베개나 쿠션 위에 올려놓고 자고, 다리 마사지를 해주었다. 이렇게 하면 몸이 덜 붓는다.

부종은 보통 잠을 자고 나면 가라앉는다. 그렇기 때문에 하루가 지나도 붓기가 가라앉지 않거나 붓는 부위가 늘어나면서 두통과 복통 등의 증상이 함께 나타나면 임신중독증에 걸릴 위험이 있으므로 빨리 병원을 찾아가 보는 게 좋다.

임신 중기에는 커진 자궁이 위장을 압박해 소화도 잘 되지 않고 잠도 잘 오지 않는다. 그뿐인가? 배도 잘 뭉친다. 즉, 임신 중기는 유산의 위험이 줄어드는 대신에 몸이 '임신부 티'가 팍팍 나게 변하면서 여러 신체 기관을 압박해 온갖 임신 트러블에 시달리게 된다. 한마디로 임신부에게 결코 호락호락하지 않은 시기다. 그러니 임신 기간 중 가장 안정적인 때라고 너무 마음 푹 놓지 말고 자신의 신체 변화에 주의를 기울이면서 신속하고 지혜롭게 대처하자. 발 빠르게 움직이면 어떤 트러블도 큰 문제 없이 이겨낼 수 있다.

남편의 한마디!

아내의 입덧 때문에 나 역시 나름 고통스러운(?) 나날을 보냈다. 그러다가 아내의 입덧이 좀 가라앉자 '이제 마음 편히 밥 좀 먹겠구나' 하고 생각했다. 아내가 한창 입덧을 할 때는 너무 눈치가 보여서 내 손으로 밥상 차리는 것은 기본이요, 아내의 비위를 상하게 할까 봐 밥 한 그릇을 물에 말아 후루룩 원샷을 하기도 했다. 그러니 입덧 증상이 점점 사라지는 모습을 지켜보는 내 마음이 얼마나 흐뭇했겠는가? 그런데 웬걸, 이번에는 가려움증이 찾아왔다. 아내가 얼마나 괴로워하는지 이때도 입덧을 할 때처럼 옆에서 아무것도 해주지 못하고 이 눈치 저 눈치만 봤다. 그런데 아무리 힘들다고 해도 직접 당하는 사람만큼이나 고통스럽겠는가?
혹시 아내가 이런저런 임신 트러블로 좀 예민하게 굴더라도 너그럽게 이해하고 넘어가자. 임신이라는 것이 여자의 몸을 완전히 바꿔버린다는데, 그 고통과 불편함이 얼마나 크겠는가? 아내가 아이를 낳기 위해 얼마나 많은 희생과 고통을 감수하는지 생각한다면 남편들은 그저 감사하며 쥐 죽은 듯 사는 게 정답이다.

엄마, 칼슘과 철분을 주세요

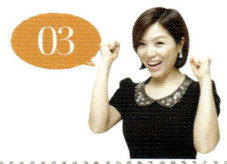

첫째를 임신하고 입덧이 좀 가라앉으면서 잃었던 입맛이 점점 돌아오기 시작했다. 입덧이 심해 '내가 과연 앞으로 쌀 한 톨이라도 입에 넣을 수 있을까?' 하는 걱정까지 했던 임신 초기와 달리 임신 중기가 되니 안 먹으면 짜증이 대폭발하는 음식들까지 생겨났다.

그중 하나가 영계백숙. 정말 하루 종일 뽀얀 국물에 온몸을 담그고 있는 닭 한 마리가 머릿속을 동동 떠다녔다. 그런데 마침 조류독감이 유행을 했던지라 나는 눈물을 머금고 영계백숙을 포기해야만 했다. 그때 얼마나 속상하던지 잠시 잠깐이지만 세상에서 가장 불행한 사람처럼 기분이 우울했더랬다.

영계백숙 말고 또 너무나 먹고 싶었던 음식은 딸기였다. 요즘은 옛날과 달리 웬만한 과일은 비닐하우스에서 재배를 하기 때문에 계절 과일이라는 개념이 사라졌지만 그때는 추운 겨울이라 딸기가 잘 나오지 않는 때였다. 그런데 밤늦은 시간에 갑자기 딸기가 너무 먹고 싶었다. 나는 당장 안 먹으면 어떻게 될 것 같아서 말했다. 임신한 아내가 먹고 싶은 음식이 있으면 재깍 사다 바쳐야 하는 게 지아비의 도리이거늘 남편은 날씨도 추운 데다 늦은 밤이어서 그런지 이불 속에서 꼼지락대기만 했다.

"왜, 귀찮아? 그럼 관둬."

남편의 행동에 속이 상한 내 목소리는 내가 들어도 찬바람이 쌩쌩 불었다.

"누가 귀찮대? 지금 나갈 거야. 금방 다녀올 테니까 조금만 기다려."

그러나 남편은 딸기를 직접 키워서 가져오는지 밤 12시가 넘도록 돌아오지 않았다. 슬슬 짜증이 나려던 순간, 남편이 헉헉거리며 집으로 돌아왔다.

"아! 진짜 내가 딸기를 구하려고 얼마나 시내를 돌아다녔는지 알아? 한참 돌아다니다가 겨우 구했네. 어렵게 구했으니까 남기지 말고 먹어."

오랜 시간 끝에 딸기를 구해 온 남편의 정성은 고맙기 이를 데 없었으나, 너무 생색을 내니까 빈정이 확 상했다. 그래서 나는 괜히 툴툴거리며 애꿎은 딸기를 걸고 넘어졌다.

"딸기가 이게 뭐야? 물이 너무 안 좋잖아. 임신했을 때는 예쁘고 좋은 것만 먹으라고 했는데 어떻게 이런 걸 먹어? 자기나 먹어."

"뭐? 그래도 사 온 사람 성의가 있는데……."

내 말에 화가 났는지 남편의 얼굴이 급 어두워졌다. 그 모습에 조금 미안한 마음이 들었지만 이미 기분이 상할 대로 상해서 남편의 비위를 맞춰주고 싶은 마음이 눈곱만큼도 없었다. 그 딸기는 완전히 천덕꾸러기 신세가 되었다. 나는 다음 날 마트에 가서 아주 물 좋은 딸기를 사다 먹었다.

또 그즈음 수박이 그렇게 먹고 싶었다. 딸기와 마찬가지로 수박도 겨울에 보기 힘든 과일인 데다 먹고 싶은 때가 또 늦은 밤이었던지라 남편은 이 계절에 어디서 수박을 구해 오느냐며 툴툴거렸다. 그러자 마침 옆에 있던 시어머니가 이러시는 게 아닌가?

"넌 어쩌면 그렇게 머리가 안 돌아가냐?"

"네?"

시어머니의 말에 남편은 어리둥절한 표정을 지었다.

"나이트클럽에 가면 되잖아?"

"네에?"

남편뿐만 아니라 나 역시 시어머니의 얘기가 무슨 의미인가 싶어 고개를 갸웃거렸다.

"아, 나이트클럽에 가면 안주로 수박 나오잖아?"

아하! 시어머니의 말에 나와 남편은 무릎을 탁 쳤다. 어떻게 그 짧은 시간에 그런 생각을 하셨는지……. 나는 속으로 '우리 어머니 소싯적에 나이트클럽에 자주 다니신 거 아니야?'라며 의심을 했더랬다. 하여튼 우리 시어머니는 대단한 분이다.

임신 중기에 우리 부부는 먹고 싶은 음식을 사다 주네 마네 하면서 아웅다웅 다툰 적도 있었다. 그래도 남편은 대체로 내가 먹고 싶다는 음식을 사다 주었다. 덕분에 나는 행복하게 임신 중기를 보냈다. 하지만 배 속에 새 생명을 잉태한 임신부로서 내가 먹고 싶은 음식만 먹을 수는 없는 노릇. 어떤 엄마들은 내가 먹고 싶은 음식이 곧 아기가 먹고 싶은 음식이라며 입맛이 당기는 대로 먹는다. 어느 정도 일리는 있다.

하지만 내가 생각하기에 그건 먹고 싶은 음식을 마음껏 먹고 싶은 엄마들의 핑계가 아닌가 싶다. 엄마의 입에 당기는 음식이 태아에게 좋은 것이라면 별 상관 없겠지만, 기름기 많은 음식, 인스턴트식품처럼 태아에게 해로운 음식만 당기면 어찌하겠는가? 나는 앞으로 엄마가 될 사람이라면 내가 먹고 싶지 않아도 태아에게 좋은 음식을 챙겨 먹어주는 성의를 보여야 한다고 생각한다.

나는 임신 중기에 짜고 맵고 단 음식, 인스턴트식품, 기름기 많은 음식 등은 피하고 다양한 영양소를 골고루 먹었다. 그러나 과식을 하면 안 되기 때문에 닭가슴살처럼 칼로리가 적으면서 고단백인 음식을 챙겨 먹었고, 또 의사 선생님이 임신 중기에는 철분이 많이 필요하다고 해서 간, 달걀, 두부처럼 철분이 풍부한 음식을 자주 먹었다.

  태아는 혈액을 만드느라 철분이 많이 필요한 데다, 또 세상에 태어난 후 철분이 부족한 상황을 대비해서 자기 몸에 철분을 저장해둔단다. 그러니 엄마가 얼마나 많이 철분을 섭취해야겠는가? 그렇지만 철분은 흡수율이 낮아 하루에 필요한 양을 음식으로만 섭취하려면 달걀의 경우 하루에 무려 20개를 먹어야 한단다. 임신부가 보디빌더 선수도 아니고 어떻게 하루에 달걀 20개를 먹을 수 있겠는가? 아마 달걀 냄새만 맡아도 토가 나올 것이다. 그러니 철분의 흡수를 돕는 단백질과 비타민C도 충분히 섭취해주고, 철분제도 함께 복용하는 것이 좋다.

  내가 또 철분과 함께 신경 써서 먹었던 영양소가 바로 칼슘이다. 왜냐하면 임신 중기는 태아의 뼈가 단단해지는 시기이기 때문이다. 나는 칼슘의 대표 음식인 우유와 치즈를 꾸준히 먹었다. 멸치도 어떻게 그냥 먹어보려고 했지만 너무 짜서 자주 챙겨 먹지는 못했다. 이 외에도 칼슘이 풍부한 음식에는 채소, 참깨, 아몬드 등이 있다.

  칼슘은 철분처럼 흡수율이 낮지만 아기에게 필요한 하루 칼슘의 양이 엄마 칼슘량의 3퍼센트도 되지 않기 때문에 영양제를 따로 챙겨 먹을 필요는 없다. 칼슘이 풍부한 음식을 먹는 것만으로도 충분하다.

  그 외에도 나는 섬유질과 비타민C가 풍부한 채소와 과일을 자주 먹었다. 변비도 있었지만, 무엇보다 임신부 소양증으로 몸이 너무 가려웠기 때문이다. 비타민과 무기질이 풍부한 과일이나 채소는 가려움증을 가라앉히는 데 효과가 있다고 한다.

임신 초기에 입덧 때문에 쳐다보기도 싫었던 음식들이 중기가 되면 맛나게 보이고, 방금 먹었는데도 돌아서면 자꾸 당기게 되니 과식하기 쉽다. 그렇지 않아도 자궁이 커지고 배가 나와 여러 신체 기관을 압박해 온갖 임신 트러블에 시달리는 시기인데, 여기에 갑자기 몸까지 불면 임신 트러블이 더욱 악화되므로 체중 관리에 각별히 신경을 써야 한다.

그러나 임신 중기는 임신 초기를 거쳐 완성된 태아의 조직과 기관들이 활발하게 움직이는 시기인 만큼 그에 필요한 영양소를 챙겨 먹어야 한다. 그러므로 입맛이 당긴다고 아무 음식이나 닥치는 대로 먹는 것은 금물이지만 필요한 영양소는 깐깐하게 따져서 적당히 먹어줘야 한다. 아기가 영양분을 흡수하는 것은 엄마의 몸이기 때문에 엄마가 먹는 것에 아기의 성장과 발달이 달려 있다.

남편의 한마디!

첫째를 임신했을 때 아내는 마치 나를 괴롭히려고 작정한 사람처럼 늦은 밤에, 그것도 그 계절에 구하기 어려운 과일만 찾았다. 그래서 몇 번 재깍 사다 주지 않고 "지금?" 하며 좀 귀찮은 내색을 했더니 지금까지도 그 일을 가지고 나를 괴롭힌다.

그러므로 임신 중 아내의 요구는 무조건 들어주자. 임신한 아내가 먹고 싶은 음식을 구하기 위해 전국을 누비고 다니는 남편들도 있는데 그 정도도 못 들어주나? 실제로 나는 어떤 남편분의 간절한 부탁으로 우리 가게 음식을 강원도까지 배달한 적도 있고, 어떤 친정어머니가 꼭두새벽에 미국 시카고에 있는 딸에게 준다고 음식을 포장해달라고 찾아온 적도 있다. 그러니 국내에서 해결할 수 있는 음식을 아내가 먹고 싶다고 하면 감사한 마음으로 지금 바로 달려 나가자!

코코넛오일아, 고마워!

"**언**니, 이것 봐."

"응? 뭐야 이게?"

임신 중이던 동생의 배에 정체를 알 수 없는 붉은색 불꽃처럼 생긴 작고 가는 줄들이 보였다.

"튼살이야. 아, 속상해. 이거 한번 생기면 잘 없어지지도 않는다는데."

그때까지 아줌마 튼살은 봤지만 임신부 튼살은 한 번도 본 적이 없던 나는 동생의 배를 뚫어지게 쳐다봤다.

"정말 안 없어진대? 어떻게 하냐? 정말 보기 안 좋다."

"언니도 조심해. 언니도 임신하면 생길 수 있으니까."

"뭐?"

"내가 엄마한테 물어봤는데 엄마도 임신했을 때 살이 텄대."

그 얘기를 듣는 순간 동생의 튼살이 남의 일처럼 느껴지지 않았다.

"우리 집안 여자들이 피부가 건조해서 그런가? 왜 튼살이 잘 생기지?"

동생은 피부가 건조하면 튼살이 생길 가능성이 농후하다고 말했다. 내 피부는 3년 가물은 땅처럼 바짝 메말랐다. 동생 말대로라면 나 역시 임신하면 튼살은 따놓은 당상이었다. 이런 이유로 나는 첫째를 임신했을 때 튼살이 생길까 봐 노심초사했다. 혹 살이 텄을까 봐 매의 눈으로 내 몸을 샅샅이 살폈다. 그러던 중 우연히 만난 개그맨 염경환 씨가 내게 작은 통 하나를 쓱 내밀었다.

"이게 뭐예요?"

"코코넛오일인데, 이게 임신한 여자들한테 그렇게 좋대요. 100퍼센트 코코넛오일이라 먹을 수도 있고, 샤워하고 발라주면 피부에 아주 좋다니까 한번 써보세요."

"정말이요? 고마워요. 잘 쓸게요."

한창 튼살 때문에 고민하고 있던 차라 반색을 하며 염경환 씨가 건넨 코코넛오일을 받아 들었다.

"그나저나 이렇게 공짜로 받아도 돼요?"

경환 씨가 내게 준 코코넛오일은 무려 20통! 한두 개도 아니고 왠지 그냥 받기가 미안했다. 그러자 경환 씨는 선배와 함께 코코넛오일 사업을 시작했다며, 다 쓰고 좋으면 그때 좀 팔아달라고 했다. 나야 손해 볼 게 없었기 때문에 그러겠다고 약속을 했다.

그렇게 우연찮게 손에 넣은 코코넛오일을 하루에 두세 번씩 온몸에 발라줬다. 솔직히 처음에는 별 기대를 하지 않았다. 하지만 꾸준히 바르다 보니 정말 어느 곳 하나 살이 트지 않았다. 그래서 20통을 다 쓰고 또 다시 구입해서 사용했다. 지금도 애용하고 있다. 이건 자랑 같지만 지금도 나는 목욕탕에 가면 때를 밀어주시는 아주머니들에게 이런 말을 종종 듣는다.

"어휴, 세상에! 누가 이 배를 애 넷 낳은 배라고 생각하겠어. 아유, 이 피부 탱

탱한 것 좀 봐. 어떻게 한 군데도 튼 곳이 없어. 타고났네, 타고났어."

그럴 때마다 난 속으로 말한다.

'코코넛오일아, 고맙다! 염경환 씨, 고마워요.'

그런 이유로 추천하는데, 튼살이 생길까 봐 걱정되는 예비 엄마들은 코코넛오일을 한번 써보면 어떨까? 체험자로서 정말 강추다. 코코넛오일은 '신이 주신 선물' '미라클 푸드'라고 불릴 정도로 효능이 많다. 특히 피부에 좋다. 피부에 수분을 공급해주어 거칠고 건조한 피부를 촉촉하고 매끄럽게 해주고, 기미, 검버섯, 잔주름 등 피부 노화 방지와 번들거림 등에도 효과가 있단다. 또 손상된 피부를 회복시켜주고 여드름, 아토피와 같은 피부 질환에도 효능이 있다. 그러니 임신을 했든 안 했든 상관없이 피부 미인이 되고 싶은 여자들은 코코넛오일을 아낌없이 사랑할지어다.

튼살은 보통 임신 중기(임신 5개월 정도)에 나타난다. 이때 튼살이 생기는 이유는 임신을 하면 피부를 약하게 만드는 호르몬이 많이 분비되는 데다, 일반적으로 중기 때부터 체중이 급격하게 증가하기 때문이다. 단시간에 몸무게가 확 늘면 피부조직이 더 심하게 늘어나고, 피부를 약하게 만드는 '몹쓸' 호르몬도 더욱 활개를 쳐서 튼살이 생기기 쉽다.

일단 튼살이 생겨 붉은색에서 흰색으로 변하면 아무리 튼살에 좋다는 값비싼 크림과 오일을 발라도 사라지지 않는다. 수술을 해도 원상복구가 안 된다고 하니 가장 최선의 방법은 튼살이 아예 고개를 들지 못하도록 미리 손을 쓰는 것이다. 그럼 어떻게 해야 튼살을 예방할 수 있을까?

일단 피부가 건조해지지 않도록 물을 자주 마시고, 가려울 땐 긁지 말고 살살 때리자. 더불어 임신 초기부터 미리미리 튼살 방지에 좋다는 크림이나 오일을 아침저녁으로 발라주자. 하지만 튼살을 예방하려면 무엇보다 체중 조절에 신경을 써야 한다. 몸무게가 갑자기 늘어나면 튼살이 쉽게 생기기 때문에 입덧 끝나고 입맛이 돈다고 닥치는 대로 먹지 말자. 살이 너무 찌면 보기 흉한 튼살이 생기기도 하지만 건강하게 임신·출산을 하는 데도 문제가 생긴다.

잊지 말자! 임신을 하든 하지 않든 비만은 공공의 적이라는 사실을! 여기서 잠깐, 튼살 방지 크림이나 오일을 바를 때 튼살이 잘 생긴다고 알려진 배, 허벅지, 엉덩이, 허리만 바르지 말고 유방 아래쪽, 옆구리, 등, 치골 부위, 종아리 등도 꼼꼼히 발라주자. 이런 의외의 곳에도 튼살이 잘 생긴다.

남편의 한마디!

내 와이프라서 하는 얘기가 아니라 우리 아내는 애 넷 낳은 여자의 몸 같지가 않다. 다이어트에 성공해서 날씬하기도 하지만 어느 한 군데 튼살이 없다. 그런데 그 비밀이 아내가 그렇게 열심히 바르던 코코넛오일이었다니! 나야말로 코코넛오일아, 고맙다!

태동? 배에 가스 찬 거 아냐?

첫째를 갖고 5개월쯤 됐을 때였다. 밤에 잠을 자려고 하는데 배 속에서 뭔가 뽀글뽀글 올라오는 느낌이 들었다. 순간 나는 태동이라는 직감이 들었다. 이에 흥분을 해서 이미 반 수면 상태에 빠진 남편의 어깨를 흔들어 깨웠다.

"자기야, 자기야, 아기가 발길질을 하는 것 같아."

"그게 무슨 소리야?"

남편은 잠에 취해 내 얘기를 듣는 둥 마는 둥 했다.

"태동이 느껴지는 것 같다고!"

나는 완전 심각한데 남편은 무성의하게 반응하니 기분이 상했다. 잠결에 날카롭게 날이 선 내 목소리를 감지한 남편이 어쩔 수 없이 자리에서 일어났다. 그러고는 내 배에 귀를 갖다 댔다.

"무슨 태동이야? 아무 소리도 안 들리는구만. 혹시 배에 가스 찬 거 아냐?"

"아니야! 정말 태동이 느껴졌다니까."

"그런데 왜 아무 소리도 안 들리는데? 내가 볼 땐 배에 가스 찬 거 맞아. 방귀

한 번 뀌면 사라질걸?"

남편의 말대로 좀 전과 달리 배 속이 잠잠했다. 뭐야? 진짜 배에 가스 찬 거야? 나는 조금 미심쩍은 점이 있기는 했지만 시계가 새벽 2시를 향하고 있었으므로 그냥 잠자리에 들었다.

다음 날 정말 배에 가스가 찼던 모양인지 배 속에서는 더 이상 아무 느낌도 감지되지 않았다.

'남편 말대로 가스였네, 가스.'

나는 지난 새벽에 느껴졌던 그 묘한 감각을 태동이 아닌 것으로 결론짓고 그냥 잊어버렸다. 그런데 그로부터 사흘 정도 지났을 무렵, 배 속에서 또 그때처럼 뭔가 뽀글뽀글 올라오는 느낌이 들었다. 이번에는 태동이라는 확신이 들었고 병원에서 확인한 결과 내 예상이 적중했다.

의사 선생님 말씀이 임신 5개월 정도가 되면 희미하기는 하지만 태동을 느낄 수 있고, 시간이 지날수록 태동의 강도도 세질 것이라고 했다. 따라서 임신 5개월 정도가 되었는데 배 속에서 뭔가 뽀글뽀글 올라오는 느낌이 들거나 뭔가 미끄러지는 느낌이 들면 태동을 의심하자. 처음 아이를 갖는 엄마들은 나처럼 태동을 다른 것으로 착각하거나 아예 눈치를 못 채고 지나치는 경우가 많다. 태동은 태아의 상태를 가늠할 수 있는 중요한 신호라고 하니 임신 5개월 정도 되면 배 속에서 나는 느낌에 주의를 기울이자.

임신 5개월이 되면 자궁이 커지고 양수의 양이 늘어나면서 부쩍 자란 태아가 활발히 움직이는데, 이때 태아의 신체 부위가 자궁벽에 부딪쳐 생긴 진동이 복부 쪽으로 전달이 되며 태동이 느껴지는 거라고 한다. 아! 정말 알면 알수록 신비한 임신의 세계다.

태동은 시간이 흐를수록 강해지다가 8개월 정도에 정점을 찍는다. 때문에 이

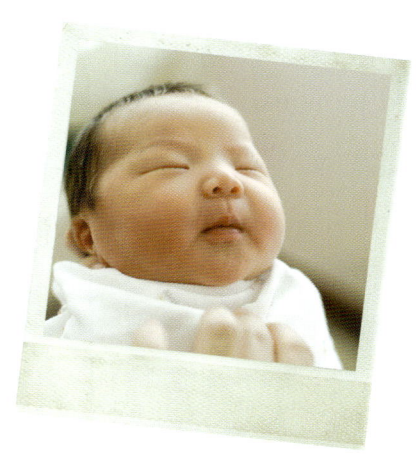

때는 임신부뿐만 아니라 누구나 임신부의 배에 손을 갖다 대도 태동을 느낄 수 있다. 또 아기가 양수 속을 마음껏 헤엄쳐 다니며 배, 가슴, 아랫부분 등을 발로 뻥뻥 차기 때문에 태동이 심한 경우 엄마가 잠을 자기 어려울 정도로 아픔을 느낀다.

나도 하도 애가 가슴 아랫부분을 발로 차는 바람에 아파서 잠을 설쳤다. 그때마다 손으로 배를 두드리면서 '조용히 해. 엄마가 잠을 잘 수가 없잖아'라며 혼구멍을 내줬지만 아기는 그러거나 말거나 열심히 발길질을 해댔다. 언젠가는 애가 어찌나 발로 배를 심하게 차던지 자다가 깜짝 놀라 일어난 적도 있다. 그러나 내 얘기에 너무 겁먹지 마시라. 좀 아프기는 하지만 견디지 못할 정도는 아니고, 통증보다는 인체의 신비에 경탄하고 내 배 속에 한 생명이 자라고 있다는 절절한 느낌에 감동이 밀려온다.

내 배에서 뭔가 꿈틀거리면 영화 〈에이리언〉처럼 징그러울 것 같지만 막상 태동을 느끼면 그런 느낌은 전혀 없고 경이롭고 감동스럽기만 하다. 참, 그런데 직접 경험을 해보니 아무리 태동이 잘 느껴지는 시기에도 그냥 배가 튀어나오는 경우는 있어도 어느 사진처럼 태아의 손발이 선명하게 볼록 튀어나오는 경우는 없었다. 그러나 요건 어디까지나 내 얘기니까 참고만 하시길.

태아가 정상적으로 자라고 있다면 엄마가 보통 10분에 2회 정도 태동을 느낀다. 하지만 사람마다 태동의 횟수와 정도가 다르므로 병원 검진을 할 때 별 이상이 없으면 횟수에 크게 연연하지 않아도 된다. 단, 임신 후기에는 태동의 횟수에 주의를 기울여야 한다. 만약 이틀 이상 시간당 한두 번밖에 태동이 없거나 하루에 스무 번도 태동이 느껴지지 않는다면 비정상으로 보고 병원을 찾아야 한다. 또 시기와 무관하게 이유 없이 태동이 멈추면 곧바로 병원에 찾아가 검사를 받아야 한다. 왜냐하면 자궁 안에서 태아가 사망할 수도 있기 때문이다.

"엄마, 저 건강하게 잘 지내고 있으니까 걱정하시 마세요."

태동은 배 속의 아기가 엄마에게 보내는 일종의 메시지다. 그러므로 태동을 느끼는 것을 감사하게 생각하고 주의 깊게 살피자. 특히 처음 임신한 엄마들은 태동을 분별하기 어렵고, 임신 경험이 있는 엄마들보다 잘 느껴지지도 않기 때문에 더욱 각별하게 신경을 써야 한다. 아기를 낳은 적이 있는 엄마들은 이전의 출산으로 인해 배 안쪽의 벽이 늘어져 있어 태아의 움직임이 쉽게 전달이 된단다. 또 뚱뚱한 엄마들은 몸 속 지방이 두터워 태동이 덜 느껴진다고 하니, 어찌 됐든 간에 살은 너무 찌면 안 된다.

남편의 한마디!

남편들은 아기를 직접 배에 품고 있지 않다 보니 아내들만큼 태동을 잘 느낄 수가 없다. 그래서 처음에 아내가 태동이 느껴진다며 배를 만져보라고 했을 때 별 느낌이 없었다. 그런데 시간이 지나면서 태동이 점점 거세지면서 뭔가 느낌이 왔다. 그런데 사실 그 느낌이 배고파서 배에서 꼬르륵꼬르륵 그러는 것 같기도 하고, 가스가 차서 배가 꿀럭꿀럭 움직이는 것 같기도 해서 별 리액션을 하지 않았더니 아내가 좀 속상해하는 눈치였다.

혹시 나처럼 태동을 느껴도 그냥 이상하고 신기하기만 하더라도 감동 먹은 것처럼 표현을 팍팍 해줄 필요가 있다. 임신 기간에 남편은 항상 아내로 인해 행복하고 놀랍고 감사한 마음을 가지고 있다는 것을 '똑똑히' 보여줘야 한다.

미국에서 생사의 갈림길에 서다

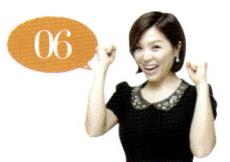

'**야**호! 미국이다!'

첫째 지훈이를 임신하고 6개월쯤 되었을 때 우리 부부는 미국으로 여행을 떠났다. 임신 중이라 해외여행이 부담이 되기는 했지만 주변 사람들이 배 속에 있을 때가 제일 편하다며 애 낳기 전에 여행을 갔다 오는 게 좋다고 성화를 하는 데다 의사 선생님도 임신 중기는 비교적 안전한 시기라고 말씀을 하셔서 우리는 어렵게 짬을 내서 여행길에 올랐다.

우리 부부가 많고 많은 곳 중에 하필 여행지로 미국을 택한 이유는 이곳에 남편 친구도 있고, 꼭 한 번 가보고 싶기도 해서였다. 그런데 나중에 알고 보니 남편은 또 다른 꿍꿍이가 있었다. 남편은 우리나라에도 몇 번 내한 공연을 온 적이 있는 '태양의 서커스'의 왕 팬이었다.

태양의 서커스는 20개가 넘는 쇼 작품들이 있다. 남편은 이 쇼가 담긴 DVD를 모두 다 가지고 있다. 남편이 얼마나 태양의 서커스를 사랑하는지 상상이 갈 것이다. 미국의 라스베이거스에서는 모든 작품은 아니지만 여러 개의 태양의 서커스 쇼가 매일 열린다. 즉, 태양의 서커스 마니아인 남편에게 미국 라스베이거스는 지상 최고의 파라다이스인 셈이었다. 그래서 그랬는지 남편은 처음 여행 얘기가 나왔을 때부터 미국에 가자고 노래를 불렀고, 오랜 시간에 걸쳐 여행 스케줄을 아주 치밀하게 짰다.

어찌나 일정이 빡빡하던지 9박 10일 동안 숨 돌릴 틈이 없었다. 중간중간 태양의 서커스 관람 일정이 잡혀 있었음은 두말할 필요도 없고, 라스베이거스도 모자라 샌디에이고에서 열리는 태양의 서커스 쇼까지 보겠다는 계획이 잡혀 있었다. 그러나 남편이나 나나 오랫동안 벼르고 별렀던 여행이라 그러려니 하고 넘어갔다. 이것이 나중에 어떤 참사를 불러올지도 모르고 말이다.

미국에 도착하자마자 우리 부부는 시차적응 때문에 골골댔다. 또 비가 어찌나 많이 내리는지 낯선 땅에서 춥고 배고프고 힘들고 졸립고, 거지, 거지, 그런 상거지가 따로 없었다. 나중에는 하도 비가 오니까 짜증이 났다. 그러나 비행기 타고 미국까지 왔는데 넋 놓고 있을 수만은 없는 일! 우리 부부는 정신을 차리고 일정표대로 정신없이 돌아다녔다. 몸이 고되기는 했지만 즐겁기도 하고 해외여행 중이라는 사실을 떠올리면 이런 고생쯤은 얼마든지 할 수 있다는 생각이 들었다.

그러던 중 드디어 우리는 라스베이거스에서 남편이 그렇게 고대하던 태양의 서커스 'O쇼(O Show)'를 보았다. 내용은 그리 재미없었지만 무대 장치며 물 위에서 펼쳐지는 공연이 얼마나 환상적이던지 보는 내내 입을 다물지 못했다. 남편도 꽤나 만족스러운 듯 얼굴이 화알짝 폈다. 하기야 태양의 서커스 쇼 중 최고로 치는 O쇼를 직접 봤으니 소원 성취한 기분이었을 것이다.

O쇼를 보고 남편은 그날 밤 미국에 사는 친구와 함께 카지노로 향했다. 그때 나는 뭘 했느냐? 오랜만에 혼자 느긋하게 자쿠지(물에서 기포가 생기게 만든 욕조)

에서 온욕도 하고 스팀 사우나도 했다. 그랬더니 미국에 와서 쌓인 피로가 좀 풀리는 듯했다. 그런데 그날 밤 남편이 호텔 방에 돌아오지 않았다. 남편을 기다리다 깜빡 잠이 든 나는 새벽에 휑한 침대를 보고 남편이 어젯밤에 들어오지 않았다는 사실을 알아챘다.

'이 인간이! 임신한 와이프를, 그것도 낯선 나라의 호텔 방에 혼자 두고 안 들어와? 어디 두고 보자.'

그렇게 씩씩대며 남편을 기다렸다. 아침 7시 즈음에야 남편은 피곤에 절은 모습으로 들어왔다.

"뭐야? 지금 들어온 거야? 나 혼자 호텔 방에 두고 너무한 거 아니야?"
"자기야, 미안. 친구랑 게임하다 보니까 이렇게 시간이 된 줄 몰랐어."
"그럼 지금까지 카지노에 있었던 거야?"
"응. 어찌나 재미있던지 시간 가는 줄 모르겠더라고."
"자기 수중에 100달러 정도밖에 없었잖아?"
"그거 가지고 밤새 논 거야."
"대단하다, 대단해!"

오랜만에 만난 친구와 즐겁게 게임을 했을 남편을 상상하니 화내고 싶은 마음이 싹 사라졌다. 매일 있는 일도 아니고 미국까지 여행 와서 친구와 어울리느라 그런 건데, 나는 남편의 기분을 충분히 이해할 수 있었다.

"자기야, 지금 늦었지? 나 대충 씻고 나올게."

사실 그날 새벽에 우리는 자동차를 타고 샌디에이고로 가서 태양의 서커스 '바레카이 쇼(Varekai Show)'를 보기로 되어 있었다. 그런데 남편이 아침 일곱 시에 들어오는 바람에 일정에 차질이 생긴 것이다. 태양의 서커스를 포기할 수 없었던 남편은 허겁지겁 챙겨서 차에 올라탔다. 그런데 남편이 날밤을 새우는 바람에 도저히 운전할 수 있는 몸 상태가 아니었다. 남편에게 운전대를 맡겼다가는 태양의 서커스는 고사하고, 저세상 구경할 판이었다. 그래서 어쩔 수 없이 내가 운전대를 잡았다. 남편은 옆에서 늘어지게 자고.

그렇게 우리는 빡빡한 일정을 다 소화하고 여행 마지막 날을 맞이했다. 얼마나 힘들게 돌아다녔던지 남편의 입술이 부르틀 지경이었다. 그런데 임신부인 나는 오죽했겠는가? 너무 힘들어서 거의 기절하다시피 잠이 들었다. 그러던 중 일이 터지고 말았다. 잠을 자던 내게 갑자기 호흡곤란이 온 것이다. 나는 이대로 죽는 게 아닌가 싶을 정도로 숨쉬기가 어려웠다.

"헉! 헉! 헉! 자기야!"

"왜 그래? 어? 자기야, 왜 그래?"

"헉! 헉! 나…… 숨 막혀. 헉! 헉! 헉!"

사색이 된 남편은 응급차를 불렀다. 나는 그 유명한 팝스타 마돈나가 아기를 낳았다는 병원에 실려 가서 이런저런 검사를 받았다.

"아무 이상 없습니다. 과로해서 그런 거니까 너무 무리하지 마세요."

혹시 무슨 문제가 생긴 건 아닐까 가슴을 졸이던 우리 부부는 검사 결과에 한숨을 돌렸다. 그때 얼마나 놀랐던지 나는 속으로 하느님이 아기 가진 엄마로서 너무 무리하지 말라는 경고를 한 게 틀림없다고 생각했다.

임신 중기는 아기씨가 자궁에 안전하게 착상을 하고 태아의 각 조직과 기관들이 완성이 되는 안전한 시기다. 그래서 의사들도 임신 초기처럼 뭘 해라 마라 강하게 통제하지 않는다. 그러다 보니 임신부들이 무리를 하는 경우가 많은데, 그랬다가는 나처럼 혼쭐이 난다.

물론 출산 전에 즐길 기회는 임신 중기밖에 없다. 그래서 나도 임신한 엄마들을 보면 여행처럼 임신 초기에 하기도 그렇고 후기에 하기도 그런 일들을 임신 중기에 하라고 적극 권한다. 하지만 오버는 금물이다. 여행도 기분 전환 겸 가까운 곳으로 가서 한곳에 머무르며 여유롭게 즐겨야지, 멀리 가거나 국토 횡단을 하듯 싸돌아다녀서는 안 된다.

게다가 나는 임신한 몸으로 장시간 운전까지 했으니 탈이 안 나겠는가? 임신부들은 운전대를 잡지 않더라도 차로 장시간 앉아서 이동하는 것도 해롭기 때문에 적어도 두 시간에 한 번씩 차를 세워서 쉬어야 한다. 그러나 이것도 임신부의 몸이 건강할 때의 얘기다. 몸이 건강하지 않다면 여행은 가급적 하지 않는 것이 좋다.

남편의 한마디!

아기를 낳기 전에 부부가 둘만의 시간을 가질 수 있는 때는 중기밖에 없다고 한다. 그래서 시간이 나는 대로 우리 부부는 여행도 가고 영화도 보러 다녔다. 셋째 성훈이를 가졌을 때 나는 영화 〈300〉이 너무 보고 싶었다. 본 분들은 아시겠지만, 이게 보통 잔인한 영화가 아니다. 그래서 태교에 안 좋을 것 같아 임신한 아내와 보러 가기가 좀 뭣했다. 하지만 어찌나 보고 싶은지 아내를 이렇게 설득해서 영화관에 데리고 갔다.
"자기야, 이 영화에 나오는 남자들 복근이 다 왕(王) 자래!"
이 말에 혹해 나를 따라나선 아내. 영화를 다 보고 나오면서 아내는 어떻게 산모한테 이런 잔인한 영화를 보여주느냐며 구박을 했다. 그래서 내가 이렇게 반박했다.
"애들은 어릴 때부터 강하게 키워야 해."
그런데 말은 이렇게 했지만 아내나 배 속 아기한테 좀 미안했다. 아내와 영화를 보러가는 것은 좋다. 하지만 나처럼 태교에 도움이 안 되는 잔인하고 폭력적인 영화는 보지 말자. 좀 흥미는 떨어지더라도 가슴 따뜻하고 잔잔한 영화를 보시길.

아니, 임신부가 춤을 추면 어떻게 합니까?

막내 혜선이를 가졌을 때 SBS 라디오 진행자들이 〈김정은의 초콜릿〉에 출연해 자신이 진행하는 프로그램을 홍보하던 시기가 있었다. 그때 나는 컬투, 최화정 언니, 김창렬 씨, 배칠수 씨 등과 함께 프로그램에 출연했다.

나는 어떻게 하면 진행 프로를 제대로 홍보할 수 있을까 고민했다. 심사숙고 끝에 선택한 것이 당시 한창 유행하던 손담비의 '토요일 밤에' 춤이었다. 임신 중이라 조금 걱정이 되긴 했지만 비교적 안정적인 임신 중기인 데다 그리 격한 춤도 아니었기 때문에 나는 겁도 없이 손담비 춤에 도전했다. 왕년에 춤으로 한가락했던 몸인지라 사흘 정도 연습하고 나니 방송에 나가도 욕은 먹지 않을 정도의 수준이 되었다. 몸에 찰싹 달라붙는 원피스에 높은 하이힐을 신고 본방에 나간 나. 배가 볼록 튀어나와 좀 민망하기는 했지만 최선을 다해 춤을 췄다. 덕분에 방청객으로부터 많은 박수를 받았지만 무리를 해서 그런지 배 속의 아기가 난리가 났다. 그래서 나는 속으로 '미안, 아가야. 오늘만 참아줘. 두 번 다시는 엄마가 이렇게 널 힘들게 하지 않을게'라고 했다.

그로부터 얼마 후, 정기검진을 받기 위해 남편과 함께 병원을 찾았다. 그런데 의사 선생님이 심각한 표정으로 대뜸 이렇게 묻는 것이 아닌가?

"혹시 운동 많이 하셨어요?"

"네? 왜요?"

순간 불길한 느낌에 나는 잔뜩 긴장을 했다.

"양막이 얇아져서요."

"네? 양막이요?"

양막은 태아를 감싸는 반투명의 얇은 막이다. 임신 기간 동안 외부의 병균이나 충격으로부터 태아를 보호하는 역할을 한다. 그 안에는 태아를 지켜주는 양수가 들어 있다.

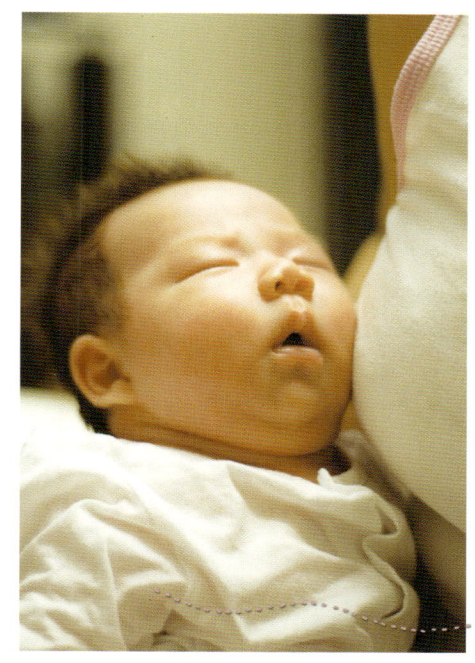

"양막이 얇아지면 양수가 터질 수 있어요."

출산이 임박해서 양수가 터지는 것은 별문제가 없지만 임신 기간 도중, 즉 진통이 오기 전에 터지는 것은 보통 일이 아니다. 태아에게 해를 끼칠 수도 있고, 특히 임신 24~25주 이전에 양막이 터지면 유산될 수도 있다.

"저, 실은 제가 얼마 전에……."

나는 내 경솔한 행동을 가슴 깊이 반성하며 방송에 나가 손담비 춤을 추었다는 사실을 털어놓았다.

"아니, 임신부가 춤을 추면 어떻게 합니까? 춤은 동작이 많아서 몸에 무리가

가 가요. 다음부터는 절대 춤추시면 안 됩니다. 정말 큰일 나요."

"네."

의사 선생님의 호통에 나는 찍 소리도 못하고 가만히 앉아 있었다. 여기서 내가 무슨 할 말이 있겠는가? 입이 열 개라도 할 말 없지. 그런데 의사 선생님에게 '레드 카드'를 받는 동안 옆에서 따가운 시선이 느껴졌다. 남편이 나를 위아래로 쳐다보며 무섭게 째려보고 있었던 것이다. 그날 나는 남편 앞에서 정말 고양이 앞의 쥐마냥 깨갱 했다.

임신 중기는 아기씨가 자궁에 뿌리를 내리고 태아나 엄마 모두 임신 상태에 충분히 적응한 시기라 유산의 위험이 감소한다. 그러나 100퍼센트 안전한 것은 아니기 때문에 격하게 몸을 움직여서도, 무리하게 운동을 해서도 안 된다. 중기는 임신 기간 중에 그나마 안정적이라는 거지, 임신을 하면 일단 몸조심은 기본이다. 그렇다고 너무 안정만 취하는 것도 금물이다. 너무 몸을 움직이지 않으면 살도 푹푹 찔 뿐만 아니라 혈액순환이 잘 되지 않아 임신 트러블도 잘 생기고, 태아의 성장·발달에도 문제가 생긴다고 하니, 적당히 운동을 해주자.

임신 중기는 초기보다 비교적 안정적인 시기이므로 걷기를 비롯해 요가, 체조, 수영 등을 해도 큰 문제가 없다. 그러나 아무리 가벼운 운동도 무리하면 임신부나 태아에게 해가 되므로 주의하고, 운동 중에 배에 통증이 느껴지면 바로 쉬어야 한다. 또 수영의 경우는 임신 전부터 수영을 해왔던 엄마들만 하는 것이 좋고, 설령 오래전부터 수영을 했더라도 유산이나 조산을 했던 엄마, 병이 있는 엄마, 35세 이상의 고령 엄마는 수영을 시작하기 전에 꼭 의사와 상담을 하자.

참, 하나 깜빡한 게 있는데, 어떤 운동을 하든 물은 수시로 마셔야 한다. 운동 중에 수분이 부족하면 자궁이 수축되거나 체온이 올라가 임신부나 태아 모두에게 위험할 수 있단다.

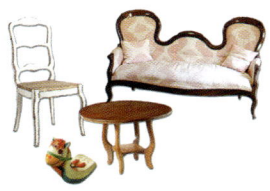

남편의 한마디!

아내가 손담비의 '토요일 밤에' 춤을 춘 후 양막이 얇아졌다는 말을 듣고 얼마나 깜짝 놀랐는지 모른다. 그날 나는 아내에게 엄청 화가 났다. 그렇지 않아도 인터넷 상에서 몇몇 사람들한테 '남편이 능력이 없어서 배부른 아내 일 시킨다'는 얘기를 들어서 속상해하던 차였다. 그런데 일하다가 그렇게 되었다고 하니 화가 났다. 그러나 아내가 행복하고 좋아하는 일을 하다가 그런 건데 언제까지고 화를 낼 수는 없어서 다음부터는 조심하라는 말과 함께 그냥 그 일을 덮고 지나갔다.

우리 아내는 일할 때 너무 행복하다고 한다. 아무래도 지금의 일이 천직인 것 같다. 그래서 아내는 항상 출산 전날까지 즐거운 마음으로 일을 했다. 만약 아내가 일이 힘들고 하기 싫다고 했으면 진즉에 내가 집에서 살림만 하라고 했을 것이다. 그런데 본인이 즐거워하니 늘 걱정이 되긴 했지만 말리지는 않았다. 사실 그렇게 일을 하며 행복해하는 아내가 멋져 보이고 부럽기까지 했다.

28-39th WEEKS PLAN

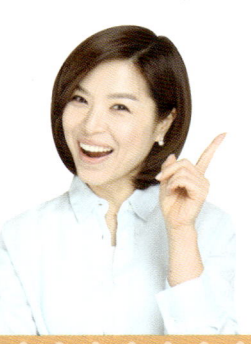

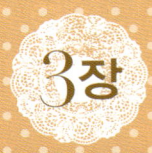

임신 후기 플랜
28주~39주

임신 후기 생활 수칙

"**자**기야, 나 발톱 좀 깎아줘."

임신 후기가 되니까 배가 부를 대로 불러서 혼자서 발톱 깎기도 힘들었다. 임신 경험이 있는 엄마들은 이게 무슨 말인지 잘 알 것이다.

"지금?"

그런데 발톱을 깎아달라는 내 말에 남편은 정색을 했다.

"응. 왜? 깎아주기 싫어?"

남편의 반응에 살짝 기분이 상한 내 말투가 사포마냥 까칠까칠해졌다.

"그게 아니라 밤에 손톱, 발톱 깎으면 안 돼."

"왜?"

남편의 말에 따르면 밤에 손톱, 발톱을 깎으면 그걸 쥐가 먹고 나로 둔갑해서 나를 엄청 괴롭힌단다.

"우리 집에 쥐가 어디 있어? 깎아주기 싫으니까 별 핑계를 다 대네."

나는 남편의 말도 안 되는 소리에 재깍 반박을 했다. 그러자 남편이 이번에는 글쎄 이러는 게 아닌가?

"밤에 손톱, 발톱 깎으면 귀신도 나온대."

납량 특집을 많이 해서 여름밤에 거의 TV를 보지 못하는 나. 그러니 귀신 소리에 얼마나 식겁했겠는가? 이미 내 머릿속에는 발톱을 깎고 있는 내 머리 위에서 귀신이 무섭게 쳐다보고 있는 모습이 그려졌다. 해서 나는 남편에게 끽소리도 못하고 눈이 찢어져라 째려보기만 했다.

"내일 아침 일찍 일어나서 깎아줄게. 어서 자."

"진짜지?"

"그래."

나는 남편의 약속에 기분을 풀고 잠이 들었다. 그런데 다음 날 아침 남편이 약속을 지키겠다고 일어나긴 했는데 불안해서 도저히 내 소중한 발톱을 맡길 수가 없었다. 잠에 취해 내 발가락을 잡는데 자칫하면 살점이 떨어져 나갈 것 같았다. 나는 짜증이 나서 남편에게서 손톱깎이를 빼앗아 들었고, 남편은 지금은 너무 피곤하니까 내일 아침에 깎아주겠다며 그대로 쓰러져 잠이 들었다.

낮에 깎으면 되지 않느냐고? 낮에는 둘 다 일을 나가야 하기 때문에 발톱을 깎아주고 싶어도 그럴 수가 없었다. 즉, 남편이 내 발톱을 깎을 수 있는 때는 아침과 밤 시간뿐이었다. 그런데 밤에는 안 된다고 하니, 나는 미덥지 못하지만 남편의 말을 믿고 기다려보기로 했다.

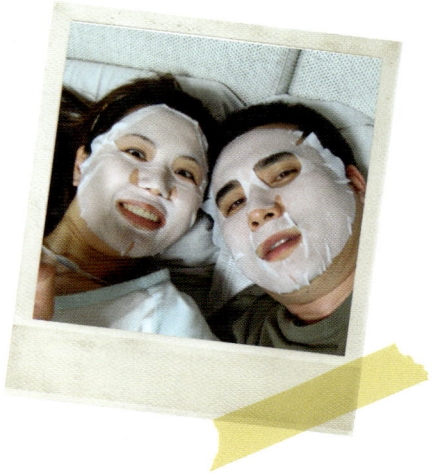

하지만 역시나 남편은 다음 날, 그 다음 날 아침에도 내 발톱을 깎아주지 않

았다. 나중에는 발톱이 너무 자라서 스타킹에 구멍이 날 지경이었다. 아마 친정 엄마가 내 발톱을 봤다면 요렇게 말씀하셨을 것이다.

"어매, 배 따게 생겼다잉!"

결국 참다못해 나는 남편이 자고 있는 사이에 혼자서 아주아주 힘들게 발톱을 깎았다. 얼마나 힘이 드는지 발톱을 자르려고 몸을 숙일 때마다 입속에서 저절로 끙끙 소리가 났다.

다음 날 남편은 깨끗하게 정리된 내 발톱을 보며 기다려야지 왜 혼자 깎았냐며 잔소리를 해댔다. 그래서 이런 남편에게 나는 딱 한마디 했다.

"구멍 난 스타킹 값이 얼마인 줄 알아?"

그런데 아무리 스타킹 값이 아깝더라도 임신 후기에는 나처럼 발톱을 깎는답시고 배를 압박해서는 안 된다. 아직 배 속에 있어야 할 아기가 미리 세상에 나올 수도 있기 때문이다.

즉, 임신 후기는 조산할 가능성이 높기 때문에 배를 압박하지 않도록 조심해야 한다. 따라서 몸은 되도록 구부리지 말고, 바닥에 떨어진 물건 등을 줍기 위해 어쩔 수 없이 구부려야 할 때는 배를 누르지 않도록 허리와 등은 곧게 펴고 무릎을 구부려 물건을 주워야 한다. 배를 부딪치는 것도 조산의 위험을 높이기 때문에 항상 두 손으로 배를 감싸고 다니고, 딱딱하거나 뾰족한 곳에 배가 부딪치지 않도록 주의하자.

임신 후기가 되면 배가 볼록해질 대로 볼록해져서 발아래를 내려다보기도 힘들고, 행동도 둔해지고, 몸의 균형도 잡기 어렵다. 조금만 방심을 해도 넘어지거나 미끄러지기 쉽기 때문에 사고가 날 수 있는 장소는 되도록 피하고, 화장실처럼 바닥이 미끄럽지만 꼭 가야 하는 장소에서는 한 발 한 발 조심해서 딛자.

임신 후기에는 청결에도 신경을 써야 한다. 왜냐하면 몸이 무거워 땀도 많이 나고, 출산일이 다가오면서 태아가 나오는 길을 부드럽게 만들기 위해 분비물의 양도 늘어나기 때문이다. 무엇보다 언제든 병원에 갈 수 있기 때문에 자주 샤워를 해서 항상 몸을 깨끗하게 해야 한다.

출산일이 다가오기 때문에 미리 출산 호흡법을 연습해두는 것도 좋다. 막상 아기를 낳을 때가 되면 진통의 고통으로 정신이 없어서 호흡법이고 뭐고 다 까먹을 수도 있지만 미리 연습을 해두면 출산에 대한 불안이나 부담감이 좀 덜하다.

또 임신 후기에는 태아가 거의 성장하고 출산이 다가와 쉽게 피로해지므로 몸이 피곤하면 언제든 누워서 쉬고, 잠도 푹 자자. 뿐만 아니라 몸도 잘 붓기 때문에 물이 많이 먹히는 짜고 매운 음식을 피하고 물도 적게 마시자. 또 임신 후기에는 태아 몸무게의 3분의 1에서 2분의 1 정도가 늘어나면서 엄마의 체중도 급격하게 불어나기 때문에 몸무게가 확 늘지 않도록 주의하자. 이때 체중 관리에 실패하면 아기가 나오는 길에 지방이 쌓여 출산할 때 생고생을 할 수 있다.

이 외에도 출산일이 가까워지는 만큼 출산 신호도 주의 깊게 살피고, 언제든 애기가 나올 수 있다는 생각으로 오랜 시간 외출하는 것도 삼가자. 어쩔 수 없이 외출을 해야 하는 경우에는 되도록 혼자 나가지 말자. 또 진통이 왔을 때 당황하지 않도록 출산 과정에 대해 미리 공부해두는 것이 좋고, 산후조리원을 이용할 경우에는 그에 필요한 물건들을 미리 가방에 정리해두자.

임신 후기는 엄마의 몸도 아기의 몸도 출산 준비에 들어가는 시기이기 때문에 아기가 엄마의 배 속에서 열 달 동안 지내기 위해 온갖 준비를 하는 임신 초기만큼 주의해야 한다. 그러니 임신 초기처럼 임신 후기에도 몸에 나타나는 다양한 변화에 관심을 기울이고 매사에 조심하자. 더도 말고 덜도 말고 임신 초기만큼만 생활하면 건강하게 아기를 출산하는 데 큰 문제는 없다.

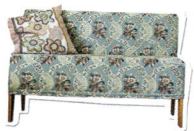

> **남편의 한마디!**

남자들은 임신한 여자가 배 나오는 것이 당연하다고만 생각할 뿐 그게 얼마나 불편하고 힘든지 잘 모른다. 대충 '아, 배가 나왔으니까 조금 불편은 하겠구나' 하는 정도? 그런데 첫째 지훈이를 임신하고 아내와 임신·출산교실에 나가 직접 임신 체험을 해보니, 그때 몇 킬로그램인지 잘 기억은 나지 않는데, 10킬로그램이었나? 하여튼 꽤 무거운 임신 체험복을 입어보니까 어휴, 배가 나오는 게 보통 힘들고 불편한 게 아니었다.

쉽게 말해 임신으로 몸무게가 20킬로그램이 늘고 배가 나왔다면 군대에서 20킬로그램짜리 완전군장을 하고 몇 달 동안 24시간 생활하는 것과 같다. 여기에 출산이 가까워지면 뼈가 틀어지고 호르몬의 변화로 완전히 다른 사람의 몸이 된다고 하니, 임신 후기에는 특히나 아내를 물심양면으로 도와주자. 간접적으로 해본 임신 체험이긴 했지만 정말 힘들었다.

임신 후기 트러블과 대처법

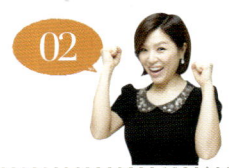

"자기야, 나 젖꼭지가 세 개인 것 같아."
"응? 그게 무슨 소리야?"

내 생뚱맞은 소리에 남편이 고개를 돌리고 나를 쳐다봤다. 그때 나는 다음 날 지인의 결혼식이 있어 식장에 입고 갈 원피스를 입어보고 있었다. 그런데 원피스 안에 속옷을 하나도 입고 있지 않았다. 부끄럽다고? 웬 내숭이셔? 결혼해서 알 거 다 아는 유부녀끼리? 어쨌든 원피스 안에 실오라기 하나 걸치지 않고 있다 보니, 당시 첫째를 임신하고 9개월이 되어 아주 충만한 'D라인'을 그리고 있던 내 몸매가 그대로 드러났다.

"낄낄낄. 정말 그러네. 그런데 아래 젖꼭지가 제일 큰데?"

아래 젖꼭지라 함은 바로 배꼽. 임신 경험이 있는 여자들은 다 알겠지만 임신 후기가 되면 배꼽이 톡 튀어나올 정도로 배가 나온다. 나는 생전 처음으로 그때 내 배꼽 속을 구경했더랬다.

"호호호. 정말이네. 아, 요 젖꼭지를 어쩐다?"

결국 다음 날 나는 원피스 위로 그 문제의 젖꼭지가 드러날까 봐 그 위에 반창고를 붙였다. 남은 진지한데 남편은 그 모습을 보며 어찌나 웃던지, 마음 같아서는 팔뚝 살 안쪽을 젖 먹던 힘까지 다해 꼬집어주고 싶었다. 아시죠? 거기가 얼마나 아픈지…….

  배꼽에 반창고 붙이는 것은 그래도 애교다. 임신 후기가 되면 무섭게 튀어나온 배 때문에 불편한 것도 이만저만이 아니고 온갖 임신 트러블에 시달린다. 그 대표적인 트러블이 바로 요실금. 배꼽이 튀어나올 정도로 배가 볼록해지면 어느 임신부나 소변을 보는 횟수가 늘어난다.

  여기에 얽힌 재미있는 에피소드가 하나 있는데 한번은 임신·출산교실에 다니는 엄마들과 함께 무슨 공연을 보러갔는데, 공교롭게도 양 끝자리가 아니라 가운데 좌석에 줄줄이 앉게 되었다. 그런데 모두 임신 후기이다 보니 시도 때도 없이 소변이 마려웠다. 한 명도 아니고 임신부 여러 명이서 화장실에 들락거리니 뒤에서 공연을 보던 사람들이 어땠겠는가? 신경질과 짜증이 섞인 목소리로 집중이 안 된다며 투덜댔다. 어찌나 무안하고 미안하던지, 그때 우리는 다음부터는 사람들에게 방해가 되지 않도록 공연을 볼 때 좌석의 양 끝자리에 앉아야겠다는 주옥 같은 교훈을 얻었다.

  임신 후기가 되면 이렇게 단순히 소변을 보는 횟수가 늘어나기도 하지만 소변을 볼 때 아랫배가 아프거나, 금방 소변을 봤는데도 덜 본 것 같은 찝찝한 느낌이 들거나, 기침이나 재채기를 할 때 소변이 새는 요실금 증상도 나타난다. 나 같은 경우는 몇 째 때였는지 기억은 잘 나지 않지만 막달이 되어 마트에 갔는데, 그곳에서 재채기를 하다가 정체불명의 액체가 쭈욱 흐르는 느낌이 들었다. 범상치 않은 양이라 양수가 터졌다고 생각한 나는 순간 긴장을 했는데, 어쩐 일인지 그러고는 더 이상 아무 소식이 없었다.

양수는 한번 터지면 쉽게 멈추지 않는다는 사실을 너무도 잘 알고 있었던 나는 그 정체불명의 액체가 '소변'이라는 것을 금방 눈치챘다. 누가 볼까 남사스러워 장도 보다 말고 집으로 부리나케 달려갔다. 그러니 요실금 증상을 보이는 예비 엄마들은 나처럼 난처한 일을 겪지 않으려면 임신 후기에는 꼭 생리대를 하고 다니자.

임신 후기의 요실금 증상은 배가 나오고 커진 자궁이 방광을 압박해서 나타나는 자연스러운 현상이다. 즉, 아기를 낳으면 저절로 사라지므로 너무 걱정하지 말고 은연중에 소변이 흘러나오지 않도록 화장실에 자주 들러 방광을 비우자.

또 임신 후기는 배가 볼록 나오면서 몸의 무게중심이 앞으로 쏠려 허리 통증도 잘 생긴다. 하지만 무거워진 배를 지탱한다고 몸을 뒤로 젖히면 어깨까지 피로가 쌓여 아프기 때문에 되도록 허리와 어깨를 구부정하게 하지 말고 쫙 펴자.

임신 후기에는 배가 튀어나오는 만큼 자궁도 커지기 때문에 이로 인해 겪는 트러블도 상당히 많다. 우선 자궁이 점점 커지면서 위를 압박하기 때문에 속이 쓰리고 소화불량에 걸리기 쉽다. 따라서 식사는 한 번에 과식하지 말고 여러 번에 걸쳐 조금씩 나누어 먹자. 이렇게 위가 불편한 증상은 출산일이 가까워질수록 점점 사라진다. 왜냐하면 자궁이 아래로 내려가고 태아가 골반 안으로 들어가 위를 덜 압박하기 때문이다.

임신 후기에는 자궁이 커지면서 위뿐만 아니라 심장과 폐도 압박을 한다. 그래서 가슴도 답답하고 숨도 쉽게 차는데, 이 증상 역시 자궁이 위를 눌러서 나타나는 증세들과 같은 이유로 출산일이 다가올수록 점차 괜찮아진다.

이뿐만 아니라 아기가 세상에 나올 준비를 하기 위해 골반 안으로 쏙 들어가면서 치골통도 생긴다. 치골통, 이거 겪어보지 않은 사람들은 그 고통을 잘 모른다. 나도 치골통 때문에 엄청 고생을 했는데, 침대에서 일어나거나 누울 때도 윽, 옷을 입을 때도 윽, 이러저리 자세를 바꿀 때도 골반이 아래로 빠질 것 같은 통증이 느껴져서 배 속의 아기가 미워질 정도다. 정말 뼈가 부서지는 것 같다.

그런데 임신부들을 '악' 소리 나게 만드는 이 통증은 아기를 낳아야만 사라진다고 한다. 치골통 때문에 매일 피눈물을 흘리는 엄마들은 출산 예정일까지 하루하루가 지옥이다. 이 고통을 너무도 잘 아는 사람으로서 이런 엄마들에게 어떤 심심한 위로의 말을 전해야 할지 잘 모르겠지만 어찌하겠나 견뎌야지.

다만 어떤 엄마들은 걸으면 치골통이 좀 나아진다고 하고 또 어떤 엄마들은 치골통 때문에 걸어 다닐 수도 없다고 하니, 걷는 데 문제가 없는 엄마들은 걷기 운동을 열심히 하자. 그렇지 않은 엄마들은 잠시나마 통증을 잊게 해주는 엉덩이 마사지를 열심히 해주든가.

자, 지금까지 수많은 임신 트러블을 잘 참아왔다. 이제 조금만 더 힘을 내면 여태껏 견뎌왔던 모든 고통과 괴로움을 보상해줄 아기가 태어난다. 그러니 여러 임신 트러블 때문에 괴롭더라도 조금만 더 힘내자. 내가 힘내라고 강력한 에너지를 팍팍 쏘아주마. 이얍!

남편의 한마디!

출 산일이 다가올수록 배도 빵빵해지고 이런저런 트러블 때문에 아내들이 정말 힘들어한다. 이때 좀 피곤하더라도 집안일을 도와주는 센스! 설거지를 해준다든가, 청소기를 밀어준다든가, 함께 장을 보러 간다든가, 쓰레기봉투를 버린다든가 하면 아마 아내가 '역시 내 남편뿐이야' 하는 눈빛으로 당신을 바라볼 거다.

아기 평생 건강의 밑거름이 되는 엄마 음식

"**애**, 돼지비계 많이 먹어라."

첫째 출산일이 다가올수록 시어머니가 자꾸 돼지고기 비계를 많이 먹으라고 말씀하셨다. 그래야 아기가 미끄러지듯 잘 나온다면서. 아무래도 비계가 미끌미끌하니까 옛날부터 그런 말들이 전해 내려오는 것 같았다. 하지만 의사한테 체중 조절을 하라는 경고를 받은 나는 돼지비계가 내키지 않았다. 이게 완전 기름덩어리 아닌가? 하지만 어머니가 거듭 강조하시기도 하고 직접 권하기도 하시니 매몰차게 거절할 수가 없었다. 해서 나는 머리를 굴려서 비계가 잔뜩 붙은 돼지고기 한 점을 먹으면 채소를 그 몇 배로 먹었다. 칼로리도 적게 섭취하고, 몸에 좋은 채소도 많이 먹고, 배도 빵빵하고 이거야말로 '일타삼피' 아닌가?

임신 후기는 태아의 몸무게가 3분의 1에서 2분의 1 정도가 늘어나면서 가만히 있어도 엄마의 체중이 불어나는 시기다. 그런데 여기다 돼지비계처럼 고칼로리 음식을 먹어대면 몸이 확 부는 것은 시간문제다. 그렇게 살이 찌면 아기가 나오는 길에 지방이 쌓여 난산을 할 수 있으니, 임신 후기에는 두부, 닭 가슴살, 쇠고기처럼 영양은 충만하면서 칼로리는 낮은 음식들을 골라 먹자. 요리를 할 때도 음식을 볶거나 튀기기보다는 굽거나 쪄서 먹자.

또 임신 후기에는 몸속 수분과 혈액양이 늘어나 몸이 잘 붓기 때문에 음식은 되도록 싱겁게 먹는 게 좋다. 짜게 먹으면 물을 많이 먹게 되어 몸이 더 잘 붓는다. 따라서 김치, 젓갈, 된장, 고추장, 간장 등도 적게 먹고, 입맛이 당기더라도 염분이 많이 들어 있는 인스턴트식품이나 패스트푸드는 멀리하자. 나는 다행히 원래 인스턴트식품이나 패스트푸드를 좋아하지 않아서 임신 후기에 이걸 참느라 고생하지는 않았다.

반면 토마토, 달걀, 쇠간, 김 등에 풍부하게 들어 있는 비타민A는 태아의 발육과 성장을 돕고 면역력을 높여주므로 의식적으로 챙겨 먹자. 단, 비타민A를 너무 과하게 섭취하면 태아가 기형을 일으킬 수 있으니 적당히 먹자.

뿐만 아니라 임신 후기에는 태아의 골격이 완성이 되기 때문에 칼슘과 철분도 부족하지 않도록 먹어줘야 한다. 그러니 우유, 치즈, 멸치, 두부, 미역, 시금치처럼 칼슘이 많은 식품과 간, 조개, 녹황색 채소, 콩, 달걀처럼 철분이 풍부하게 든 식품을 잊지 말고 챙겨 먹자.

배 속의 아기는 엄마가 먹는 음식을 통해서 생명을 유지하고 성장·발달한다. 때문에 임신 중에 엄마가 어떤 음식을 먹느냐에 따라 아기의 건강 상태가 달라진다. 실제로 엄마가 임신 기간 내내 잘 먹지 못하면 그 아기는 배 속에서 발육이 정상적으로 이루어지지 않아 세상에 태어나서 몸도 허약하고 병에도 잘 걸리는 아이가 될 수 있다. 즉, 임신 중 엄마의 음식은 아기의 평생 건강의 밑거름인 셈이다.

고로 임신 개월 수에 맞춰 필요한 음식들을 잘 챙겨 먹자. 아무리 좋은 음식이라 할지라도 시기에 맞지 않는 음식은 아기의 성장 발달에 별 도움이 되지 않는다. 뭐든 타이밍이 중요한 법이다.

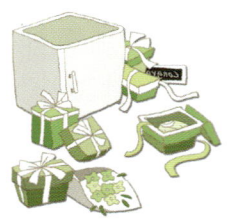

> **남편의 한마디!**
>
> **아**내는 임신 기간 내내 먹는 음식을 깐깐하게 따졌다.
> "그때그때 먹고 싶은 음식이 최고로 좋은 음식이야!"
> 내가 옆에서 아무리 말해도 임신·출산 관련 책을 읽어가며 그곳에 실린 내용대로 맞춰서 먹었다. 그런데 나중에 알고 보니 진짜로 임신 시기에 맞춰 필요한 음식을 먹어 주는 게 가장 좋단다. 그때 책에 너무 의지하는 아내에게 쓴소리를 했던 내 행동을 다시 한 번 가슴 깊이 반성하며 임신할 때마다 시기에 맞춰 음식 챙겨 먹느라 고생한 아내의 노력을 치하하기 위해 조만간 아내한테 맛난 음식을 사줘야겠다.

잠 못 이루는 엄마들에게

가수 김완선은 그랬다.
"나 오늘 오늘 밤은 어둠이 무서워요."

첫째를 갖고 임신 후기가 되자 나는 오늘 밤뿐만 아니라 어젯밤, 내일 밤 할 것이 없이 매일 밤이 두려웠다. 뭣 땜시? 잠자는 것 땜시. 배가 하늘 높은 줄 모르고 볼록해지다 보니 이쪽으로 누워도 불편하고 저쪽으로 누워도 편치 않았다. 그래서 밤마다 이리 뒹굴 저리 뒹굴 자세를 바꾸느라 잠을 제대로 자지 못했다.

이런 나 때문에 애꿎은 남편도 잠을 설치는 일이 다반사였다. 그러다 보니 둘 다 아침마다 일어나서 하는 소리가 "어휴 죽겠다. 잠을 잤는데 하나도 안 잔 것 같아"였다. 그런 피곤한 몸을 이끌고 남편이나 나나 일을 하러 나갔으니 하루 종일 제정신이었겠는가.

당시 밤에 잠을 자는 게 얼마나 곤욕스러웠던지 임신부들이 엎드려 잘 수 있는 침대를 개발해보면 어떨까 하고 진지하게 고민도 하고, 애를 낳자마자 속으로 '와! 이제 엎드려 잘 수 있다!'라며 만세 삼창을 부르기도 했다. 그런데 이게 어디 나만의 얘기겠는가?

내가 아는 엄마들 중에 임신 후기에 세상모르고 잤노라고 말하는 경우는 거의 없다. 그럼 임신 후기에는 무조건 편하게 잠자는 것을 포기해야 한단 말인가? 하지만 세상만사 안 되는 게 어디 있는가? 조금만 머리를 굴리면 임신 전처럼은 아니어도 좀 더 편하게 잠을 이룰 수 있다.

임신 후기에 잠을 좀 편하게 자려면 일단 자세에 신경을 써야 한다. 경험이 있는 엄마들은 잘 알겠지만 임신 후기에는 볼록한 배 때문에 똑바로 누워 자고 싶어도 잘 수가 없다. 반듯하게 누우면 1분도 채 되지 않아서 숨이 턱턱 막힌다. 이 자세는 엄마도 불편하고 힘들지만 커진 자궁이 혈관을 눌러 혈액순환을 방해하기 때문에 아기에게도 좋지 않다. 그러니 가급적 똑바로 눕지 말고 옆으로 누워 자는 게 좋은데, 이때 한쪽 다리를 구부린 후 다리 사이에 쿠션 등을 놓아 다리를 높여주면 다리에 혈액이 잘 돌아 피로도 금세 풀리고 잠도 잘 온다.

또 어느 정도 피로해야 잠이 잘 오므로 낮에 방에만 누워 있지 말고 적당히 집안일도 하고 가볍게 산책이나 운동도 하자. 특히 산책이나 운동을 하면 스트레스도 풀리고 혈액순환도 좋아져 밤에 숙면을 취하는 데 많은 도움이 된다. 잠자는 시간을 규칙적으로 지키는 것도 중요하다. 취침 시간이 들쭉날쭉하면 피로는 피로대로 쌓이고 잠도 잘 오지 않는다.

내 경험상 잠들기 전에 따뜻한 물로 목욕을 하는 것도 숙면에 도움이 된다. 실제로 따뜻한 물에 20~30분 정도 몸을 담그면 근육도 풀리고 혈액순환도 원활해져 잠이 잘 온다고 한다. 이때 뜨거운 물로 목욕하는 것은 금물. 자궁 수축이 일어나 조산할 수 있기 때문이다.

또 잠자리에 들었는데 30분이 지나도록 잠이 오지 않는다면 억지로 자려고 하지 말고 불을 켜고 마음이 편안해지는 음악을 듣거나 책을 읽자. 나는 책만 펴면 잠이 오더라, 나 같은 엄마들 많죠? 홍홍홍.

이 외에도 잠을 잘 자려면 저녁에 너무 물을 많이 마시지 말자. 몸속에 수분이 많아지고 혈액량이 늘어나 그렇지 않아도 소변량이 늘어나는 임신 후기에 물까지 벌컥벌컥 마시면 밤에 화장실 들락거리느라 잠자기는 애초에 글렀다. 아울러 커피, 녹차처럼 카페인이 들어 있는 음식도 잠을 쫓는 데 한몫하므로 절대 금물. 정 뭘 마시고 싶다면 대추차나 둥굴레차를 마시자. 이런 차들은 숙면에 도움이 된단다.

임신 후기에 잠을 잘 자지 못하면 부종, 허리 통증, 두통과 같은 신체 트러블이 생기고 피로와 스트레스도 쌓인다. 무엇보다 엄마가 잠을 잘 이루지 못하면 아기도 편하게 잠을 자지 못할 뿐만 아니라 성장호르몬이 제대로 분비되지 않아서 태아도 잘 자라지 못한다. 그러니 머릿속에 항상 내가 잠을 자지 못하면 아기도 잠들지 못한다는 것을 염두에 두고 숙면을 취할 수 있도록 노력하자. 임신부는 물론이고 모든 사람들에게 잠은 보약이다, 보약!

남편의 한마디!

임신 때문에 힘들어서 잠을 자지 못하는 아내가 밤새 뒤척이면 좀 짜증이 난다. 그러나 잠을 자고 싶은 마음은 굴뚝같은데 그러지 못하는 아내의 심정은 오죽하겠는가? 왜 우리 몸이 너무 피곤할 때 잠은 자고 싶은데 잠자기 힘든 그 미칠 것 같은 기분을 몇 달 동안 느낀다고 생각해보라. 그것만 잊지 않는다면 아내가 부스럭대는 소리가 그리 짜증나지는 않을 것이다.

밑으로 못 낳으면 위로 낳으면 되지 뭐

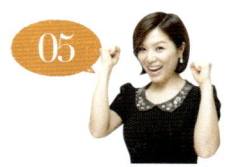

"악!"

"뭐야? 뭐야? 왜 그래? 어디 안 좋아?"

"아니, 또 나쁜 꿈을 꿨어."

첫째를 임신하고 출산일이 다가오면서 나는 자주 꿈을 꾸었다. 그것도 마음이 뒤숭숭한 꿈으로다가. 어떤 날은 괴상한 아기를 낳는 꿈을 꾸고, 어떤 날은 외계인을 낳는 꿈을 꾸고, 어떤 날은 얼굴에 수염이 난 남편 얼굴을 한 아기를 낳는 꿈을 꾸고, 어떤 날은 아기를 낳았는데 또 배 속에 아기가 있는 꿈을 꾸었다.

"요즘 나 왜 이러지?"

나는 이마의 식은땀을 닦으며 중얼거렸다.

"아무래도 아기 낳을 때가 되니까 자기 마음이 불안한가 보다."

남편의 말도 일리가 있었다. 당시 나는 이런저런 일로 신경이 쓰여 심한 불안과 두려움을 느끼고 있었다.

'아무 문제 없이 아기를 낳을 수 있을까?' '아기를 낳았는데 비정상이면 어떻게 하지?' '하늘이 노래져야 아기가 나온다는데 내가 그 고통을 참아낼 수 있을까?' '아기를 낳으면 잘 키울 수 있을까?' 등등 별의별 걱정에 하루도 마음 편할 날이 없었다. 나중에 알아보니 실제로 산모가 임신·출산 등으로 불안을 느끼면 나처럼 악몽을 꾸게 된단다.

"자기야, 너무 걱정하지 마. 아무 일 없을 거야. 그리고 자기 옆에는 내가 있잖아."

남편은 나를 따뜻하게 안아주며 등을 토닥여주었다. 그때 남편의 말이 얼마나 위로가 되던지 나는 마음속으로 '그래, 걱정한다고 뭐가 해결돼? 마음 편하게 먹자. 내가 불안하면 아기도 불안할 거야'라며 마인드컨트롤을 했다.

하지만 그렇게 마음을 단단히 먹었는데도 아기 낳기 전의 진통은 너무 고통스러웠다. 통증이 하도 심해서 사시나무 떨듯 온몸이 덜덜 떨릴 지경이었다. 원래 아픈 걸 잘 견디지 못하는 나는 고민 끝에 무통분만을 하겠다고 의사 선생님에게 말했다. 선생님은 조금만 더 참아보라고 했지만 그랬다가는 어떻게 될 것만 같았다. 그렇게 해서 무통주사를 맞고 분만실에 들어갔다. 그러고는 몇 번 힘을 주지도 않았는데 아기가 쏨풍 나왔다.

'어? 뭐야? 다 끝난 거야? 이렇게 애가 빨리 나오는 거였어?'

남편도 내가 너무 쉽게 아기를 낳으니까 어안이 벙벙한 모양이었다.

"아무리 무통분만을 해도 그렇지, 이렇게 애를 쉽게 낳아? 드라마나 영화 보면 아기 낳을 때 여자들이 한참 동안 소리 지르고 기절하고 난리던데, 실제로는 안 그런가봐?"

남편의 말을 듣고 보니 그랬다. 그날 출산을 하기 위해 병원에 온 산모들 중에 나처럼 무통분만을 하지 않고 그냥 자연분만을 한 산모들이 많았다. 그중에서 드라마나 영화 속 여주인공들처럼 곧 죽을 것처럼 비명을 지르는 엄마들은 별로 없었다.

"어쨌든 괜히 쫄았네. 하기야 처음부터 신이 인간이 감당할 수 없는 고통을 주셨을 리가 없지. 이 정도는 참을 수 있다 생각했으니까 출산의 고통도 주셨을 거야? 그치?"

그날따라 남편은 내 귀에 쏙쏙 박히는 소리만 했다. 남편의 말대로 인간이 현실적으로 참기 힘든 고통이었으면 신은 애초에 그 고통을 주시지도 않았을 것이다. 참을 수 있다고 판단했으니까 출산의 고통도 주셨을 것이다. 내 경우에도 진통이 내가 살아오는 동안 느낀 최고의 고통이기는 했지만 드라마나 영화 속 여자들처럼 반 넋이 나간 사람처럼 고래고래 비명을 지를 만큼 그렇게 아프지는 않았던 것 같다. 내가 잊어버려서 그런가, 어쨌든 그 순간은 어땠는지 잘 모르지만 지금 돌이켜보면 걱정했던 것만큼 아프지는 않았던 것 같다. 물론 천하의 엄살쟁이인 나는 그마저도 못 참겠다고 무통주사의 힘을 빌리기는 했지만, 여하튼 드라마나 영화의 출산 장면은 좀 오버다. 나중에 출산할 때 병원에 가보면 알겠지만 그렇게 악을 쓰며 애를 낳는 엄마들 구경하기가 그리 쉽지 않다.

또 임신 기간 동안 검진을 하면서 아무 이상이 없었다면 건강한 아기가 태어날 확률이 90퍼센트 이상이다. 요즘은 의료 기술이 발달해서 출산 전에 거의 모든 문제들을 잡아내고, 입체 초음파검사를 하면 태어날 아기의 모습을 미리 확인할 수 있다. 정말 배 속에 있을 때 찍은 태아의 모습과 출산 후 아이의 모습이 거의 흡사하다.

그러니 출산에 대한 이런저런 걱정으로 너무 스트레스받지 말자. 내가 출산을 앞두고 불안을 느끼는 엄마들을 만나면 늘 하는 얘기이지만 옛날에 거의 방에서만 지내던 중전, 공주들도 애를 낳았다. 지체 높은 여인들이니 손수 밥을 했겠나, 청소를 했겠나, 빨래를 했겠나? 또 몸에 좋다는 음식은 얼마나 많이 먹었겠는가? 모르긴 몰라도 임신 중인 중전이나 공주들은 살도 엄청 쪘을 것이고 옴짝달싹하지 않으니 체력도 바닥이었을 것이다.

그런데 이런 여인들도 아기를 잘만 낳았다. 그런데 건강하게 출산하기 위해 적당히 음식도 먹고 운동도 하는 우리가 애를 왜 못 낳겠는가? 설령 출산 도중 자연분만을 못하면 또 어떤가? 의료 기술이 발달하지 않았던 옛날이야 엄마나 아기가 죽을 수도 있는 위험한 상황이 있었겠지만 지금은 제왕절개 수술을 해서 출산할 수도 있지 않은가? 밑으로 못 낳으면 위로 낳으면 되지. 막상 경험해보면 염려했던 것만큼 출산이 위험하거나 인간이 감당할 수 없을 정도로 고통스럽지도 않다.

무엇보다 아기를 얻는 기쁨은 출산의 고통을 모두 상쇄해버릴 만큼 크다. 그럼에도 아기를 낳을 때 너무 아플까봐 염려가 된다면 나처럼 무통분만을 하면 된다. 쉽게 생각해야지 자꾸 고통스럽고 힘들다고 생각하면 출산이 점점 두려워지고 괴상망측한 꿈만 꾼다.

육아도 마찬가지다. 아기를 낳기도 전에 좋은 엄마가 될 수 있을까 미리 걱정

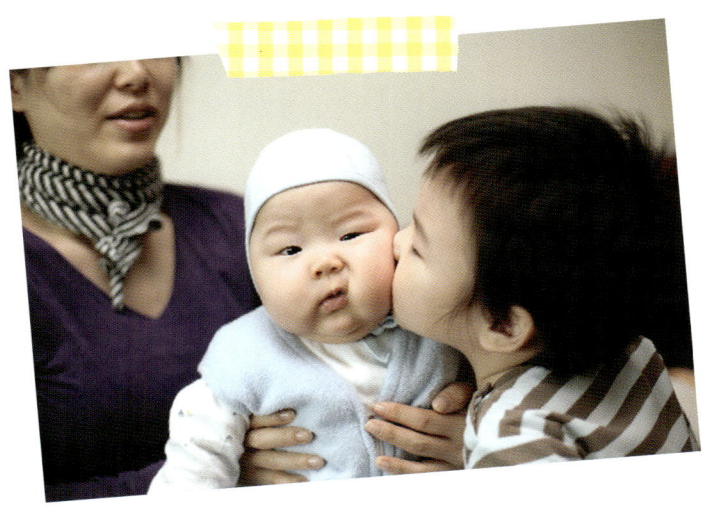

을 하는 산모들이 많다. 물론 나도 그중 한 명이었지만. 어쨌든 내가 애들 넷을 낳으며 겪어보니까 닥치면 다 되고, 세상에 완벽한 엄마란 없다. 어떤 엄마든 조금씩 부족한 면이 있기 마련이다. 잘하면 더없이 좋겠지만, 또 못하면 못하는 대로 최선을 다해 기쁜 마음으로 아기를 키우자. 그 마음이 중요한 거다. 내가 엄마로서 부족하더라도 '이런 엄마 만난 것도 얘 팔자지 뭐'라고 쿨하게 넘어갈 줄 알아야지 여기에 매달려 자책하고 괴로워하면 정말로 그때는 아이를 잘 키울 수 없다. 잘났든 못났든 엄마가 소신을 가지고 당당하게 키워야 나중에 아이가 건강한 성인으로 자란다.

남편의 한마디!

언젠가 방송에 나가 아내가 진통 때문에 너무 고통스러워해서 병원에 무통분만을 하게 해달라고 했다니까 어떤 의사가 "어떻게 아빠가 무식하게 무통분만을 하게 해달라고 하느냐?"고 말했다. 순간 나는 가슴이 쿵 내려앉았다. 무통분만이 아이한테 엄청 해로운 건줄 알고 말이다. 그런데 알아보니 무통분만을 하려면 허리께에 두꺼운 바늘을 찔러야 해서 좀 무섭기는 하지만 크게 나쁜 것은 없었다.
물론 자연분만만큼 좋은 게 없겠지만 무통분만도 그리 위험하지도 않고 해롭지도 않았다. 나는 그래서 아내가 진통 때문에 너무 괴로워한다면 무통분만도 괜찮다고 생각한다. 아프지 않고 낳을 수 있는데 뭐하려고 아내를 죽을 고생시키는가? 물론 자연분만을 할 수 있다면 그게 가장 좋겠지만, 심한 통증으로 인해 아내가 너무 괴로워한다면 무통분만, 적극 찬성이다.

이럴 땐 병원에 꼭 가야 하는 겁니다잉!
그렇게 정한 겁니다잉!

나는 첫째, 둘째는 일주일 정도, 셋째는 무려 보름씩이나 일찍 출산을 했다. 그때마다 양수가 터져서 병원에 갔다. 첫째 때는 처음 겪는 일이라 양수가 터지자마자 너무 불안하고 무서워서 미리 챙겨놓은 가방을 들고 병원으로 달려갔다. 둘째 때는 목욕탕에서 때를 밀다가 터졌는데, 그때는 양수가 터진 것보다 살짝 찢어진 수준이어서 뭔가 줄줄 새는 느낌이 들었다.

'양수가 터진 거야, 뭐야?'

따뜻한 물이 왈칵 쏟아지듯 양수가 터졌던 첫째 때와 달리 둘째는 사뭇 느낌이 달라서 나는 아래에서 새고 있는 액체가 범상치 않다는 것을 느끼면서도 양수인지 아닌지 긴가민가했다. 아리송할 때는 빨리 병원으로 가는 게 상책. 나는 남편에게 전화를 걸어 양수가 새는 것 같다며 병원에 다녀오겠노라고 했다.

"왜 혼자 가? 어떻게 될 줄 알고. 조금만 기다려. 금방 집으로 갈게."

나는 아래에 타월을 대고 남편이 오기만을 기다렸다. 그런데 한 번 경험을 해서 그런지 양수가 터졌을지 모르는 상황인데도 첫째 때처럼 두렵거나 불안하지는 않았다. 뭐든 처음이 어렵지 두 번째, 세 번째는 쉬운가 보다.

셋째 때는 출산 예정일을 보름이나 앞두고 양수가 터져서 좀 당황스럽긴 했지만 그 와중에도 화장을 했다. 그게 얼마나 위급한 상황인지도 모르고 말이다.

임신 후기가 되면 나처럼 일찍 양수가 터지는 엄마들이 많다. 물론 양수는 출산이 임박하면 자연스레 터진다. 분만을 하는 순간까지 터지지 않으면 의사들이 일부러 터뜨리기도 하지만 너무 일찍 터지는 것은 위험할 수 있다. 왜냐하면 양수가 터진다는 것은 외부의 세균이나 바이러스로부터 태아를 보호하던 안전장치가 사라진다는 의미이기 때문이다. 그래서 양수가 터지면 배 속의 아기가 세균 등에 감염될 수도 있고, 드물기는 하지만 탯줄이 자궁 밖으로 빠져나와 아기의 목숨이 위태로워질 수도 있다.

양수가 터졌다고 겁을 먹고 우왕좌왕하는 것도 문제지만, 나처럼 너무 아무렇지도 않게 생각해서도 안 된다. 특히 출산 예정일이 한참이나 남았는데 양수가 터진 경우에는 위급한 상황이기 때문에 빨리 병원을 찾는 것이 좋다. 이때 태아가 세균에 감염될 수 있기 때문에 찝찝하더라도 씻지 말고 그대로 병원으로 가야 한다. 양수는 수건이 다 젖을 정도로 워낙 양이 많기 때문에 아래에 패드나 타월을 대는 것을 잊어서는 안 된다.

또 출혈이 있는 경우에도 바로 병원으로 고고씽! 특히 적은 양이라도 출혈이 계속되거나, 심한 통증과 함께 검붉은 피가 나오거나, 출혈이 있으면서 진통이 오거나 배가 땅기면 꾸물거리지 말고 바로 병원으로 달려가자.

막달에는 태동이 갑자기 멎으며 아무런 이유 없이 태아가 사망하는 경우가 있을 수 있기 때문에 태동이 이상하다는 느낌이 들어도 병원을 찾아야 한다. 그럼 어떤 태동이 비정상이냐? 격렬하게 움직이다가 갑자기 뚝 멈추거나, 24시간 움직임이 없거나, 한 시간 동안 3회도 태동이 느껴지지 않는 증상이 이틀 이상 계속되면 이건 정상이 아니다.

또 교통사고가 나거나 어디에 걸려서 넘어지거나 미끄러졌을 때도 빨리 병원을 찾아가 검사를 받는 것이 좋다. 겉으로는 멀쩡해 보여도 위험한 상황일 수 있기 때문이다. 나도 임신 중 교통사고가 난 적이 있었는데, 겉으로 보기에는 아무렇지도 않았지만 무조건 병원에 가서 검사를 받았다.

이 밖에도 배가 심하게 땅기면서 아프거나, 분비물 색깔이 누르스름하거나 푸르거나, 그곳 주변이 가렵고 따끔거리거나, 배 속의 아기가 아래로 처지는 느낌이 들거나, 오랫동안 설사를 하거나, 오후가 되도록 붓기가 빠지지 않고 다리를 눌렀을 때 들어간 살이 쉽게 돌아오지 않거나, 두통이 오랫동안 지속되거나, 숨이 차면서 손발이 축축해지거나, 안색이 창백해질 정도로 빈혈이 심하다면 위급한 상황이므로 지체하지 말고 병원을 찾자.

> **남편의 한마디!**
>
> **아** 내가 자꾸 예정일보다 미리 양수가 터지다 보니까 나 역시 이를 큰 문제로 받아들이지 않았다. 물론 출산 예정일이 거의 다 되어서 터진 것이라 그렇게 심각한 상황은 아니었지만, 다른 분들은 양수가 터지면 바로 병원으로 갔으면 한다. 사람 일은 모르는 거니까, 아무리 작은 위험도 빨리 손을 쓰는 게 좋다.

우리 새끼, 그렇게 빨리 엄마 얼굴 보고 싶었쪄?

2007년 10월 2일 새벽. 그날은 나의 임신부터 출산까지의 전 과정을 촬영 중이던 SBS 아침 방송 〈좋은 아침〉에서 촬영을 나오기로 되어 있었다. 그래서 새벽같이 일어나 화장을 곱게 하고 있는데 배가 심상치 않았다. 그때 나는 셋째를 임신하고 출산을 보름 정도 남겨놓은 상황이었다.

'어? 왜 이러지?'

아직 출산 예정일이 꽤 남아 있었기 때문에 배에서 느껴지는 심상치 않은 기운에 조금 걱정을 했다. 그러나 이러다 말겠지 하고 계속 화장을 했다. 그런데 어느 순간 밑으로 미지근한 물이 줄줄 흐르는 느낌이 들었다.

'양수 터진 거야?'

아직 출산 예정일이 많이 남아 있어서 양수가 터진 사실이 좀처럼 믿기지 않았지만 두 번의 임신 경험에 의해 밑으로 흐르는 것이 양수임을 바로 알아챌 수 있었다. 그러나 한두 번 겪는 일도 아니고 해서 나는 계속 화장을 했다. 그런데 양수가 터지면서 시작된 진통이 점점 심해져서 나는 어쩔 수 없이 세상모르고 잠든 남편을 흔들어 깨웠다.

"자기야! 자기야!"

"왜? 또 모기 있어?"

10월이기는 하지만 그때도 모기가 있던 터라 남편은 여느 때처럼 내가 모기 때문에 잠을 설치는 줄 안 모양이었다. 나는 모기가 있으면 잠을 자지 못해서 모기가 출몰하는 계절이면 남편은 밤이고 새벽이고 모기 소탕 작전을 펼쳤다.

"아니, 그게 아니라 양수가 터진 것 같아."

"뭐?"

비몽사몽 잠에 취해 있던 남편은 눈을 번쩍 떴다.

"그럼 빨리 병원에 가야지. 나 세수만 하고 올 테니까 잠시만 기다려."

"매니저한테도 연락할까?"

"뭐 하러 연락해. 지금 한창 자고 있을 텐데. 내가 병원에 데려다 줄 테니까 얼른 준비해."

역시 마음 착한 우리 남편! 내가 서방 하나는 정말 잘 골랐다니까. 그렇게 착한 남편은 욕실로 부리나케 들어가더니 빛의 속도로 씻고 나왔다.

"뭐야? 왜 아직도 그러고 있어? 병원 안 가?"

하지만 정작 서둘러야 하는 나는 여전히 거울 앞에 앉아 있었다. 그런 나를 남편은 의아한 표정으로 쳐다봤다.

"어. 아이라인 그리던 거 마저 그리고 가려고."

"뭐? 지금 이 상황에서 무슨 화장이야?"

남편은 황당한 표정을 지으며 빨리 병원에 가자고 재촉했다.

"오늘 〈좋은 아침〉에서 촬영하러 올지 모르는데 화면에 예쁘게 나와야지. 나 이 들어가지고 애 낳고 얼굴 푸석푸석해가지고 있으면 얼마나 보기 안 좋은데."

"아무리 그래도 그렇지. 지금 양수가 터졌는데 무슨 화장이야?"

나는 어이없어 하는 남편을 애써 무시하며 아이라인을 마저 그리고 병원으로 출발했다.

병원으로 가는 내내 진통 때문에 내 입에서는 저절로 신음소리가 흘러나왔다. 그 사이 남편은 담당 의사 선생님에게 전화를 걸었다.

"자기야, 담당 선생님이 연락이 안 되는데? 아무래도 이른 시간이라 아직 일어나지 않으신 모양이야. 그러니까 일단 병원으로 연락해야겠지? 뭐야? 그 와중에도 화장하고 있는 거야? 대단하다, 대단해."

남편이 담당 선생님과 연락을 취하고 있는 사이, 나는 계속 화장을 하고 있었다. 그러니 남편은 기가 찰 수밖에. 나는 남편의 따가운 시선에 뻘쭘하기는 했지만 화장을 멈출 수는 없었다. 나도 관에 들어가는 순간까지 예뻐 보이고 싶어 하는 여자인지라 아기를 낳고 꾀죄죄한 모습을 온 국민에게 보여주고 싶지는 않았다.

"후! 후! 후! 자기야, 4분 간격으로 진통이 와. 곧 아기가 나올 것 같아. 빨리. 빨리. 후! 후! 후!"

나는 점점 빨라지는 진통에 열심히 호흡을 하며 남편에게 속도를 내라며 재촉했다. 그 순간에도 화장품을 손에서 놓지 않았음은 물론이다. 병원에 도착하니 이미 남편에게 연락을 받은 간호사들이 만반의 준비를 하고 있었다.

"몇 분마다 진통이 오세요?"

간호사들은 나를 보자마자 진통 간격을 물었다.

"4분이요."

때마침 뒤늦게 연락을 받고 병원에 도착한 담당 의사 선생님이 헐레벌떡 분만 대기실로 들어왔다. 의사 선생님은 들어오자마자 바로 자궁문이 얼마나 열렸는지 확인한 뒤, 바로 분만실로 들어가자고 얘기했다.

"네? 지금요?"

무방비 상태로 분만실에 들어가자고 하니 이미 애 둘을 낳은 나도 당황하지 않을 수 없었다. 그리고 갑자기 긴장을 해서 그런지 소변이 마려웠다.

"선생님, 저 화장실 먼저 다녀올게요."

그러자 의사 선성님이 정색을 하며 이렇게 말씀하시는 게 아닌가?

"그러다가 변기에 애 빠져요."

그 말에 나는 군소리도 못하고 분만실로 향했다. 그런데 문득 관장을 하지 않았다는 게 생각났다. 임신부의 장 속에 대변이 차 있으면 아기가 나오는 길이 충분히 넓어지지도 않고 분만 도중 힘을 주는 과정에서 대변이 나올 수도 있기 때문에 출산을 하기 전에 미리 관장을 하는 게 순서다.

"선생님, 저 관장도 하지 않았는데 괜찮아요?"

"괜찮으니까 다른 거 신경 쓰지 마시고 애 낳는 것만 생각하세요."

그렇게 나는 분단실에 들어갔고, 30여 분 만에 아기를 낳았다.

병원에 도착해 정신없이 진행됐던 나의 출산 과정은 모두 〈좋은 아침〉의 방송 카메라에 담겼다. 센스쟁이 남편이 방송국에 미리 연락을 해서 촬영팀이 바로 병원으로 달려온 것이다. 이때 찍은 방송은 며칠 뒤 전파를 탔고, 병원 도착 후 1시간 만에 아기를 낳은 나는 다시 한번 큰 이슈가 되었다.

셋째만큼은 아니지만 나는 첫째, 둘째도 출산 예정일보다 일주일 정도 일찍 낳았다. 하지만 이런 경험이 두 번이나 있는 데도 셋째가 보름이나 일찍 세상에 나오니 나를 비롯해 온 가족이 식겁했다. 애가 잘못된 줄 알고 말이다. 그러나 37주가 지나면 언제든지 애가 나올 수 있다. 즉, 출산 예정일보다 일찍 애가 나온다고 비정상은 아니다. 또 출산 예정일에 딱 맞춰 나오는 애들도 많지 않다. 조금 빠르거나 늦다. 그러니 출산 예정일보다 애가 빨리 나온다고 너무 당황하지 말자. 얼마든지 그럴 수 있다. 다만 37주 이전에 출산을 하면 조산에 해당하므로 주의해야 한다.

조산이란 말 그대로 정상적인 임신 기간을 다 채우지 못하고 미리 분만을 하는 것을 뜻한다. 여기서 정상적인 임신 기간이란 37주 이상의 시간을 얘기하는데, 바꿔 말해 조산이란 37주를 채우지 못하고 출산하는 경우를 가리킨다.

조산은 아직 배 속에 있어야 할 아기가 일찍 나오는 것이기 때문에 태어난 아기가 건강하지 않을 가능성이 높다. 의사 선생님들 말로는 조산이라도 35~37주에 태어나면 임신 기간을 모두 채우고 태어난 신생아와 별반 차이가 없어 대부분 위험하지 않지만, 그래도 몸이 약하기 때문에 주의를 기울여야 한다.

32~34주에 태어난 아기도 정상적인 신생아와 크게 다르지는 않지만 호흡을 잘 하지 못해서 산소 결핍이 되거나 뇌에 심각한 손상을 입을 수 있다고 한다. 27~29주에 태어난 경우에는 약 80퍼센트가 생존할 수 있고, 23~26주는 약 25퍼센트, 22주 이전에 태어난 아기는 목숨을 건질 가능성이 거의 없다고 한다.

따라서 37주가 되지 않았는데 아랫배가 뭉쳤다 풀어지는 증상이 계속 되풀이되거나, 반복적이고 규칙적으로 통증이 있거나, 출혈이 있거나, 양수가 나오거나, 자궁 입구가 벌어지는 느낌이 들거나, 평소와 다르게 태동이 이상하게 느껴지거나 하면 조산을 의심하고 병원으로 달려가자.

조산의 원인은 한두 가지가 아니기 때문에 내 몸의 변화를 잘 살펴서 조산이 의심되는 징후가 나타나면 바로 병원으로 달려가는 것이 상책이다. 요즘은 의학 기술이 워낙 발달해서 아주 이른 시기에 조산을 하는 경우가 아니라면 빠른 조치로 얼마든지 아기의 건강을 회복시킬 수 있다. 실제로 조산해서 낳은 아기들이 정상적으로 낳은 아기들보다 면역력이 약해서 병에 쉽게 걸리기는 하지만 출산 후 1년 뒤에는 대부분 정상으로 돌아온다고 한다.

정상적이든 비정상적이든 아기가 빨리 나올 채비를 하면 이는 그 누구도 막을 수 없다. 인간의 힘으로 어쩔 수 없는 일을 가지고 전전긍긍하는 것은 어리석은 일! 따라서 '우리 아기가 엄마 얼굴을 빨리 보고 싶어 일찍 나오는구나' 하고 마음 편하게 먹고 아기를 낳자. 그 이후에 벌어지는 일은 그때 가서 조치를 취하고, 일단 무사히 출산을 하는 게 급선무다.

> **남편의 한마디!**
>
> **아**이가 배 속에 있을 때는 부모로서 아이에게 참 많은 것을 바라게 된다. 하지만 막상 아내가 분만실에 들어가면 막연한 불안감과 걱정에 휩싸여 아이가 건강하게 태어나기만을 바라는데, 이때 남편이 아내에게 너무 안절부절못하는 모습을 보이는 것은 좋지 않다.
> 특히 아내가 초산일 경우에 아빠들이 많이 초조해하는데, 그렇게 되면 아내까지 덩달아 불안을 느끼게 되므로 남편은 최대한 침착한 모습을 보이면서 아기가 건강하게 태어날 수 있도록 분만을 준비하는 아내를 열심히 돕자.

임신부도 체력이 필요해

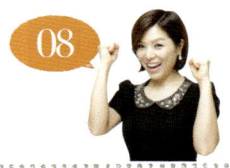

첫째를 갖고 임신 후기가 되니까 그전까지는 많이 나오지 않았던 내 배도 여느 산모들처럼 임신부다운 면모를 갖췄다. 누가 봐도 임신부다웠고 그러다 보니 산모 대접을 톡톡히 받았다. 게다가 식욕까지 넘쳐나니 말 그대로 음식을 흡입하다시피 먹었다. 심한 경우는 하루에 1킬로그램이 찌는 느낌이 들었다.

아니나 다를까 정기 검진을 받으러 병원에 갔더니 의사 선생님이 너무 살이 찌면 아기 낳기가 힘들다며 체중 관리를 하라고 당부하셨다. 흑흑, 어째 너무 많이 먹는다 했어. 출산일이 가까워진다고 마음이 해이해져서 운동도 게을리하고 체중 관리도 소홀히 했던 나는 발등에 불이 떨어져서 바로 그날부터 열심히 걷기 운동을 했다.

비가 오면 방에서 걷고 정 답답하면 아파트 지하 주차장으로 가서 걸었는데, 아마 누군가 그 모습을 봤다면 꽤나 웃겼거나 무서웠을 것이다. 한밤에 배불뚝이 임신부가 지하 주차장을 열나게 걷고 있다고 상상해보라. 나 역시 밤에 지하

주차장에서 운동을 하는 게 좀 무섭기는 했지만 CCTV가 있으니까 걸어 다닐 수 있는 공간이 있다는 것에 감사하며 열심히 운동을 했다.

그러던 어느 날 남편과 오랜만에 저녁 늦게 외식을 하고 들어오는데, 문득 너무 많이 먹었다는 생각이 들었다. 그래서 운동 삼아 계단으로 집에 올라가야겠다고 마음을 먹었다.

"뭐? 계단으로 가자고? 무슨 계단이야? 귀찮아. 그냥 엘리베이터로 올라가."

지상 최고의 귀차니스트 남편이 내 의견에 결사반대를 했다. 남편이 얼마나 귀찮은 걸 싫어하느냐 하면 수박도 씨 발라 먹는 게 귀찮아서 안 먹고, 포도도 들인 공에 비해 얻는 게 별로 없다고 안 먹는 사람이다. 한번은 내가 그런 남편을 보고 "그럼 밥은 왜 먹어?"라고 했더니 글쎄 이러는 게 아닌가.

"배고프니까."

말이나 못하면······. 아무튼 이런 남편 때문에 나는 수박을 썰 때 씨를 다 발라내고 깍둑썰기를 해서 갖다 바친다. 그러니 계단으로 올라가자는 내 말이 반갑게 들릴 리 있었겠는가?

"그래도 가자. 지난 번에 의사 선생님한테 들었지? 나 살찌면 안 된단 말이야, 응?"

"자기야, 우리 집이 몇 층인 줄 알아? 21층이야. 근데 무슨 임신한 여자가 21층까지 걸어서 올라간다고 그래. 그러다가 큰일 나."

나는 남편의 말이 틀린 것도 아니었기 때문에 한 발 물러섰다.

"힘들면 거기서부터 엘리베이터 타면 되지."

"아, 어쨌든 안 돼. 나 지금 너무 피곤해."

남편은 한 치의 양보도 하지 않았다.

"그럼 나 혼자 걸어갈게. 자기는 엘리베이터 타고 올라가."

살짝 삐친 나는 남편에게 통보를 하다시피하고 계단 쪽으로 발걸음을 옮겼다. 그랬더니 남편이 글쎄 내 뒤통수에 대고 이러는 게 아닌가?

"귀신 나온다."

귀신! 앞서 얘기한 바 있지만 나 이거 되게 싫어한다. 얼마나 싫어하냐 하면 한번은 내가 출연하는 MBC의 〈세바퀴〉에서 납량특집을 했는데 너무 무서워서 계속 귀를 막고 있었다.

"자기, 정말 내 남편 맞아? 운동하기 싫으면 자기만 안 하면 되지 왜 나까지 못하게 해?"

나는 이러지도 저러지도 못하고 어정쩡하게 서서 남편을 째려봤다.

"혼자 가면 위험하잖아. 그러니까 그러고 있지 말고 빨리 엘리베이터나 타."

환한 대낮 같으면 그냥 올라갔을 텐데 깜깜한 밤이라 차마 계단으로 올라갈 수 없었다. 그래서 나는 울며 겨자 먹기로 남편을 따라 엘리베이터에 탔다. 이런 식으로 남편이 훼방(?)을 놓기는 했지만 임신 후기에 열심히 운동을 한 덕택에 나는 적정한 체중으로 건강하게 아기를 낳을 수 있었다.

임신 후기가 되면 천천히 자라던 아기가 골격과 근육을 완성하기 위해 임신 후기 7주간 자신 몸무게의 3분의 1에서 2분의 1 정도를 키운다. 때문에 엄마가 그만큼의 영양을 섭취해 아기에게 공급해줘야 하는데, 그렇다고 이 생각에 꽂혀 너무 많이 먹으면 체중이 급격하게 늘어날 수 있다. 비만은 시기를 떠나 임신부에게 해로운 존재다. 그러니 출산일이 가까워지고 아기가 필요로 하는 영양이 많다고 해도 너무 과하게 먹지 말고 가볍게 운동을 하자. 이때 체중 관리에 실패해서 살이 너무 찌면 아기가 나오는 길에 지방이 쌓여 출산이 힘들어진다.

그렇다면 임신 후기에는 어떤 운동이 좋을까?

우선 시기와 상관없이 산모들에게 최고의 운동인 걷기가 있다. 일주일에 3일

정도 30분 이상 걸어주면 혈액순환도 원활해지고 온몸의 근육도 단련이 되어 아기를 낳을 때 체력이 떨어지지 않는다. 운동선수한테만 체력이 필요한 줄 알았지? 천만의 말씀! 임신부들도 순산을 하려면 체력이 필요하다. 그만큼 출산은 많은 에너지를 소모하는 일이고, 때문에 임신을 하면 걷기와 같은 운동을 통해 미리미리 체력을 길러놔야 한다.

임신부 체조도 임신 후기 산모에게 좋은 운동이다. 임신부 체조는 허리 통증, 어깨 통증, 몸이 붓는 증상 등에 좋아 임신 후기를 편안하게 보내게 해줄 뿐만 아니라 골반이 잘 열리고 닫히게 해주어 출산을 할 때도 도움이 된다. 그런데 체조라고 하면 운동 축에도 못 낀다고 생각하여 무리하게 하는 경우가 많다. 체조가 아무리 가벼운 운동이라고 할지라도 몸을 함부로 움직이고 심하게 하면 위험하다. 따라서 쉽고 간단한 동작 위주로 즐겁게 해준다. 배를 심하게 움직이거나 뛰는 동작은 절대 금물이다.

이 외에도 호흡도 운동이라면 운동이니 호흡법도 연습해두는 게 좋다. 이게 우스워 보여도 미리 연습해두면 진통 자체를 줄여주지는 않지만 출산에 대한 긴장과 불안을 줄여주고 엄마와 태아에게 산소공급을 원활하게 해주어 순산을 하는 데 의외로 많은 도움이 된다. 그러나 몸에 배도록 열심히 해야 한다는 거! 왜냐? 습관이 들지 않으면 연습한 보람도 없이 분만대 위에 누웠을 때 진통의 고통에 온 신경이 쏠려 싹 다 까먹을 수 있기 때문이다. 내 이런 엄마들 수두룩하게 봤다. 그러니 이왕 하는 거 몸에 밸 때까지 열심히 하자.

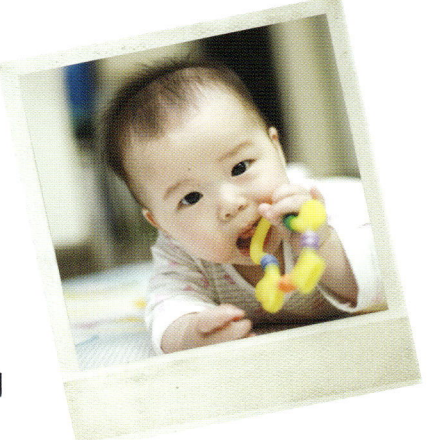

운동은 양날의 칼이라 잘하면 약이 되지만 잘못하면 독이 된다. 그러므로 임신부에게 무리가 가지 않는 운동을 선택해서 적당히 하고, 어떤 운동을 하든 도중에 배가 땅기거나 이상 증세가 나타나면 위험하므로 바로 멈추자. 또 운동 후 휴식을 취할 때는 확실히 쉬어줘야 한다. 어설프게 쉬면 피로가 쌓여 안 하느니만 못하다.

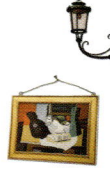

남편의 한마디!

아 내가 셋째까지는 아기를 수월하게 낳았는데 막내는 좀 힘들게 낳았다. 무통주사도 강하게 놓지 못한다고 해서 아내는 거의 자연분만을 했다. 그런데 가는 날이 장날이라고 아기는 왜 그렇게 안 나오던지……. 그날 나는 처음으로 출산이 그렇게 많은 체력을 필요로 한다는 것을 알았다. 아내는 너무 장시간 고생을 해서 쓰러지기 일보직전이었다.
따라서 좀 귀찮더라도 임신 기간 동안 아내와 함께 밖에 나가 열심히 걷자. 그렇게 아내의 체력을 길러주면 나중에 아기 낳을 때 덜 힘들어한다.

임신 중에도 부부관계는 계속되어야 한다! 쭈욱!

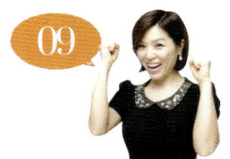

"**어**쩌면 그렇게 부부 금실이 좋아?"

넷째를 가지고 나서 사람들에게 가장 많이 들었던 얘기다. 결혼 9년 차, 서로 전혀 다른 환경에서 자란 두 남녀가 살 비비고 부대끼며 살면서 투닥 거린 적이 어찌 한번도 없었겠냐마는, 주위의 얘기를 들어보면 우리 부부는 금실이 꽤 좋은 편이다. 우리 부부가 싸우고 풀어지기를 반복하며 애들도 넷씩이나 낳고 잘 사는 이유는 여러 가지가 있다.

우선 남편이 가끔씩 툭툭거리기는 해도 다정다감하다는 거! 또 자랑을 해서 미안하지만 우리 남편은 잊을 만하면 한 번씩 이 세상에 나밖에 없다는 둥, 내가 최고라는 둥, 세상에서 제일 예쁘다는 둥의 문자메시지를 보내 나를 완전히 감동의 도가니에 빠뜨린다. 그러고 보면 나는 참 복받은 여자다.

그러나 남편의 노력만으로 우리 부부 금실이 좋다고 생각하면 섭하지! 나도 그만큼 노력하고 있다우. 다들 살아봐서 알겠지만 좋은 부부관계는 어느 한쪽만 노력해서는 유지되기 어렵다. 그럼 내가 어떤 노력을 하냐고? 허허. 그런 알

짜배기 정보를 거저 얻어가려고 하면 안 되지? 아 참, 지금 귀하디귀한 시간 쪼개서 내 책을 읽고 있으니 거저가 아닌가? 에잇, 그래 기분이다! 내 오늘 아주 지대로 행복한 부부관계 만들기 비법을 공개하겠다.

혹시 연애 시절 내가 남편의 멋진 프러포즈를 한 방에 뻥 차서 그 사람의 애간장을 태웠다는 거 기억하는가? 그때 내가 남편에게 마음이 있으면서도 프러포즈를 거절했던 이유 중 하나가 단번에 승낙하면 이 남자가 나를 만만하게 보고 소홀히 대할까 염려되어서였다. 한마디로 '밀당'을 했던 것이다. 여기서 얘기하는 밀당은 '밀고 당기기'의 줄임말이라는 거 다 아시죠?

남녀를 막론하고 밀당은 상대방의 마음을 애태우는 최고의 연애 기술이다. 나는 이 기술을 지금도 요긴하게 써먹고 있다. 한 이불 덮고 자는 사이에 무슨 밀당이냐고 하시겠지만 모르시는 말씀! 볼 거 못 볼 거 다 본 부부 사이라도 적당한 긴장감은 필수다. 요 긴장감이 부부 금실에 알게 모르게 많은 도움이 된다. 고로, 행복한 결혼 생활을 위해 가끔씩 남편에게 튕김질을 하자. 하지만 너무 남발하면 약발도 떨어지고 최악의 경우 남편이 정말 튕겨 나갈 수 있다. 뭐든 적당히 하는 게 중요하다.

또 나는 부부 금실을 위해 남편과 사이가 나쁠수록 시댁에 잘한다. 난 곰 같은 여자라 요런 요망한 짓은 못한다고? 사실 나도 여우 같은 스타일은 아니다. 방송에 나오는 것처럼 그리 수다스럽지도 않고 살랑거리며 남의 비위도 잘 못 맞춘다. 그러나 행복한 결혼 생활을 위해서라면 언제든 여우로 짠하고 둔갑할 용의가 있다. 물론 남편이 미울 때는 '시' 자만 들어도 오만 정이 다 떨어지지만 그럴수록 시댁 식구에게 잘해야 부부 사이의 냉랭한 기운도 빨리 가시고 시댁 식구들의 사랑도 듬뿍 받는다. 시댁 식구들에게 밉보여서 좋을 거 뭐 있겠는가? 시댁 식구들에게 잘하는 게 다 나를 위하는 길이다.

뿐만 아니라 나는 행복한 부부관계를 위해 상대방의 마음을 상하게 할 수 있는 직설화법을 쓰지 않는다. 세 치의 혀가 사람도 죽이고 백만 대군보다 강하다고, 혀를 잘못 놀리면 부부 사이에 쩍 하고 금이 가는 건 시간문제다.

또 나는 부부 금실을 위해 남편에게 예쁘고 멋진 여자로 보이려고 늘 노력한다. 그래서 독하게 다이어트도 했던 거고. 애 넷을 낳으며 남편에게 늘 배부른 모습만 보였던 나는 은근 이 사람이 나를 여자로 보지 않으면 어쩌나 하고 걱정을 했다. 세상 모든 유부녀들이 다 똑같은 마음이겠지만 나는 항상 남편에게 여자이고 싶었다. 그러나 매일 부스스하고 푹 퍼진 모습으로 남편에게 여자로 봐달라고 하는 것은 욕심이다. 해서 죽어라 살을 빼고, 가끔씩 한껏 치장을 하고 남편 앞에 나타났다. 잘 몰라서 그렇지, 남편들은 때때로 아내가 곱게 화장을 하고 예쁘게 차려입는 것을 은근히 좋아한다.

'그래, 아내가 원래 이렇게 예뻤지?' '아, 이 여자가 아직도 나를 남자로 보는구나!' 그런 생각이 들기 때문이다. 그뿐인가? 남편의 어깨에 힘도 팍 들어간다.

'나, 이런 여자랑 사는 남자라고!'

그러니 가끔은 목 늘어진 티셔츠, 무릎 튀어나온 트레이닝 바지를 벗어버리고 예쁘게 치장하고 남편 앞에 서자. 남한테는 그렇게 퍼져 있는 모습을 보이지 않으려고 애쓰면서 왜 세상에서 나를 가장 아껴주고 평생 함께 동고동락할 남자에게는 잘 보이려 하지 않는가?

여기에 내가 우리 부부 금실을 위해 신경 쓰는 부분이 하나 더 있으니, 바로 잠자리다. 애 넷을 낳은 아줌마도 요런 얘기는 아직도 남부끄럽다. 어휴, 얼굴 화끈거려! 얼굴에 계란 프라이 해도 되겠네.

아무튼 나는 침실에서 좀 적극적인 편이다. 밝히는 여자 같다고? 애도 넷이나 낳았는데 밝히는 여자 좀 되면 어떤가. 나는 행복한 부부관계를 위해 남편도 아내도 잠자리에서 서로 과감해질 필요가 있다고 생각한다. 그래서 나는 그럴(?) 마음이 있는 날이면 먼저 남편 품으로 쏙 들어간다. 그럴 마음이 없을 때에도 남편을 차갑게 내치지 않고 부드럽고 사랑스럽게 거절을 하고 말이다.

"자기야, 나 오늘 좀 힘들어. 대신 내가 내일 잠 못 들게 해줄게. 호호호."

그런데 침실에서 적극적인 편인 나도 임신 중에는 잠자리가 망설여졌다. 혹시 부부관계 때문에 유산이 되지 않을까, 남편의 페니스가 태아에게 닿지 않을까, 부부관계 때문에 태아가 스트레스를 받거나 힘들어하지 않을까 걱정되었기 때문이다. 이는 남편도 마찬가지였다. 혹시 나나 아기에게 해가 되지 않을까 싶어 그러고 싶은 마음이 있는데도 남편은 선뜻 말을 꺼내지 못했다.

그러나 남편이 도 닦는 사람도 아니고 임신 기간 내내 무조건 참으라고만 할 수 없는 노릇이다. 밝히기 좀 남세스럽지만 나 역시 그러고 싶지 않았고. 해서

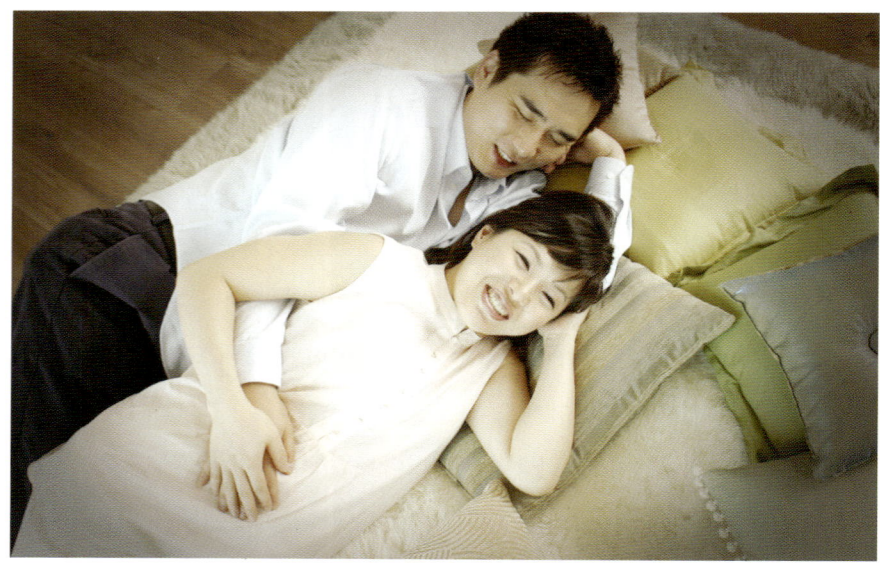

우리 부부는 임신 기간 동안 잠자리를 했다. 그러나 항상 이게 잘하는 건가 싶어 마음 한구석이 찝찝했다. 결국 고민 끝에 의사 선생님에게 살짝쿵 물어봤다.

"네. 몇 가지만 조심하면 언제든지 해도 상관없어요. 특히 김지선 씨는 지금 부부관계를 하기에 가장 안전한 임신 중기니까 평소처럼 관계를 가지셔도 돼요."

그 후로 우리 부부가 마음 편히 부부관계를 한 것은 두말하면 잔소리. 우리는 그렇게 임신 기간 내내 잠자리 때문에 얼굴 붉히는 일 없이 해피하게 보냈다.

임신을 하면 태아에게 영향을 미칠까봐 엄마도 아빠도 잠자리를 망설이게 된다. 그러나 몇 가지만 주의한다면 언제든지 부부관계를 해도 괜찮다. 우선 개월 수와 상관없이 격렬한 부부관계는 자궁을 수축시키고 출혈을 일으켜 유산이나 사산의 원인이 될 수 있기 때문에 절대 금물이다.

특히 임신 초기는 유산되기 쉬운 때이므로 더욱 주의를 기울여야 한다. 그런데 부부들이 임신 초기에는 배가 나오지 않다 보니 임신 전처럼 과도한 체위를 취하거나 격렬하게 관계를 갖는 경우가 많다. 그러나 누누이 말했듯이 '임신부티'는 안 나도 임신 초기가 가장 위험하다는 거, 꼭 기억하기 바란다.

임신 중기는 입덧이나 피로감이 사라지고 아기씨도 안정적으로 착상하는 시기다. 때문에 임신 기간 중 부부관계를 하기에는 가장 좋지만 유산의 위험이 완전히 사라진 것은 아니기 때문에 너무 자주 격렬하게 하지는 말자.

임신 후기에는 무엇보다 가슴을 심하게 자극해서는 안 된다. 가슴을 과도하게 자극하면 자궁이 수축해 조산할 위험이 높기 때문이다. 또 출산을 앞두고 자궁 입구와 질이 약해져 있는 상태이므로 이 부위에 상처를 입지 않도록 주의하고, 출산이 가까워지면서 배가 자주 땅기거나 유산이나 조산의 위험이 있는 경우에는 가급적 부부관계를 자제하는 것이 좋다.

이 외에도 시기와 상관없이 임신 중에는 세균에 감염될 위험이 높기 때문에 부부관계 전후에 부부 모두 그곳을 깨끗하게 씻어주고, 남편은 가급적 콘돔을 사용하자. 임신을 하면 세균에 잘 감염될 뿐만 아니라 아내의 자궁 속도 아주 예민해진다. 게다가 정액에는 자궁을 수축시키는 호르몬이 들어 있다.

또 개월 수와 상관없이 배를 압박하거나 깊게 결합되는 체위는 피하고, 배에 무리가 가지 않는 체위라 하더라도 한 자세로 너무 오래하지 말자. 그리고 무엇보다 잊지 말아야 할 것은 부부관계 도중에 통증, 출혈, 배가 땅기는 증상이 나타나면 바로 중단해야 한다는 것이다. 만약 출혈이 멈추지 않고 오래 지속되거나 되풀이되면 병원으로 곧장 달려가야 한다.

부부에게 있어 잠자리는 단순히 섹스 이상의 의미를 가지고 있다. 잠자리는 부부가 몸으로 나누는 대화이고 교감이고 사랑이다. 때문에 어떤 경우에는 백 마디 말보다 한 번의 잠자리가 부부 사이의 문제를 해결하고 관계를 더욱 돈독하게 한다. 이런 중차대한 행위를 임신을 했다는 이유만으로 중단하는 것은 아니 될 말이다.

'태아에게 해롭지 않을까?' '남편이 배부른 나를 싫어하지 않을까?' 등등의 걱정으로 부부관계를 피하지 말자. 본인 스스로 전혀 하고 싶은 생각이 없다면 모를까, 그럴 마음이 있는데 이런저런 걱정으로 주저하는 것은 참으로 안타까운 일이다.

> **남편의 한마디!**
>
> **아**내가 임신을 하면 남편 입장에서 잠자리를 하기가 많이 꺼려진다. 특히 배가 불러오면 올수록 보기에도 부담스러우니까 망설이게 되는데, 사실 임신부 티가 나지 않는 임신 초기가 가장 위험하다. 그러니 아내 배가 홀쭉하다고 해서 너무 격하게 하지 말고 조심하자. 특히 임신 초기에 잠자리를 하고 난 이후에 아무리 적은 양이라도 하혈을 한다면 횟수를 줄이거나 아예 금욕해야 한다.

임신부는 운전하지 말란 법 있니? 조심하면 돼

쿵 "엄마야!"

넷째 혜선이를 임신했을 때의 일이다. 출산일을 코앞에 두고 접촉사고가 났다. 갑작스러운 사고로 충격을 받은 나는 심장이 쿵쾅거리고 손이 바르르 떨렸다. 다리에 힘이 쭉 빠져 옴짝달싹도 할 수 없었다. 그런데 뒤에서 내 차를 박은 운전자가 앞으로 오더니 차창을 거세게 두드렸다.

"이봐요. 빨리 내려봐요. 아니 갑자기 앞에서 서면 어떻게 해?"

이게 무슨 자다가 봉창 두드리는 소리인가? 나는 분명 정지 신호를 보고 차를 세웠고 가만히 있는 내 차를 박은 것은 뒤차였다. 나는 죄 없는 내게 덤터기를 씌우려는 상대방의 행동에 어이가 없고 화가 났다. 이대로 있다가는 두 눈 뜨고 코 베일 판이었다. 그래서 마음을 진정시키고 바로 보험회사에 연락을 했다.

"네? 교통사고가 났다고요?"

방송을 통해 임신 중이라는 사실을 알고 있던 보험회사 직원은 교통사고 소식에 기겁을 했다. 남편도 놀라기는 마찬가지. 나와 통화가 끝나자마자 바로 사고 현장으로 달려왔다. 얼마나 든든하던지, 이래서 결혼을 하는가보다.

"괜찮아? 안 다쳤어? 애기는?"

남편은 달려 오는 내내 걱정이 되었는지 숨도 쉬지 않고 나와 아기의 안부를 물었다.

"응, 조금 놀래기는 했는데 괜찮아. 그런데 저 사람이⋯⋯."

나는 상대방 운전자가 자기가 가해자이면서 피해자라고 우기고 있는 상황을 설명했다.

"뭐야? 아니 이보세요. 가만히 서 있는 차를 박은 건 그쪽인데 왜 제 아내가 잘못을 했습니까? 여자라고 만만하게 보시는 거예요?"

그러자 상대방 운전자는 앞뒤가 맞지 않는 말을 하며 자기는 아무 잘못이 없다고 버텼다. 그런데 상대방이 박박 우기는 데는 다 이유가 있었다. 그때 내가 몰던 승용차가 가격이 좀 나가는 차였던터라 그 수리비를 조금이라도 덜 부담하고 싶어서 생떼를 쓰는 것이었다. 하지만 아무리 그래도 자기 잘못을 남에게 떠넘기는 것은 옳지 않아! 그것도 임신부한테 그러면 안 되지!

어딜 다치지는 않았지만 무방비 상태로 충격을 받았기 때문에 나는 한시라도 빨리 병원에 가서 아기가 무사한지 확인을 해야 했다. 언제까지고 길거리에서 시간을 보낼 수 없었다. 해서 나와 남편은 상대방 운전자와 전화로 다시 얘기하기로 하고 병원으로 향했다. 검사 결과 다행히 아기는 무사했고 나도 별문제가 없었다. 뿐만 아니라 다행스럽게도 다음 날 상대방 운전자가 집에 들어가 아내에게 무슨 소리를 들었는지 자신의 잘못을 시인해서 접촉사고 일도 잘 마무리가 되었다.

나처럼 임신 중에 교통사고가 나는 경우는 흔치 않지만 혹 사고가 나서 아기가 잘못되지 않을까 싶어 임신 중 운전을 피하는 엄마들이 많다. 하지만 나는 네 번 모두 거의 막달까지 운전을 했다. 뿐만 아니라 막내 때 말고도 교통사고가 난 적이 있다. 그때도 뒤에서 차가 들이받았는데, 내가 배가 볼록해서 차에서 내리니까 뒤차 운전자가 사색이 되어 잘잘못을 따지지 않고 무조건 자기가 다 책임을 지겠다고 말했다.

다음에 임신을 하게 되면 운전을 하지 않겠노라고 다짐을 했건만 운전자들은 다 알겠지만 급하면 어쩔 수 없이 운전대를 잡게 된다. 더구나 조금 주의만하면 임신 중 운전이 그리 위험하지도 않았기 때문에 나는 그냥 운전을 하고 다녔다. 다만 아기씨가 자궁에 완전히 뿌리를 내리지 못한 임신 초기와 컨디션이 좋지 않은 날은 운전을 자제했다. 어느 한의사분의 말씀이 임신 초기에는 운전을 하면 커브를 돌 때 원심력에 의해 아기씨가 착상했다가 떨어져 나갈 수도 있단다. 과학적 근거가 없어 이 얘기를 어디까지 믿어야 할지 모르겠지만 어쨌든 임신 초기는 매사에 조심해야 하니 되도록 운전을 하지 않는 게 좋다.

나는 막달까지 운전을 했지만 아무리 운전을 잘하는 임신부라도 9개월 이후부터는 배가 많이 불러서 운전석에 앉는 것도 곤욕이므로 웬만하면 운전을 자제하는 것이 좋다. 특히 유산이나 조산의 가능성이 있는 임신부들은 9개월 이후의 운전은 절대 금물이다. 또 오랜 시간 운전을 하면 쉽게 피로하고 배가 땅길 수도 있기 때문에 두 시간 이상 운전을 하지 말고, 장거리를 운전할 경우에는 짧게라도 자주 쉬어주자.

또 임신부에게도 안전벨트는 필수! 어떤 엄마들은 안전벨트가 배를 압박해서 아기에게 더 좋지 않다며 매지 않는 경우가 있는데, 이는 아주 위험천만한 일이다. 일반 사람들도 안전벨트를 하지 않으면 위험한데 홑몸이 아닌 임신부는 얼마나 더하겠는가? 다만 벨트로 배를 누르면 자궁을 압박할 수 있기 때문에 배를 피해 착용하자. 배 아랫부분과 골반에 걸쳐주면 OK! 또 안전벨트를 맬 때 벨트와 몸 사이에 뜨는 곳이 없어야 안전하고, 이때 등에 쿠션을 받쳐주면 피로도 덜 느끼고 허리도 아프지 않다.

또 임신을 하면 반사신경과 주의력도 떨어지고 배가 불러 행동도 굼뜨기 때문에 운전할 때는 앞 차와 멀찍이 떨어져서 운전을 하자. 브레이크도 갑자기 밟지 말고. 아울러 나처럼 교통사고가 난 경우에는 겉보기에 멀쩡하더라도 배에 충격이 전해져 태아에게 영향을 미칠 수 있으니 반드시 병원에 찾아가 검사를 받는 것이 좋다.

세상천지에 임신부가 운전하지 말란 법은 없다. 또 지금까지 내가 얘기한 안전 수칙만 잘 지켜도 운전을 하는 데 큰 문제가 없다. 그러니 특히 자동차로 출퇴근하는 워킹맘들은 내가 홀몸이 아니라는 것을 항상 머릿속에 기억하고 조심해서 운전을 하자. 아울러 차 뒤에 '임신부가 타고 있어요!'라는 종이를 붙여주는 센스! 그러면 모두 다 그렇지는 않지만 다른 운전자들이 알아서 피해 간다. 운전자 여러분! 혹 출퇴근 시간에 임신부가 운전하는 차를 만나면 배려 좀 팍팍 해주세요! 그 몸으로 일하러 다니는 여자들이 얼마나 대견합니까?

남편의 한마디!

운전하는 사람들은 잘 알겠지만 운전 습관, 이거 되게 고치기 힘들다. 그래서 나는 아내가 임신했을 때 조심해야지, 조심해야지 하면서도 나도 모르게 쌩쌩 달렸다. 그러다 보니 과속방지턱에라도 걸리면 아내는 깜짝깜짝 놀라곤 했다. 그때마다 아차 싶다가도 또 무의식중에 속력을 내고……. 그런데 첫째를 낳고 집에 올 때는 정신을 바짝 차리고 조심, 조심 왔다. 핏덩어리가 뒤에 있으니까 어찌나 긴장이 되던지, 어깨가 결릴 정도였다. 그런데 아내가 임신 중에도 운전할 때 이렇게 조심해야 한다. 자칫 잘못하면 정말 위험한 상황이 벌어질 수도 있다.

임신부는 살이 쪄도 괜찮다는 생각을 버려

친정엄마의 말씀이 가랑이가 찢어지게 가난했던 옛날에는 임신한 여자가 집에 오면 그냥 돌려보내면 안 된다고 먹을 것을 꼭 주었다고 한다. 적어도 아기를 가진 산모만이라도 영양 부족이 되어서는 안 된다는 마음에서 사람들이 그런 온정을 베풀었으리라. 그래서 그런지 내가 임신했을 때 어르신들은 나를 보면 귤 하나라도 꼭 손에 쥐어주었고, 어디 식당에 가도 음식 인심이 좋았다. 덕분에 먹는 것에 대해서는 부족함 없이 임신 기간을 보냈다.

그런데 이게 어디 나쁜이겠는가? 요즘처럼 음식이 차고 넘치는 세상에 과하게 다이어트를 하지 않는 이상 임신부가 먹을 게 부족한 경우는 그리 많지 않다. 옛날에는 임신부가 지독한 가난으로 피죽도 못 먹어서 영양실조가 되는 게 문제였지만 지금은 지나치게 많이 먹어 영양 과잉인 게 문제다. 때문에 임신을 하면 두 사람 몫을 먹어야 한다는 생각은 절대 금물이다. 그건 못살았을 때의 얘기다. 지금은 그렇게 먹었다가는 과하게 살이 찌는 것은 시간문제다.

물론 사람들이 임신부의 비만에 대해서는 좀 너그러운 편이다. 임신을 하면 원체 몸이 잘 붙기도 하고 아기를 낳으면 다 빠질 살이라고 생각해서 말이다. 그런데 임신을 하면 호르몬 등의 영향으로 살이 잘 붙기는 하지만 조금만 노력하면 얼마든지 체중 조절을 할 수 있다. 출산을 한다고 그 살이 다 빠지지는 않는다.

나는 출산 후 딱 아기 몸무게만큼만 살이 빠져서 괴로워하는 엄마들을 꽤 많이 봤다. 물론 출산을 하면 무슨 풍선 바람 빠지듯 순식간에 살이 빠지지는 않지만 끝끝내 빠지지 않고 남는 살들이 있다. 특히 임신 기간에 과하게 살이 쪘던 엄마들은 출산 후 살이 잘 빠지지 않는다.

그러니 무슨 처녀 적 다이어트하듯 그렇게 독하게 다이어트를 하는 것은 안 될 말이지만 임신 중에도 몸에 무리가 가지 않는 범위 내에서 다이어트를 할 필요가 있다. 그래야 부종이나 튼살, 허리 통증과 같은 각종 임신 트러블에도 덜 시달리고 당뇨병, 임신중독증, 고혈압과 같은 병에도 잘 걸리지 않는다.

또 아기가 나오는 길에 지방이 쌓여 세상에 나와야 할 아기가 좀처럼 내려오지 않는 사태도 막을 수 있고, 무엇보다 세상 모든 엄마들이 간절히 바라는 임신 전 몸매로 재빨리 컴백할 수도 있다.

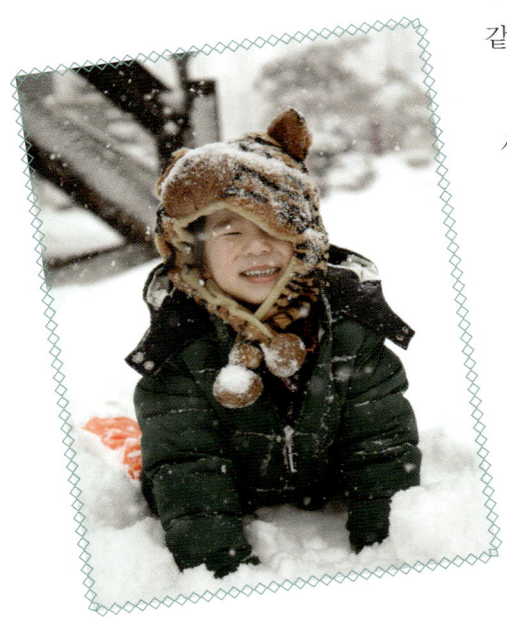

그럼 임신 중에는 어느 정도 다이어트를 해야 할까? 의사 선생님이 말씀하시길 임신 전에 보통 체중이었던 산모들은 임신 중에 평

균 11~16킬로그램 정도가 늘면 적당하고, 마른 산모들은 12~18킬로그램, 약간 통통했던 산모들은 7~11킬로그램, 뚱뚱했던 산모들은 7킬로그램 미만만 증가하도록 체중 조절을 하는 게 좋다고 한다. 의사 선생님들마다 약간씩 말이 달라서 좀 헷갈리기는 하지만 대개 이렇게들 말한다. 아기에게 충분히 영양을 공급해주는 것도 좋지만 이 수준을 넘지 않도록 체중 조절에 신경을 쓰자. 특히 입덧으로 음식을 거의 먹지 못했던 엄마들은 몸이 불 소지가 다분하니 체중 관리에 만전(?)을 기하자.

많은 엄마들이 입덧으로 인한 영양 부족으로 아기가 제대로 크지 못했을까 봐 보상심리로 입덧이 끝나기가 무섭게 이런저런 음식을 열심히 챙겨 먹는데, 내 그러다가 20킬로그램 이상 우습게 찌는 엄마들 솔찮히 봤다. 이렇게 무섭게 살이 쪄버리면 애를 낳아도, 젖꼭지가 부르트도록 열심히 모유 수유를 해도 살이 잘 빠지지 않는다.

그러니 입맛이 당긴다고 밤늦게 먹지 말고, 맛있다고 칼로리가 높은 음식들 너무 먹지 말자. 물론 믿거나 말거나 임신 중에 너무 먹고 싶은 음식을 못 먹으면 아이 눈이 짝짝이가 될 수도 있으므로 정 먹고 싶을 때는 아주 가끔씩 칼로리 높은 음식을 먹는 것도 괜찮지만 하루가 멀다 하고 치킨, 피자, 햄버거, 족발, 보쌈 요딴 음식들 자꾸 먹으면 몸매가 사방으로 튼실해지고, 요 몸매가 평생 갈 수도 있다.

그런데 임신부가 너무 살이 찌는 것도 문제지만 너무 찌지 않는 것도 문제다. 예전에 병원에서 팔다리가 정말 바람 불면 툭 부러질 것 같은 임신부가 있기에 몇 개월이냐고 물었더니, 아 글쎄 다음 달에 애기를 낳는다고 하는 것이 아닌가? 아무리 봐도 다음 달에 애 낳을 산모처럼 보이지 않아서 나는 염치불구하고 임신 후 몇 킬로그램이 늘었느냐고 물었다. 그랬더니 세상에 3킬로그램밖에 늘지 않았단다.

　말인즉슨 딱 아기 몸무게만큼만 늘었다는 의미다. 이게 말이 되는가? 당사자 앞에서 대놓고 놀래기는 그래서 내색은 하지 않았지만 정말 속으로 '헉!' 했다. 물론 임신을 해서 살이 뒤룩뒤룩 찐 엄마들 입장에서는 이런 엄마들이 동경의 대상이 될 수도 있다. 하지만 절대 부러워할 대상이 아니다. 이렇게 임신 중에 엄마 몸무게가 너무 적게 늘면 일단 엄마 본인이 영양 결핍이 되어 빈혈에 시달리고, 진통도 다른 엄마들보다 오래 하고, 아기도 쑴풍 잘 낳지 못한다. 왜 아기를 쑴풍 못 낳느냐고? 아기를 밀어낼 힘이 있어야 수월하게 출산을 할 게 아닌가? 몸에 적당히 지방이 있어야 체력도 있기 마련인데, 너무 비쩍 마르면 출산에 쓸 에너지가 없다.

　그러나 이건 아기에게 미치는 영향에 비하면 약과다. 엄마가 체중이 너무 늘지 않아 아기가 제대로 영양 공급을 받지 못하면 정상적으로 성장·발달하지 않는다. 이 정도면 다행이게? 엄마 배 속에 있을 때 영양을 충분히 공급받지 못한 아기들은 나중에 어른이 되어서 심장병, 심근경색, 동맥경화와 같은 심장혈관계 질환에 걸릴 위험이 크단다. 때문에 미모도 중요하지만 임신 중에는 과하게 다이어트를 해서는 안 되고, 식욕이 없어 체중이 늘지 않을 때는 일부러라도 음식을 먹도록 노력해야 한다.

　흔히들 아무리 먹어도 살이 안 찌는 사람들을 보면 "넌 살이 안 찌는 체질인가봐"라고 말한다. 그런데 절대 살이 안 찌는 체질이란 없다. 다만 살이 '잘' 안 찌는 체질이 있을 뿐이다. 그러므로 임신 전에 배가 터지도록 먹어도 살이 안 찌는 엄마들이었다 하더라도 임신 중에는 체중 조절에 힘쓰자. 임신을 하면 우리 몸이 살이 찌기 좋은 최적의 조건을 갖추기 때문에 많이 먹으면 누구나 몸이 분다. 더불어 임신이 몸이 퉁퉁해져도 용서가 되는 무슨 면죄부인 것처럼 생각하지 말자. 임신 기간 내내 그 면죄부를 너무 남발하면 평생 뚱뚱한 몸 때문에 스트레스 팍팍 받는다.

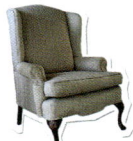

남편의 한마디!

우리 아내는 한번 마음먹은 게 있으면 무섭게 열심히 하는 사람이다. 독하게 다이어트해서 몸매를 44사이즈로 만든 것만 봐도 아마 대충 짐작이 되리라. 임신 후기에 의사 선생님이 살이 찌면 안 좋다고 하니까 정말 무섭게 체중 조절을 했다. 덕분에 아내는 건강하게 아기를 낳았다. 그런 아내를 보면서 건강한 임신과 출산은 거저 되는 게 아니라고 생각했다. 그만큼 아내가 노력한 결과였다.

그러니 아내가 임신 중 체중 관리를 한다고 음식을 좀 적게 먹거나 가려 먹는다고 하더라도 너무 걱정하거나 눈치 주지 말자. 아내가 어련히 알아서 하겠는가? 아내들은 웬만해서는 아기에게 해로운 행동은 하지 않는다. 임신 기간에 체중 관리를 하는 것도 다 건강하게 임신 · 출산을 하기 위해서다. 실제로 임신 중에 너무 많이 먹거나 움직이지 않아서 지나치게 살이 찌면 각종 임신 트러블과 질병에 시달릴 뿐만 아니라 아기를 낳기도 힘들다고 한다. 또한 출산 후 아내가 임신 전 몸매로 컴백하기도 쉽지 않다고 하니 아기를 낳은 후에도 처녀 때 몸매를 가진 건강한 아내와 살고 싶다면 임신 중 체중 관리를 하는 아내를 열심히 돕자.

염색? 파마?
엄마 마음이 중요해

배우나 가수 정도는 아니어도 개그우먼들도 TV에 얼굴을 비치는 연예인이다 보니 아무래도 외모에 신경을 쓰게 된다. 망가지기를 밥 먹듯이 하는 개그우먼이라고 미모를 포기했다고 생각하지 마시길. 일은 일이고, 그들도 예쁘다는 소리에 껌뻑 죽고 미모를 업그레이드시키기 위해 시술도 불사하는 여자들이다. 다만 다른 연예인들의 미모가 워낙 출중하다 보니 빛을 발하지 못할 뿐이다. 세상에 이쁜 것들이 왜 이렇게 많은지, 너무 우월해서 비교할 마음도 안 난다.

어찌됐든 나도 남들이 예쁘다고 하면 입이 헤벌쭉해지는 여자인 데다 임신 중에도 방송 일을 했기 때문에 외모에 보통 신경이 쓰이는 게 아니었다. 그런데 임신을 하고 나니 헤어스타일에 변화를 주는 데 한계가 있었다. 커트는 괜찮지만 파마나 염색은 아기에게 해로울까 망설여졌기 때문이다.

연고 하나도 마음대로 바를 수 없는 임신 기간에 그 독하디독한 파마약, 염색약으로 머리를 하다니. 엄마로서 할 짓이 아니라는 생각이 들었다. 그래서 처음에는 머리를 다듬거나 자르기는 해도 파마나 염색은 하지 않았다. 그런데 책에서도 그렇고 의사들도 그렇고 파마약이나 염색약이 태아에게 해코지를 한다는 명확한 근거가 없다고 하니 마음이 흔들리기 시작했다.

실제로 파마약이나 염색약에는 태아에게 해로울 수 있는 물질들이 포함되어 있지만 약물이 두피를 통해서 얼마나 흡수가 되는지 정확하게 밝혀지지 않았다고 한다. 다만 아주 적은 양이 흡수되는 것으로 추측하고 있는데, 여러 연구 결과에 의하면 임신 중에 파마약과 염색약을 사용했던 임신부들을 대상으로 조사를 한 결과 이 때문에 기형이 늘어나지는 않았다고 한다.

임신 중에 파마나 염색을 해도 괜찮다는 얘기를 듣다 보니 미용실에 가고 싶은 마음이 굴뚝 같았다. 또 매일 거울로 부스스하고 지저분한 내 머리를 볼 때마다 짜증이 밀려왔다. 오죽하면 파마 생각에 일도 손에 잡히지 않고, 머리를 못해 받는 스트레스가 파마약보다 오히려 더 아이에게 해로울 것 같다는 생각이 들었다.

그래서 한 달 이상 고민하다 안 되겠다 싶어 미용실로 달려갔다. 이제 곧 출산일도 다가오는데 차마 눈 뜨고 볼 수 없는 이 머리 상태로 애를 낳고 산후조리원에 있고 싶지 않았다. 산후조리원에 찾아오는 사람들에게 너저분한 내 모습을 보이고 싶지가 않았다.

파마를 하겠다고 하자 미용실 직원은 난색을 표했다. 파마약이 독하니 태아에게 해가 될까 염려스러웠던 것이다. 그래서 나는 파마약이 태아에게 나쁜 영향을 미친다는 정확한 연구 결과는 없다고 안심시키고 파마를 강행했다. 참, 애한테 해로울까봐 임신하고 미용실 한 번 가지 않는 엄마들이 보면 좀 어이가 없을 거다. 그런데 파마를 안 하면 내가 미치겠는데 어쩌겠는가? 대신 만에 하나라도 약물이 두피로 침투할 수도 있기 때문에 두피 가까이 하지 않게 아주 조심해서 했다.

한 달 이상을 벼르고 벼르던 파마를 하고 나니 마음 한구석이 좀 찝찝하기는 했지만 속이 다 후련했다. 또 헤어스타일이 외모의 70퍼센트를 좌우한다고 하더니 머리 하나 바꿨을 뿐인데, 어디까지나 내 생각이긴 하지만 외모가 한층 빛나 보였다. 호호호. 나는 오랜만에 거울 속에 비친 흡족한 내 모습을 보면서 감탄을 했다.

"역시 여자는 화장발, 조명발, 헤어발이야."

또 자기변명 같지만 엄마가 예쁘면 아기도 좋아할 것 같았다. 엄마가 기분이 좋으니 아기한테도 해가 될 것 같지 않았고, 실제로도 아기한테 별 해가 없었다.

이런 이유로 나는 임신부들이 염색은 좀 그렇지만 파마를 하는 건 결사반대하지 않는 편이다. 뿌리 부분을 피해서 파마를 한다면 큰 문제가 없을 것이라고 본다. 그렇다고 태아의 각 조직과 기관들이 형성되는 임신 초기에도 괜찮다는 얘기는 아니다. 이때는 아주 소소한 것도 태아에게 악영향을 미칠 수 있기 때문에 파마도 금물이다.

내가 파마를 해도 된다고 생각하는 시기는 임신 초기를 지나서다. 물론 이것은 어디까지나 내 생각이기 때문에 조금이라도 마음에 걸린다면 안 하는 게 낫다. 그렇지 않아도 임신 기간에는 여러 신체 변화로 몸도 마음도 예민한 시기이기 때문에 근심 걱정에 휩싸여

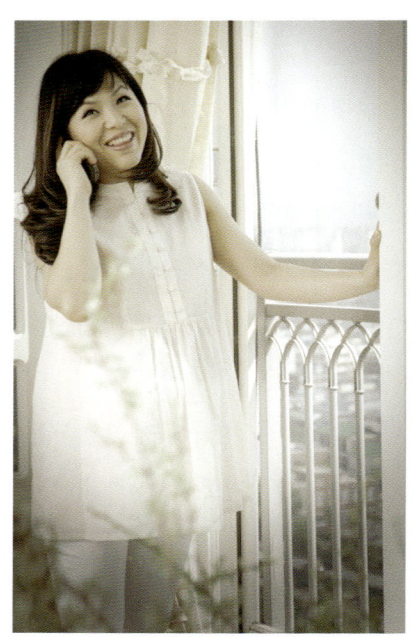

파마를 하면 없던 부작용도 생길 수 있다. 또 민감한 피부를 가진 엄마들은 알레르기 반응을 일으킬 수도 있으니 평소 작은 자극에도 피부에 트러블이 생기는 엄마들은 파마나 염색은 하지 않는 게 좋다.

대부분의 의사들이 임신 중 파마나 염색을 권하지 않는다. 하지만 그 이유가 약물이 해로울까 염려돼서라기보다는 파마를 하려고 오랜 시간 앉아 있게 되면 몸에 무리가 갈 수 있기 때문이다. 그러니 단순히 파마약이 해로울까 걱정이 되어 그 지저분한 머리를 고수하고 있다면 뭐든 조심해야 하는 임신 초기를 피해 헤어스타일에 변화를 시도해보면 어떨까?

나 같은 경우는 기분 전환도 되고 좋았다. 그러나 다시 한 번 강조하지만 파마를 해도 괜찮다는 것은 어디까지나 내 생각이기 때문에 조금이라도 신경이 쓰이면 안 하는 게 정답이다. 임신 기간에는 뭘 하든 엄마의 마음이 가장 중요한 법이다.

남편의 한마디!

아내가 파마를 한다고 했을 때 솔직히 난 좀 반대를 했다. 아무래도 파마약이 독하니까. 그런데 아내가 너무 스트레스를 받으니까 허락은 했지만 기분이 좀 찝찝했다. 하지만 파마약이 그렇게 해롭지 않다고도 하고, 막상 하고 나니까 예뻐 보이고 무엇보다 아내가 너무 좋아했다. 그래서 나는 남편이 큰 거부감이 없다면 임신 중 아내에게 파마를 한 번 정도는 허락하는 것도 괜찮다고 생각한다. 물론 아내가 하고 싶어 했을 때 얘기지만. 파마를 하면 보기에 좋은 건 둘째 치고, 임신으로 지친 아내에게 기분 전환이 되어 정신 건강에 좋다.

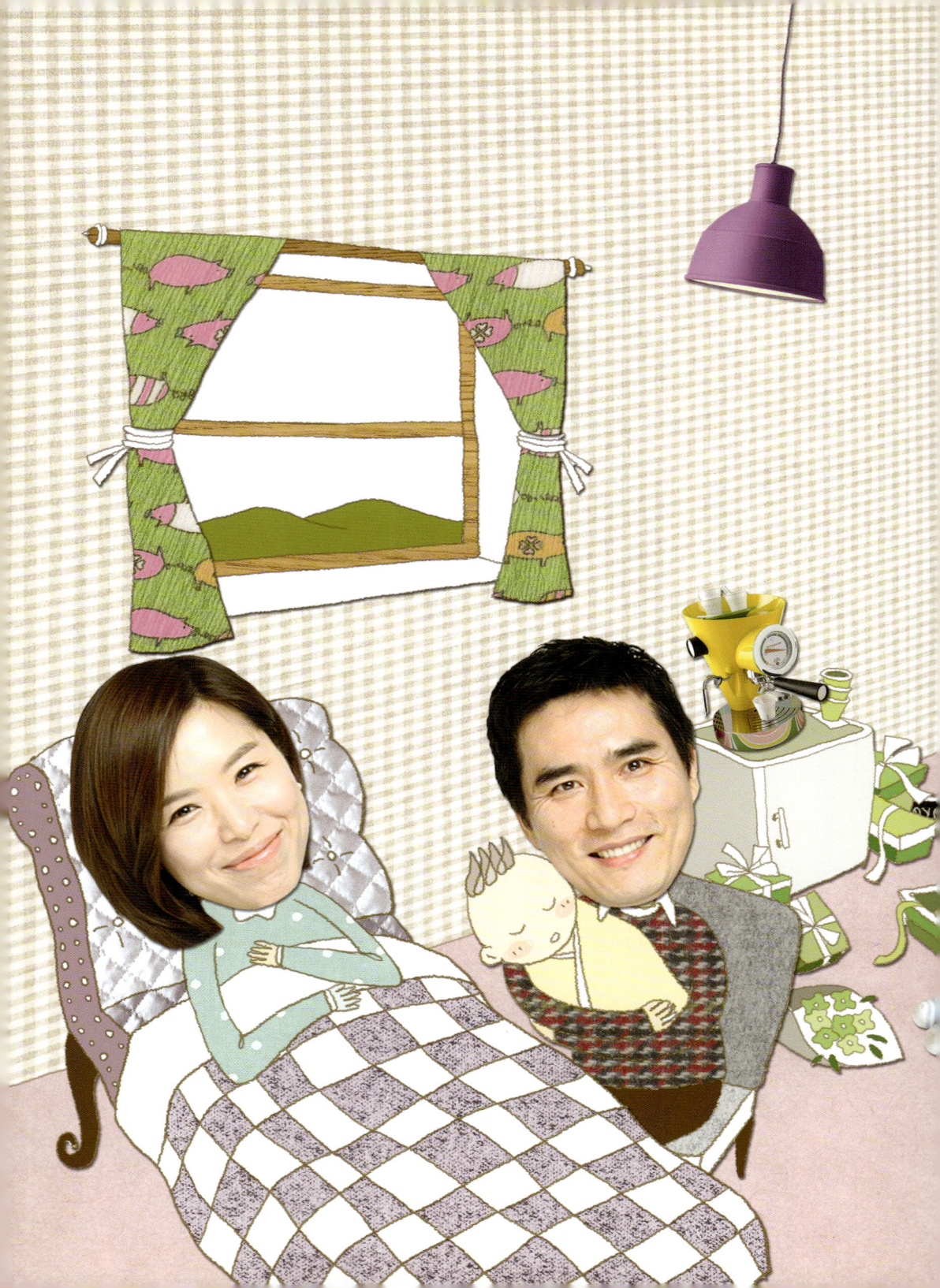

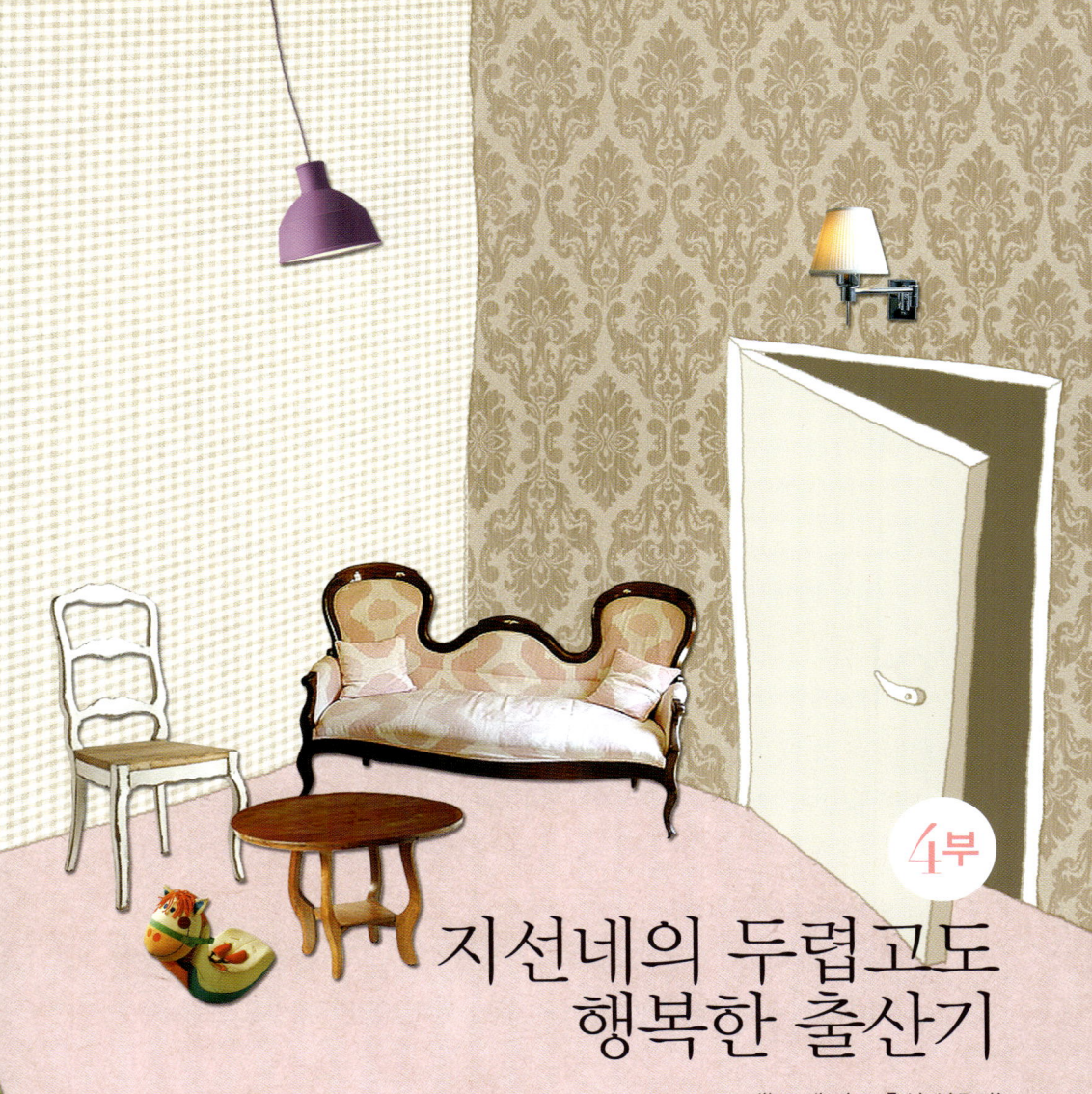

지선네의 두렵고도 행복한 출산기

4부

그래! 그게 바로 출산 신호야!
30박 해외여행 떠나듯 챙겨야 하는 출산 가방
분만법이 얼마나 많은데 자연분만만 고집해?
제왕절개, 덮어놓고 피하는 건 옳지 않아
애 낳기 전에 남편 밥부터 먹여! - 분만 대기 중일 때의 궁금증과 해야 할 일
아무 때나 힘주는 거 아니야! 그러는 거 아니야! - 분만할 때의 궁금증과 해야 할 일
아기 낳고 바로 화장실에 가도 돼 - 출산 직후의 궁금증과 해야 할 일

그래! 그게 바로 출산 신호야!

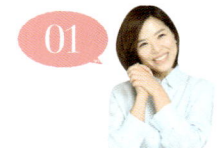

'**어**머? 이게 뭐야?'

　첫째를 갖고 출산 예정일을 일주일 정도 앞둔 어느 날, 새벽부터 응가가 마려운 듯 배가 살살 아파서 화장실에 들락거리던 중 뭔가 '퍽' 하고 터지는 느낌이 들었다. 그와 동시에 미적지근한 액체가 쿨럭쿨럭 쏟아져 다리를 타고 흘렀다. 순간 나는 그게 말로만 듣던 양수라는 것을 직감했고, 급 당황해 남편에게 바로 이 사실을 알렸다.

　당시 나보다 더하면 더했지 임신이나 출산에 대해 까막눈이었던 남편은 양수가 터졌다는 말에 당황해서는 어쩔 줄을 몰라 했다. 출산 예정일을 일주일이나 앞두고 느닷없는 양수 파수로 놀란 아내를 진정시켜줘야 할 남편이 그러고 있으니, 되레 나마저 당황하면 안 되겠다는 생각이 들면서 마음이 점점 진정이 되었다.

　"자기야, 빨리 병원에 가자."

　"아! 그래. 그래."

두렵고 불안하기는 하지만 어느 정도 마음을 추스른 나는 남편과 병원에 갈 채비를 했다. 남편은 만일의 사태에 대비해 얼마 전에 미리 싸놓은 출산 가방을 챙기고, 나는 그사이 밑에 새 타월을 댔다. 아직 경험이 없는 예비 엄마들은 잘 모르겠지만 양수가 아주 지대로 터지면 그 양이 꽤 많아서 생리대로는 어림도 없다.

병원 갈 준비를 마친 나는 당시 우리 집 앞 동에 사시던 시부모님께 아기를 잘 낳고 오겠노라고 인사를 드렸다. 그러자 시부모님은 편안한 얼굴로 우리 부부를 배웅하셨다. 역시 경험자들은 뭐가 달라도 달라요.

"오늘 내로 애 낳기는 힘들겠구먼."

나중에 안 사실인데 시아버지가 내가 나간 후 한 말씀이다. 그런데 그날 오후 2시에 아기를 쑴풍 낳았으니, 시아버지가 얼마나 깜짝 놀랐겠는가? 오죽하면 첫 손주가 태어났다는 전화를 받자마자 하신 첫 마디가 이거였다.

"벌써?"

양수가 터지면 나처럼 당사자인 임신부도 놀랄 정도로 초스피드로 출산이 진행되기도 하지만 그렇지 않을 수도 있다. 양수가 터졌을 때 금방 아이가 나올 것처럼 성급하게 굴 필요는 없지만 너무 느긋하게 생각해서도 안 된다. 분명 양수 파열은 아기가 세상에 나올 때가 되었다는 출산의 신호이기 때문이다.

고로 그냥 속옷이 축축하게 젖을 정도로 찔끔찔끔 적은 양이 나오든 그보다 양이 많아서 쫄쫄 혹은 줄줄 새든, 아니면 수도꼭지를 틀어놓은 것 마냥 콸콸 흐르든 상관없이 양수가 나오면 '아, 애기가 나올 때가 되었구나'라고 생각하고 일단 병원을 찾아가는 것이 좋다.

당장 아기가 나오지 않더라도 양수가 터지면 몸 안에 남아 있는 양수와 태아가 세균에 감염될 가능성이 크기 때문에 빨리 병원에 가야 한다. 그런데 이때 아무리 병원이 엎어지면 코 닿을 데 있다 하더라도 절대 걸어가서는 안 된다. 몸을 움직이면 더 많은 양수가 흘러나오기 때문이다.

또 일단 양수가 터지면 세균에 감염될 위험이 있기 때문에 찝찝해도 물로 그곳을 씻거나 목욕을 해서도 안 된다. 아울러 병원까지 좀 거리가 있어서 자동차로 이동을 할 때는 옆으로 누워서 가자. 그래야 양수도 덜 나오고 배도 덜 움직이고 뒤로 새지도 않는다.

그런데 나처럼 예정일이 안 되어서 양수가 터지는 일은 그리 많은 케이스가 아니다. 아기를 낳는 순간에도 멀쩡해서 의사들이 일부러 터뜨리는 경우도 있다. 때문에 양수 파열만을 출산의 신호로 여겨서는 절대 안 된다. 출산이 임박했음을 알리는 신호는 다양하고, 양수 파열은 좀 드물게 나타나는 경우다.

그럼 엄마들이 흔히 경험하는 출산의 신호는 뭘까?

첫 번째가 '이슬'이다. 이슬이라고 하니까 소녀시대처럼 어여쁜 처자들이 주식으로 먹는다고 오해받는 그 이슬로 생각하는 예비 엄마들이 꽤 있을 텐데, 여기서 말하는 이슬은 그런 이슬이 아니다. 출산의 신호로 나타나는 이슬은 풀잎에 매달려 영롱하게 빛나는 그 이슬처럼 맑지도 아름답지도 않다. 출산 신호인 이슬은 끈적이는 분비물에 혈액이 섞여 있다. 좀 더 이해를 돕자면 콧물에 피가 섞여 있다고 보면 된다. 내 표현이 너무 리얼했나?

이슬이 비칠 때의 혈액량은 제각각이다. 어떤 엄마는 전혀 알아채지 못하고 지나칠 정도로 분비물에 아주 적은 혈액이 나오고, 어떤 엄마는 생리를 할 때처럼 많은 피가 나온다.

이슬은 출산 예정일이 다가오면서 자궁문이 열리고 태아를 감싸고 있는 양막과 자궁벽이 벗겨지면서 나타나는 현상이다. 즉, 출산을 앞두고 바지런한 엄마의 몸이 아기가 나오는 길을 정비하는 과정에서 발생하는 현상이기 때문에 이슬이 비친다고 당장 어떻게 되지는 않는다. 그런데 처음 임신한 엄마들은 덜컥 겁이 나고 불안하니까 이슬을 확인하자마자 병원으로 부리나케 달려간다.

하지만 그럴 경우 집에 다시 돌아올 수도 있다. 왜냐하면 이슬이 출산 당일에 나오기도 하지만 아기를 낳기 며칠 전에 미리 나올 수도 있기 때문이다. 실제로 나는 이슬만 비친 걸 확인하고 병원에 갔다가 헛걸음했다는 엄마들 여럿 봤다.

그런데 처음 아기를 낳는 엄마들은 출산이 워낙 느리게 진행 되기 때문에 이슬을 보고 크게 긴장할 필요는 없지만 출산 경험이 있는 엄마들은 첫째보다 둘째가, 둘째보다 셋째가, 셋째보다 넷째가 출산이 스피드하게 진행되기 때문에 이슬을 확인하면 병원에 갈 채비를 해놔야 한다. 그런 상태에서 규칙적으로 진통이 오면 바로 병원으로 고고씽! 처음 아기를 낳는 엄마들도 마찬가지다. 이슬이 비친 뒤 주기적으로 진통이 오면 병원에 갈 마음의 준비를 해야 한다.

그런데 이슬이 비친 뒤에 진통이 시작되는 엄마들도 있지만 어떤 엄마들은 진통이 뒤에 이슬이 비치기도 한다. 또 어떤 엄마들은 출산할 때까지 이슬이 비치지 않기도 한다. 이런 엄마들을 위해 신이 마련해둔 또 하나의 출산 신호 장치가 있으니 바로 '진통'이다. 진통은 정상적인 임신부라면 누구나 출산 전에 겪는 증상이기 때문에 이보다 더 확실한 출산의 신호는 없다. 그러나 진통 역시 이슬과 마찬가지로 너무 서둘러 병원에 가면 임신부만 힘들다.

나는 모두 미리 양막이 터진 관계로 직접 경험해보지는 않았지만 주변 엄마들의 얘기를 들어보면 너무 일찍 병원에 가면 진통은 진통대로 하고 자궁문이 얼마나 열렸는지 자주 확인하러오는 간호사와 의사들 때문에 신경만 쓰인다고 한다. 그러니 어느 정도 집에서 진통을 참았다가 병원에 가자. 집이 병원보다 편하기 때문에 진통을 참기도 수월하고 스트레스도 덜 받아 분만도 잘 진행된다. 하지만 임신부 본인이 병원에 있는 게 더 안심이 된다면 그냥 병원에 있자.

무엇보다 중요한 건 엄마의 마음이니까.

　그러면 얼마나 진통이 진행됐을 때 병원에 가야 할까? 아기를 낳은 적이 있는 엄마들은 출산이 빨리 진행되기 때문에 진통이 주기적으로 15~20분 간격으로 올 때 병원에 가고, 초산인 엄마들은 출산 경험이 있는 엄마들보다 출산이 느리게 진행이 되기 때문에 5~10분마다 규칙적으로 진통이 올 때 가면 좋다. 그러나 엄마가 너무 초조하고 불안하다면 진통의 진행과 상관없이 서둘러 병원에 가야 한다.

　처음 임신을 하는 엄마들은 출산 예정일이 다가오면 긴장을 하기 때문에 임신 후기에 나타나는 증세를 출산의 신호로 혼동하는 경우가 많다. 아니면 용케 다른 증상과 출산 신호를 구별해도 언제 병원에 가야 할지 판단이 서지 않아 우왕좌왕한다. 이렇게 내 몸에 나타나는 변화가 출산의 신호인지 헷갈리고 언제 병원에 가야 할지 갈피를 잡지 못하겠다면 병원에 'SOS'를 치자. 그럼 병원에서 엄마가 어떻게 행동해야 할지 아주 친절하게 가르쳐줄 것이다.

남편의 한마디!

첫째를 갖고 아내가 처음 진통을 느꼈을 때 당장 병원에 가야 하는 건지, 아니면 좀 더 기다렸다가 가야 하는 건지, 또 지금 이게 응급 상황인지 좀처럼 판단이 서질 않았다. 그때 깨달은 것이 아빠도 출산에 대비해 미리미리 공부를 해두어야 한다는 것이다. 양수가 터지거나 진통이 오면 아내가 많이 당황할 수 있기 때문에 이때 남편이 옆에서 차분하게 대처를 해줘야 여러 모로 큰 도움이 된다.
참, 아무리 마음이 초조하고 불안하더라도 출산이 임박한 아내를 태우고 병원으로 이동할 때는 최대한 침착하게 안전 운전을 해야 한다. 급한 마음에 쌩쌩 달리다가 급정거라도 하면 그 충격이 고스란히 아내의 몸에 전달된다.

30박 해외여행 떠나듯 챙겨야 하는 출산 가방

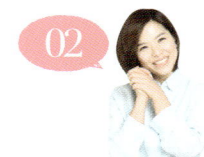

나는 양수가 미리 터지는 바람에 첫째 지훈이를 번갯불에 콩 구워 먹듯 후다닥 낳았다. 그때 깨달은 여러 가지 중 하나는 출산 가방을 미리 싸놓길 잘했다는 거였다. 일단 양수가 터지니까 다른 것에 신경 쓸 겨를이 전혀 없었다. 첫 경험이라 그랬는지 온통 머릿속에는 빨리 병원에 가야 한다는 생각뿐이었다.

그런데 어디 양수 파열뿐이겠는가? 처음 아기를 낳는 엄마들에게는 모든 출산 신호가 당혹스러움 그 자체다. 이런 상황에서 출산에 필요한 물건들을 챙긴다? 생각만으로는 가능할 것 같지만 막상 닥치면 그럴 경황이 없다. 따라서 경험자로서 얘기하는데 막달이 되면 '언제든지 아기가 나올 수 있다'라는 생각을 가지고 출산 가방을 미리미리 챙겨놓자.

이미 경험해본 엄마들은 알겠지만 요만큼의 에누리도 없이 정말 필요한 출산 준비물만 챙겨도 짐이 한 보따리다. 뭐가 그리 필요한 게 많은지, 메모를 해놓고 체크하지 않으면 준비물 한두 개 빠뜨리는 건 일도 아니다. 아니, 애 낳으러 가는데 뭐 그리 챙길 게 많으냐고? 몸만 가면 되지 않느냐고? 나도 출산이 남의 일처럼 느껴지던 시절에는 그런 생각을 했었다. 그런데 막상 애를 낳아야 하는 입장이 돼보니 이건 뭐 30박 해외여행 떠나는 가방 싸는 것 못지않았다.

일단 빠른 입원 수속을 위해 건강보험증, 산모수첩, 신분증 등은 기본이고, 만약의 경우를 대비해 약간의 비상금도 필요했다. 또 배가 나온 이후부터 입었던 임신부용 팬티, 산모용 패드, 수유용 브래지어, 수유 패드도 준비해야 했다. 산모용 패드는 출산 후 땀과 오로가 많이 나오니까 필요하고, 수유용 브래지어와 수유용 패드도 아기를 낳고 모유가 도니까 필요하다고 하지만 임신부용 팬티는 왜 필요할까 싶을 수 있다. 아기를 낳았는데 왜 임신부용 팬티를 입어야 하나 싶어서 말이다.

너무도 가슴 아픈 일이지만 아기를 낳는다고 배가 한 방에 쏙 들어가지 않는다. 어떤 엄마들은 출산을 하고도 상록수처럼 변함없는 볼록한 배 때문에 시어머니한테 "넌 애를 낳았는데 무슨 애 가진 사람 배 같냐?"라는 소리를 들었단다. 그렇지 않아도 빵빵한 배 때문에 속이 시커멓게 타들어가는데 거기에 시어머니가 기름까지 들이부으니 그 엄마의 심정이 어떠했겠는가? 시어머니의 발자국 소리조차 듣기 싫더란다.

그러니 대한민국 시어머니들, 금방 애 낳은 며느리의 배가 아무리 임신부 배마냥 볼록하더라도 그러려니 하고 지나가세요! 굳이 말씀 보태지 않으셔도 며느리들은 이미 그 배 때문에 이만저만 스트레스 받고 있는 게 아니랍니다.

이런 까닭에 일반 팬티가 아니라 임신부용 팬티를 꼭 챙겨야 한다. 출산 후에는 오한이 잘 들고 찬 기운을 쐬면 산후풍으로 고생할 수 있기

> **Tip**
>
> **오로**
> 태반이 엄마의 몸 밖으로 빠져나온 후 자궁에서 나오는 분비물이다. 처음에는 붉은색을 띠다가 점점 흰색으로 변한다.

때문에 삼복더위에 아기를 낳는 게 아니라면 긴소매 옷, 내의, 병원복 위에 덧입을 수 있는 카디건, 양말도 준비해 가는 게 좋다.

또 출산 후에는 아기한테 젖을 물릴 때나 물리지 않을 때나 젖이 계속 돌기 때문에 젖을 짤 수 있는 유축기도 준비해가자. 아기를 낳자마자 나오는 젖이 좋기도 하지만 이때 젖을 잘 짜주지 않으면 젖몸살 때문에 엄청 고생한다. 참, 유축기는 되도록 전동식을 사자. 출산 후에는 관절이나 인대가 늘어나 있는 상태이기 때문에 수동식 유축기를 사면 손목에 무리가 갈 뿐만 아니라 젖도 잘 나오지 않는다.

출산 후에는 피부가 쉽게 거칠어지기 때문에 세수 후에 얼굴에 간단하게 바를 수 있는 기초화장품도 챙겨가자. 일반 칫솔로 이도 함부로 닦을 수 없기 때문에 잇몸을 덜 자극하는 실리콘 칫솔이나 구강청결제를 준비해가자. 아기 낳고 입 안이 텁텁하다고 뾰족뾰족한 모가 달린 칫솔로 이빨을 박박 닦으면 나중에 이가 시려 생고생한다.

이 외에도 타월, 가제수건, 물휴지 등을 챙겨 가면 여러 모로 쓸모가 많다. 아기를 낳은 후에는 당분간 머리를 감지 못하기 때문에 부스스한 머리카락을 단정하게 정리하고 확인할 수 있는 머리빗, 머리핀, 손거울도 챙겨가자. 나는 아기 낳고 꾀죄죄한 모습을 보이기 싫어 파마까지 감행한 사람이라 머리빗, 머리핀, 손거울은 잊지 않고 가져갔다.

이제 출산 가방 준비 끝? 이 정도였으면 내가 '한 보따리'라는 표현을 쓰지도 않았다. 지금까지는 출산을 위해 필요한 물건들이었다. 이제 아기와 함께 병원에서 퇴원할 때 필요한 물건들이 남았다. 그러니 성급하게 출산 가방 닫지 말고 또 다른 물건 들어갈 자리나 확보해놔라. 아니면 더 큰 가방을 준비하든가.

산모에게 찬 바람은 최대의 적이므로 편하면서도 온몸을 냉기로부터 보호

할 수 있는 퇴원복을 준비한다. 아기도 마찬가지. 아기도 찬 바람을 쐬면 안 되기 때문에 추운 겨울에는 배냇저고리, 배냇가운, 속싸개, 겉싸개 이불이나 보낭을 챙기고, 더운 여름에는 아기를 이중삼중으로 감쌀 필요가 없기 때문에 배냇저고리만 준비한다. 그런데 여기서 잠깐, 세상에 갓 태어난 아기는 피부가 아주 연약하기 때문에 아기용품들은 미리 깨끗이 행구거나 삶아서 출산 가방 속에 넣어야 한다.

직접 경험해보면 알겠지만 출산 가방을 아무리 꼼꼼하게 챙긴다고 해도 그때 그때 필요한 물건들이 하나씩 생긴다. 또 반대로 괜히 챙겼다 싶은 물건들도 있다. 이런 경우는 대개 병원에서 해당 물품을 제공하느냐 마느냐에 달려 있으니까 출산 가방을 챙기기 전에 미리 병원에서 무엇을 제공하는지 확인해보는 게 좋다.

> **남편의 한마디!**
>
> **아**내와 함께 출산 가방을 챙기다 보니 이제 곧 아빠가 된다는 것이 조금 실감이 되었다. 또 그 재미가 얼마나 쏠쏠하던지. 특히 아기가 입을 옷을 고르고 챙기는 기쁨이 남달랐다. 그러니 아내와 함께 아기를 낳기 전에 미리 출산 가방을 챙겨보자. 그러면 아빠가 된다는 실감도 나고, 출산 당일에 필요한 물건도 빠짐없이 챙겨갈 수 있고, 무엇보다 아기를 곧 만난다는 기쁨에 가슴이 콩닥콩닥 뛸 것이다.

분만법이 얼마나 많은데 자연분만만 고집해?

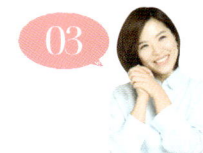

애를 넷이나 낳은 여자가 이런 말 하면 믿기지 않겠지만 나는 어렸을 때부터 남들보다 아픈 걸 정말 못 참았다. 다른 사람들보다 고통을 느끼는 통점이 낮다고나 할까? 이런 이유로 처음 임신을 했을 때 내가 진통을 잘 견딜 수 있을지 이만저만 걱정이 아니었다. 이런 나를 잘 아는 친정엄마도 여간 걱정이 아니었다. 그런데 하늘이 보우하사 무통분만이 있었으니, 내게 이보다 더 기쁜 소식은 없었다.

처음에는 무통분만을 하겠다는 생각이 아예 머릿속에 없었다. 나는 아기에게나 산모에게나 이래저래 좋다는 자연분만을 하겠다는 결심이 확고했다. 그런데 막상 진통이 시작되자 통점이 낮은 나는 도저히 그 고통을 참을 수가 없었다. 온몸이 덜덜 떨리고 정말 숨이 깔딱깔딱 넘어갈 것만 같았다. 그래서 신음소리를 내고 몸을 떨기는 하지만 끝까지 진통을 참아내고 아기를 낳는 엄마들을 보면 참 대단하다는 생각이 든다. 그와 동시에 '나는 정말 아픈 걸 못 참는구나' 하는 사실도 절절하게 깨닫고.

어쨌든 고통을 잘 참지 못하는 관계로 첫째 때부터 무통분만을 했다. 첫째 때 어떻게 해서든 자연분만을 하겠다고 진통을 참고 참다가 무통주사를 맞는 순간, 정말 거짓말 조금 보태서 신세계를 만난 듯했다. 자궁이 수축되는 느낌은 여전했지만 마술이라도 건 것처럼 거의 통증이 느껴지지 않았다. 오죽하면 아프지 않느냐는 시어머니에게 이런 농담까지 했더랬다.

"어머니, 어머니도 하나 더 낳으셔도 되겠어요."

그렇게 무통주사를 맞고 나는 열 번도 채 힘을 주지 않고 첫째를 순산했다.

둘째 때는 목욕탕에서 양수가 터져서 병원에 갔는데 진행이 너무 빨랐다. 의사가 자궁문을 확인하더니 이미 8센티미터가 열렸다고 했다. 2센티미터만 더 벌어지면 분만실로 갈 수 있었기 때문에 의사는 좀만 참으라며 응원을 했는데, 천하의 엄살쟁이인 나는 단 1초도 고통을 참을 수가 없어서 무통분만을 해달라고 했다. 그러자 의사가 거의 다 왔는데 그냥 자연분만을 하자고 했다. 나는 이런 의사에게 거의 애걸복걸하다시피 무통분만을 해달라고 졸랐다. 오죽하면 옆에 있던 남편이 의사에게 "산모가 해달라고 하잖아요!"라며 버럭 소리를 질렀다니까. 그때 그 의사분 정말 미안해요! 그런데 그때 나는 정말 죽을 것 같았다우.

그렇게 무통주사를 맞은 나는 좀 심하게 마취가 돼서 30분 정도 지나 감각이 돌아온 후에 출산을 했다. 셋째는 잘 아시다시피 방송에 나온다고 화장을 하면서 병원에 갔다가 관장도 못하고 분만실에 들어간 지 30여 분 만에 쑴풍 낳았고, 그때는 워낙 급박한 상황이라 당연히 무통분만은 꿈도 꾸지 못했다. 그래서 그런지 첫째와 둘째보다 셋째 때가 진통 때문에 애 낳는 게 좀 힘들었다.

거의 모든 사람들이 분만법 중 가장 좋은 게 자연적인 상태에서 그대로 아기를 출산하는 '자연분만'이라는 것을 안다. 그러니 임신부 당사자는 얼마나 자연분만을 하고 싶겠는가? 하지만 엄마가 진통을 유난히 견디지 못하거나 여러 가지 이유로 자연분만을 하지 못하는 경우에는 꼭 자연분만만을 고집할 필요는 없다고 생각한다. 임신부 자신의 생각과 여러 가지 여건에 맞게 분만법을 선택하는 것이 옳다고 본다. 만약 나처럼 남들보다 아픈 걸 잘 참지 못해서 진통을 견디지 못하는 엄마들이 자연분만만 고집하게 되면 극심한 통증으로 인해 자궁 쪽에 혈액이 잘 돌지 않고 자궁 수축이 제대로 이루어지지 않을 수 있다. 심한 경우 엄마의 과호흡으로 인해 태아가 저산소증에 걸릴 수도 있다.

따라서 진통을 견딜 자신이 없고 무통분만을 하는 데 별다른 문제가 없는 엄마들은 무통분만을 한 번쯤 고려해보는 것도 괜찮다고 생각한다. 내가 무슨 무통분만 홍보대사도 아니고 뭐 하러 쓸데없이 무통분만을 하라고 하겠는가? 나도 웬만하면 자연분만을 하라고 말하는 엄마들 중 하나다.

그럼에도 내가 무통분만을 고려해보라는 이유는 내가 직접 해보니 상당히 괜찮았고, 자연분만이 어려운 엄마들에게 조금이나마 도움이 되었으면 하는 마음에서 꺼낸 얘기다. 무통분만은 전신이 아니라 통증이 심한 하반신에만 마취를 하기 때문에 다른 곳에 감각은 다 살아 있어서 자연분만을 하는 것이나 다름없다.

다만 마취제를 사용해 통증을 좀 덜 느끼게 하는 것뿐이다. 물론 마취제를 쓰는 만큼 아주 드물게 부작용이 나타날 수도 있지만 심각한 수준은 아니기 때문에 너무 걱정하지 않아도 된다. 참, 무통분만은 마취제를 쓰는 만큼 마취과 의사가 있는 병원을 선택해야 하는 것 절대 잊지 말자.

무통분만 말고도 유도분만이라는 게 있는데, 말 그대로 분만을 인위적으로 유도해서 아기를 낳는 분만법이다. 이를테면 출산 예정일이 훨씬 지났는 데도 별다른 낌새가 없는 경우는 그대로 두면 배 속에서 아기가 너무 자라는 것은 물론 아기의 영양 공급, 배설, 호흡이 이루어지는 태반도 점점 기능이 약해져서 여러 위험이 따른다. 따라서 이런 경우는 인위적으로 자궁을 수축하게 만들어 출산을 하는 유도분만을 시도할 수밖에 없다. 그런데 이런 부득이한 상황 말고 길일에 아기를 낳기 위해서, 혹은 엄마가 좀 편하자고 일부러 유도분만을 시도하는 것은 그리 좋은 생각이 아니라고 본다.

나도 사정이 있어서 넷째를 유도분만으로 낳았다. 그 어느 때보다 힘들게 아기를 낳았다. 유도분만을 하게 되면 자궁 수축을 유도하는 촉진제를 맞게 되는데, 이걸 사용하게 되면 무통주사를 제대로 쓸 수 없다. 진통을 촉진하는 약과 진통을 억제하는 약이 만나면 부작용이 생길 수 있기 때문이다. 무통주사 약을 아주 약하게 맞은 상태에서 분만실에 들어갔는데, 자연의 순리를 거스르는 출산이어서 그랬는지 아이가 좀처럼 나오지 않았다. 분만실에 들어갔다 하면 쑴풍 아기를 낳았던 나에겐 정말 견디기 힘든 일이었다.

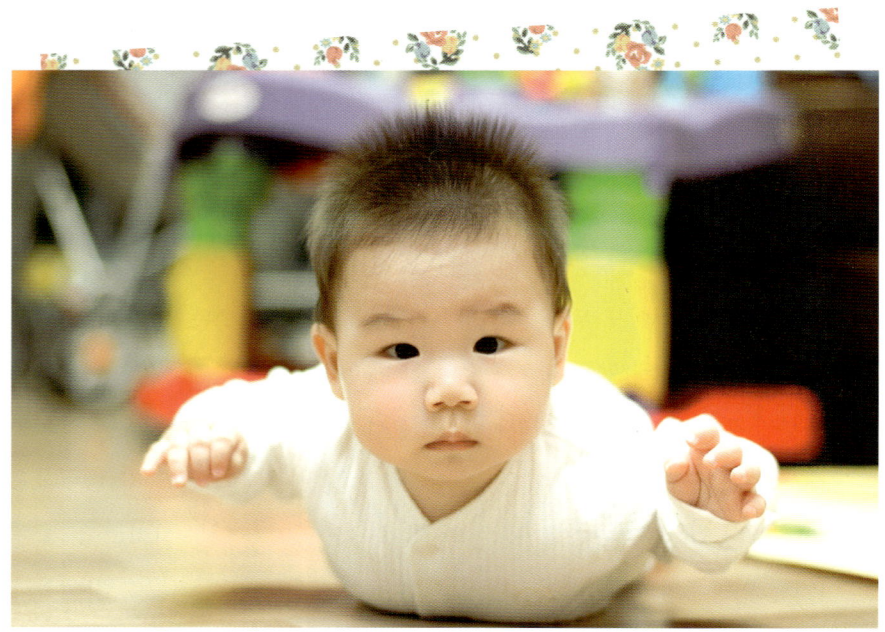

이때 나는 난산을 하는 엄마들의 마음을 너무도 잘 이해할 수 있었다. 당시 얼마나 힘들고 불안했으면 마음속으로 신의 영역을 침범해서 죄송하다고 하나님에게 손이 발이 되도록 빌었더랬다. 결국 건강하게 넷째 혜선이를 낳기는 했지만, 그때 워낙 고생을 해서 그 이후로 임신한 엄마들을 만나면 정말 임신부나 태아가 위험한 경우가 아니라면 유도분만은 하지 말라고 당부를 한다. 주의해야 할 점도 많고 말이다.

어느 책에 보니까 유도분만은 극히 드물기는 하지만 촉진제가 산모의 혈압을 떨어뜨리거나 소변이 밖으로 빠져나가지 못하게 만들어 위험한 상황이 발생할 수 있다고 한다. 최악의 경우 자궁 안에서 태아가 사망할 수도 있다고 하니, 유도분만은 신중에 신중을 기하자.

참, 넷째 혜선이를 낳을 때 재미있는 에피소드가 있는데, 병원에서 지정해준 날짜에 맞춰 유도분만을 하다 보니 당시 내가 진행하던 SBS 라디오 프로그램인 〈최주봉·김지선의 세상을 만나자〉 팀에서 나의 출산 과정을 방송에 내보내고 싶은 욕심을 냈다. 해서 내 대타로 잠시 최주봉 선생님과 MC를 보게 된 가수 강수지 언니가 방송 도중 분만 대기실에 있는 내게 전화 인터뷰를 시도했다.

"김지선 씨, 지금 몸 상태는 어떠세요?"

"아, 네. 지금 진통이 시작됐어요."

"어머? 괜찮으세요?"

진통이 시작됐다는 말에 당황한 수지 언니는 내 안부를 물었다.

"네. 괜찮아요."

"아, 그러세요. 그나저나 방송 사상 진통을 하면서 인터뷰하는 사람은 김지선 씨가 처음

Tip

무통분만을 할 수 없는 엄마들
- 마취제에 예민한 반응을 보이는 엄마들
- 무통주사를 놓는 부위(허리와 척추)에 피부 질환이 있는 엄마들
- 무통주사를 놓는 부위를 다치거나 그곳에 이상이 있는 엄마들
- 출혈이 잘 멈추지 않는 엄마들
- 신경계에 이상이 있는 엄마들

일 거예요. 방송의 새로운 역사를 쓰고 있다고 해도 과언이 아닌데 기분이 어떠세요?"

이런 식의 전화 인터뷰가 꽤 이어졌다.

MBC 〈세바퀴〉 팀에서도 방송 도중 출산을 하는 게 어떠냐며 농담 반 진담 반으로 욕심을 냈다. 세바퀴 녹화 방송을 하다가 소식이 오면 선우용녀 선생님이 아기를 받고, 조형기 씨가 "힘 줘……." 라고 기합을 주고, 조혜련 씨가 옆에서 '숑크숑크송'을 부르며 축하를 해주고.

〈세바퀴〉 팀의 얘기를 들으며 그 상황을 떠올리니 재미있을 것 같긴 했지만 실제로 그럴 수도 없고 그래서도 안 되는 일이라 상상하는 것에 만족했다.

제왕절개 역시 유도분만처럼 부작용도 있고 회복 속도도 느리니 심사숙고하자. 허나 임신부나 아기에게 이상이 있을 때는 반드시 해야 한다. 엄마와 아기의 상황은 전혀 고려하지 않고 무조건 제왕절개를 피하는 것은 옳지 않다. 사정이 여의치 않은 상황에서의 자연분만은 오히려 제왕절개보다 위험하다는 사실, 절대 잊지 말았으면 한다.

직접 찾아보면 알겠지만 이 외에도 예전에 한창 유행했던 수중 분만부터 시작해서 그네 분만, 아로마 분만, 경락 분만, 라마즈 분만, 최근에 뜨고 있는 소프롤로지 분만, 르봐이예 분만까지 정말 다양한 분만법들이 있다. 그러다 보니 요즘 엄마들은 선택의 폭이 넓어진 만큼 어떤 분만법으로 아기를 낳으면 좋을지 고민도 늘어났다. 이런 엄마들에게 경험자로서 한 가지 조언을 하자면 무턱대고 하나의 분만법만을 고집하는 것도 바람직하지 않지만, 남들이 좋다는 분만법을 무조건 따라하는 것도 옳지 않다. 어떤 엄마들은 남이 하는 얘기를 듣고 분만법은 물론 병원까지 바꾸는 경우가 있는데, 이건 정말 아니다. 엄마와 아기 모두 건강하게 출산을 하려면 가급적 처음 검진을 받았던 병원에서 아기를 낳는 게 좋고, 분만법도 두 사람의 상태에 맞게 선택해야 한다.

고로 누가 뭐래든 가장 좋은 분만법인 자연분만을 하겠다는 생각을 베이스로 깔고, 사정이 여의치 않거나 좀 더 특별한 출산 경험을 하고 싶거나 해서 자연분만이 아닌 다른 분만법을 선택할 경우에는 반드시 태아와 엄마의 상태에 맞는 분만법을 고르자. 세상만사 다 그렇지만 과욕이 화를 부르는 법이다.

남편의 한마디!

둘째를 낳을 때 진통으로 고통스러워하는 아내의 모습에 당황한 나는 무의식중에 의사에게 버럭 소리를 지르고 말았다. 그런데 이런 행동은 절대 금물! 의사를 믿고 그 지시에 따라야지 남편이 이러쿵저러쿵 관여를 하고 소리 치는 것은 원만하게 출산을 하는 데에도 방해될뿐더러 무엇보다 아내가 무척 불안해한다.

제왕절개,
덮어놓고 피하는 건 옳지 않아

나도 내 자식 하면 죽고 못 사는 엄마인지라 처음에는 자연분만에 목숨을 걸었다. 출산하고 엄마의 몸도 빨리 회복되고 아기 몸도 건강하고 뇌 발달에도 좋다고 하는데 어느 엄마가 마다하겠는가?

물론 요즘에는 자연분만을 하면 골반이 벌어지고 부부관계를 할 때 만족도가 떨어진다고 해서 일부러 제왕절개를 하는 엄마들도 있지만, 그런 경우는 많지 않다. 그리고 자연분만을 한다고 골반이 벌어지고 부부관계 시 만족도가 떨어진다는 건 어느 정도 일리는 있지만 100퍼센트 맞는 말은 아닌 것 같다. 여기 산증인이 있지 않은가? 내 경험상 아기 낳고 잘 관리하면 아무 문제 없다.

어쨌든 처음에 자연분만에 대한 의지로 활활 불타올랐던 나는 예기치 않게 남들보다 고통을 느끼는 통점이 낮다는 이유로 자연분만을 하기는 했으나 무통주사의 힘을 빌었다. 때문에 좀 아쉽기는 했지만 그렇다고 내 선택에 대해 크게 후회하지는 않았다. 진통을 더 견뎠다가는 내가 잘못될 것 같은데 어떻게 자연분만만 고집할 수 있는가? 나는 상황이 여의치 않으면 꼭 자연분만에만 매달릴 필요는 없다고 생각한다.

그런데 이건 어디까지나 내 생각이고 자연분만이 아니면 죽음을 달라는 식으로 집착하는 사람들이 꽤 많다. 요건 아는 동생에게서 들은 얘기인데, 동생이 분만을 하기 위해 갖은 노력을 다했는데도 아기가 좀처럼 나오지 않더란다. 자궁문이 잘 열리지 않았던 것이다. 결국에는 한참을 기다려도 자궁이 벌어지지 않자 의사가 제왕절개 수술을 권했다. 마침 동생 본인도 그렇고 이를 지켜보는 남편도 그렇고 너무 힘들었던지라 의사의 제의에 동의를 했다. 그런데 난데없이 시어머니가 펄펄 뛰시더란다. 제왕절개는 절대 안 된다며. 그러면서 하신 말씀이 있었으니, 난 이 얘기를 듣고 정말 깜짝 놀랐다.

"의사 선생님, 잠깐만 비켜봐요. 내가 소싯적에 돼지 새끼를 많이 받아봐서 이런 건 일도 아니라니깐."

이 얘기를 듣는 순간 의사를 비롯해 그 주변에 있던 모든 사람들이 놀라서 입을 다물지 못했고, 그 동생은 너무 창피하고 수치스러워서 옆에 쥐구멍이라도 있으면 당장 들어가고 싶은 심정이었단다. 아무리 제왕절개가 싫다지만 어떻게 돼지 새끼 운운하며 직접 손주를 받겠다고 말씀하실 수가 있는가? 더구나 당신도 여자이면서 말이다. 물론 이런 경우는 아주 드문 케이스지만 어쨌든 제왕절개라면 덮어놓고 반기를 드는 어르신들이 적지 않다.

그러나 이 동생의 경우처럼 자궁문이 제대로 열리지 않거나, 태아의 머리가 밑으로 향해 있지 않고 똑바로 서 있거나 혹은 누워 있거나, 아기가 너무 크거나 작거나 해서 자연분만이 어려운 상황에서는 제왕절개를 해야 한다. 제왕절개를 했을 때 발생할 수 있는 문제들, 이를테면 수술 후 엄마의 몸이 느리게 회복된다든가, 수술 후유증이나 많은 출혈이 생길 수 있다든가, 원하는 만큼 아기를 낳을 수 없다든가, 아기의 호흡에 이상이 생길 수 있다든가, 모유 수유를 시작하기 어렵다든가 하는 점 때문에 이런 위급한 상황에서 수술을 기피한다는 것은 말도 안 되는 일이다. 일단 아무 문제 없이 출산을 하는 게 우선이지 않은가?

따라서 엄마 자신도 그렇고 가족들도 그렇고 자연분만이 어려운 상황이면 제왕절개를 망설이지 말자. 어떤 엄마들은 수술을 하면 항생제, 진통제와 같은 약 때문에 아기한테 모유 수유를 못한다고 생각하여 제왕절개를 피하는데, 이런 약들이 모유를 통해 아기에게 전달되기는 하지만 아주 적은 양이라 큰 해를 끼치지는 않는다. 다만 제왕절개는 수술한 부위의 통증이 심하고 회복기가 길어서 자연분만처럼 출산 후에 바로 모유 수유를 시작할 수 없다. 하지만 이 점만 빼면 아기에게 모유를 먹이는 데 큰 문제는 없다.

또 많은 엄마들이 한 번 제왕절개를 하면 다음에도 무조건 제왕절개를 해야 한다고 생각하는데, 이것은 다 옛말이다. 이제는 의학 기술이 워낙 발달해서 제왕절개를 한 다음에 다시 자연분만을 할 수 있다. 개그우먼 이옥주 언니도 이렇게 해서 둘째를 낳았다. 물론 여러 가지를 체크하고 검사를 해야 하지만 말이다.

분명 제왕절개는 자연분만보다 단점이 많은 분만법이다. 병원 비용이 많이 들기도 하고. 그래서 내가 아는 개그우먼 언니는 자연분만을 하다가 너무 힘들어 도중에 제왕절개

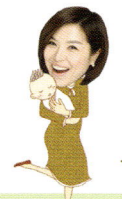

Tip
제왕절개 수술을 해야 하는 경우
- 자궁문이 정상적으로 열리지 않을 때
- 태아가 역아이거나 옆으로 누워 있을 때
- 태반이 자궁 입구를 막고 있을 때
- 엄마가 성병 등에 감염되었을 때
- 심각한 임신중독증을 앓고 있을 때
- 거대아이거나 저체중아일 때
- 임신부가 심장병처럼 자연분만을 감당해 내기 어려운 지병을 앓고 있을 때
- 과거에 제왕절개 수술을 했거나 자궁이 갈라져 터진 적이 있어서 자궁이 파열될 위험이 있을 때
- 임신부가 허리·척추 관련 질환을 앓고 있을 때
- 자궁문이 다 열렸는데도 아기가 오랫동안 몸 밖으로 빠져나오지 못할 때
- 태반이 먼저 떨어졌을 때
- 탯줄이 아기보다 먼저 나왔을 때
- 쌍둥이를 임신했을 때
- 태아의 심장박동이 점점 약해질 때 등

를 생각했다가 자연분만보다 비용이 배나 든다는 의사의 말에 다시 힘을 주었다고 한다. 호호호. 단점이 많고 비용이 비싸다고 해도 제왕절개가 필요할 때는 해야 한다. 제왕절개가 꼭 나쁜 것만도 아니고 어떤 경우에는 최선의 분만법이 될 수도 있기 때문이다. 그러니 무턱대고 피하는 것은 정말 옳지 않아!

> **남편의 한마디!**
>
> **애**넷을 낳으면서 경험해보니 어떻게 아이를 낳을지 선택할 때 엄마 못지않게 아빠의 결정도 매우 중요하다. 아빠가 가족들, 특히 어머니의 눈치를 보느라 중요한 순간에 결단을 내리지 못하면 산모와 아기가 위험에 처할 수도 있고, 아내의 가슴에 평생 한으로 남을 수도 있다.
> 따라서 피치 못할 사정으로 자연분만을 하지 못할 경우에는 아빠가 다른 가족들 눈치 보지 말고 신속하게 결정을 내리자. 그래야 예기치 않은 불상사도 막을 수 있고, 아내의 가슴에 앙금도 남지 않는다.

애 낳기 전에 남편 밥부터 먹여!

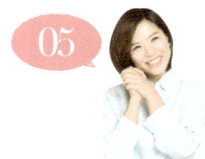

분만 대기 중일 때의 궁금증과 해야 할 일

이미 겪어본 엄마들은 잘 알겠지만 병원에 도착하자마자 분만실로 곧장 직행해서 아기를 낳는 경우는 흔치 않다. 물론 나는 그런 드문 일을 경험한 사람이지만. 애 넷 낳아봐라. 정말 별별 일을 다 겪게 된다.

어쨌든 간호사와 의사들이 자궁문이 얼마나 열렸는지 수시로 확인도 하고, 출산을 원활하게 하기 위해 이런저런 주사도 맞고, 진통이 잘 진행이 되는지 또 아기의 심장이 제대로 뛰는지 체크도 하고, 음모도 제거해야 하고, 관장도 해야 하고, 분만실에 들어가기 전에 해야 할 일들이 태산이다. 그것도 진통이 점점 심해지는 와중에 말이다.

이 모든 것들은 세상에 곧 태어날 아기를 위해 하기는 하는데 좀 번거롭고 힘들다. 내 경우는 특히 관장을 할 때 괴로웠다. 다른 엄마들은 어땠는지 잘 모르겠지만 나는 간호사가 참으라고 하는 시간까지 견디지 못하고 화장실로 달려갔다. 좀 더 버텼다가는 대형(?) 사고를 칠 것 같은데 어떻게 침대에 가만히 누워 있겠는가? 특히 진통이 몰려올 때 금방이라도 밖으로 튀어나올 것 같은 변을 참느라 정말 죽을 똥을 쌌다.

아, 내가 너무 지저분하게 얘기했나? 좀 더 리얼하게 알려주고 싶은 마음에 그만……. 하지만 힘들건 더럽건 건강한 출산을 위해서 관장은 해야 한다. 관장을 해서 장 속을 깨끗이 비워내야 아기 나오는 길이 넓어지고, 아기와 산모가 균에 감염되지 않는단다. 그러나 내가 셋째를 낳을 때처럼 상황이 긴박해서 관장을 못하는 경우에는 그냥 패스!

관장을 못했다고 세상 밖으로 나오려는 아기를 막을 수는 없기 때문에 관장 없이 출산을 한다. 그런데 장에 차 있는 변을 제거하지 못한 상태에서 힘을 주기 때문에 아기를 낳다가 변이 나올 수도 있다. 그러나 신경 쓰지 마라. 병원에서 산모가 수치심을 느끼지 않도록 알아서 다 처리해준다.

또 분만실에 들어가기 직전이다 보니 별것 아닌 일에도 해야 할지 말아야 할지 갈피를 잡을 수 없다. 괜히 긁어 부스럼 만들까 봐 말이다. 나는 첫째를 가졌을 때 경험이 없다 보니 간호사나 의사들이 자궁문이 얼마나 열렸는지 확인할 때마다 아팠는데 이걸 얘기해야 하나 말아야 하나 고민을 했었다. 그런데 아주 심한 통증을 느끼면 간호사나 의사에게 꼭 알려야 한다. 또 나는 화장실에 가는 것도 신경이 쓰였다. 그런데 진통이 어느 정도 진행이 되었는지에 따라 다를 수 있지만 진통이 오지 않을 때 잽싸게 이용하는 것은 별문제가 없단다.

시어머니나 친정엄마도 그렇고, 다른 지인들도 그렇고, 진통을 할 때 많이 움직여야 아기도 빨리 나오고 통증도 덜 하다고 해서 웬만하면 걸으려고 했는데 나는 너무 아파서 꿈쩍도 하기 싫었다. 그래서 침대에 시체처럼 누워 있는데 계속 마음이 찜찜했다. 그런데 간호사 왈 손가락 하나도 옴짝달싹하기 싫을 정도로 움직이기가 귀찮다면 굳이 그러지 않아도 된단다. 다만 가만히 누워 있는 것보다 조금씩 움직이는 게 확실히 더 좋다며 특히 계단 오르내리기가 짱이란다.

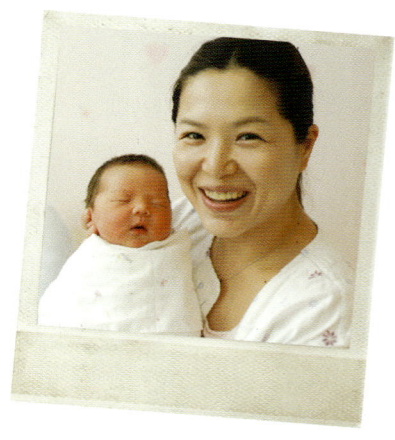

출산 직전에 이걸 해주면 아기가 밑으로 내려와 빨리 애를 낳을 수 있단다.

또 진통을 하다 보니 목이 말라 물이 마시고 싶어서 간호사에게 물었는데 요건 못하게 하더라. 목이 바짝바짝 말라도 물을 입술에 가볍게 묻히는 정도에 만족해야 한다. 그러니 관장이 다 끝난 상태에서는 물도 함부로 마시면 안 된다. 하지만 얼굴이나 목을 찬 수건으로 닦는 건 OK! 단, 출산 후에는 산후풍에 걸릴 수도 있기 때문에 아기 낳기 전까지만 가능하다. 한마디로 분만실에 들어가기 직전에는 뭐든 물어보고 하자. 그래야 뒤탈이 없다.

참, 그리고 경험자로서 꼭 당부하고 싶은 말이 있는데, 애 낳기 전에 남편 밥부터 챙겨 먹이자. 분만실에 들어가기 전에 남편이 곁에 있으면 위안도 되고 힘도 되지만 요건 남편이 배가 부를 때의 얘기다. 남자들은 이상한 종족이라 허기가 지면 신경질 대폭발이다. 우리 남편의 경우는 다른 남자들보다 좀 더 심한 편인데, 배가 고플 때 재깍 밥상을 대령하지 않으면 이래도 잔소리, 저래도 잔소리 비위 맞추기가 곱게 자란 삼대 독자 저리 가라다.

따라서 요 단계로 진행이 되기 전에 밥을 줘야 한다. 그래서 나는 남편과 쇼핑을 가면 일단 남편 밥부터 먹이고 본다. 그래야 옆에서 궁시렁궁시렁대지도 않고 사사건건 딴지도 걸지 않는다. 우리 남편이 얼마나 배고픈 걸 못 참느냐 하면 셋째 성훈이를 낳고 함께 방송에 출연했는데 글쎄 요딴 식으로 말하더라.

"아내분이 30여 분 만에 아기를 낳았는데 어떠세요?"

"고맙죠."

"뭐가 그렇게 고마우세요?"

"아침밥 먹게 해줘서요."

내가 새벽에 병원에 도착해서 30여 분 만에 아기를 낳아준 덕분에 아침식사 시간에 맞춰 밥을 먹게 해줘서 고맙다는 얘기였다. 아, 정말 너무하지 않은가?

그런데 정도의 차이만 있을 뿐, 주변의 얘기를 들어보면 남편들은 다 거기서 거기다. 배가 고프면 어떻게 변할지 모른다. 오죽하면 임신·출산 교실에 다닐 때 분만대기실에 들어가면 제일 먼저 남편 밥부터 챙겨 먹이라는 말을 귀에 딱지가 앉을 정도로 들었다.

따라서 해피한 마음으로 분만실에 들어가고 싶다면 남편 밥부터 먹이고 보자. 모두 다 그렇지는 않지만 남편 배부터 든든하게 채워놔야 정말 저 마음 깊은 곳에서 우러나오는 따뜻한 격려와 응원도 받을 수 있고 중전마마 부럽지 않은 대접도 받을 수 있다.

> **남편의 한마디!**
>
> **출**산할 때 남편이 할 일은 많지 않다. 진통하는 아내 안전하게 병원에 데려다 주고, 진통 올 때 옆에서 격려해주고. 그런데 이게 별거 아닌 것 같아도 아내들이 옆에서 자신을 챙겨주는 남편의 모습을 보면 마음이 안정이 되고 큰 힘이 된다고 한다. 그러니 분만실에 들어가기 전에 열심히 아내를 수발하자. 경험해보니 출산은 아내와 아기만 하는 것이 아니라 남편도 함께 하는 것이다.

아무 때나 힘주는 거 아니야!
그러는 거 아니야!

분만할 때의 궁금증과 해야 할 일

"이제 분만실로 갈게요."

이 소리를 처음 들었을 때 나는 정말 온몸에서 피가 다 빠져나가는 듯한 느낌이 들었다. 곧 아기를 낳을 거라는 걸 너무나 잘 알고 있었는데도 막상 분만실에 들어가자고 하니 온몸이 뻣뻣하게 굳을 정도로 긴장이 되고 너무 두려웠다.

'내가 아기를 잘 낳을 수 있을까?' '출산 도중에 아기한테 문제가 생기면 어떻게 하지?' '혹시 애기 낳다가 죽는 거 아니야?' 등등 내 머릿속은 온갖 근심과 공포로 완전히 공황 상태가 되었다. 그래서 세월이 많이 지나기도 했지만 첫째를 낳으러 분만실에 어떻게 들어갔는지 전혀 기억이 나지 않는다. 마치 그 순간의 기억만 깨끗하게 가위로 오려낸 듯하다.

분만실 풍경도 잘 기억이 나지 않는다. 다만 불안과 공포에 휩싸여 있었기 때문인지 어렴풋하게 참 삭막하고 차갑다는 생각을 했던 것 같다. 그런 상황에서 분만대 위에 누우려고 하니 당장 도망가고 싶기도 하고 빨리 이 모든 걸 끝내고 싶기도 하고 마음이 복잡했다. 그렇게 시작된 분만, 다행히 나는 무통분만을 했기 때문에 진통 때문에 많이 힘들지도 않았고 의사 선생님의 신호에 맞춰 몇 번 힘을 주지도 않았는데 아기가 쑴풍 나왔다.

당시 상상했던 것보다 아기가 쉽게 나와서 얼마나 당황스럽던지, 괜히 쫄았다는 생각까지 했다. 그런데 급박한 상황 때문에 무통분만을 하지 않고 자연분만으로 셋째를 낳았을 때, 또 유도분만을 한다고 무통주사 약을 아주 약하게 쓴 상태에서 넷째를 낳았을 때 분만이 얼마나 힘든 것인지 가슴 깊이 깨달았다. 특히 넷째 혜선이를 낳을 때는 TV나 영화 속에 나오는 임신부들처럼 그 정도는 아니지만 너무 오랜 시간 진통을 하고 힘을 주느라 분만실에서 거의 탈진하기 일보 직전이었다.

그런데 그 와중에도 소리를 지르지 않으려고 무던히 애를 썼다. 분만실에서 진통이 심하다고 너무 크게 오랫동안 소리를 지르면 아기가 엄청 스트레스를 받는다는 얘기를 들은 적이 있기 때문이다. 실제로 엄마가 분만을 할 때 지나치게 소리를 지르면 아기가 스트레스를 받을 뿐만 아니라 산소 공급도 제대로 되지 않고, 엄마의 체력도 떨어져 정작 힘을 줘야 할 때 힘을 쓰지 못한다고 한다. 그러니 통증이 심하더라도 아기를 생각하면서 좀 참자.

이미 잘 알다시피 나는 셋째를 낳을 때 관장을 하지 못하고 바로 분만실로 들어가 출산을 했다. 그래서 혹시 힘을 주다가 변이 나오지 않을까 신경이 쓰였고 역시나 관장을 하지 않은 탓에 실례를 하고 말았다.

하지만 간호사들이 내가 수치심을 느끼지 않도록 밑에 오로 기저귀를 깔고서 계속 닦아주었다. 나처럼 부득이한 사정으로 관장을 하지 않아서 또는 관장을 했는데도 변이 나올까 봐 걱정하지 말고 힘을 주는 데 집중하자. 변이 나올까 봐 제대로 힘을 주지 않는 것은 엄마로서 절대 해서는 안 되는 행동이다. 아기를 건강하게 낳는 게 중요하지 분만 도중 대변이 나오는 게 무슨 대수인가.

또 아기를 낳을 때 아무 때나 힘을 주면 안 된다. 꼭 의사의 지시에 따라 힘을 줘야 한다. 초반부터 너무 힘을 쓰면 오히려 아기를 어렵게 낳을 수 있다. 왜냐, 처음에는 자궁문이 완전히 열린 상태가 아니기 때문에 이때 힘을 너무 팍팍 주면 아기의 머리가 갑자기 내려오면서 자궁문이 갈라져 터질 수 있기 때문이다. 그러면 피가 쾰쾰 쏟아져 수술해서 아기를 꺼내야 하는 상황이 벌어질 수 있다. 뿐만 아니라 초반에 너무 힘을 주면 체력이 급격하게 떨어져 정작 힘을 써야 할 때 쓸 수가 없어서 아기가 밖으로 나오는 도중에 걸려 위험에 빠질 수도 있다. 그러니 의사가 "산모분, 힘주세요!"라고 할 때만 힘을 팍팍 주자. 시도 때도 없이 힘 자랑하지 말고.

그리고 정말 중요한 것 하나, 힘을 줄 때 얼굴로 힘을 주면 안 된다. 그러면

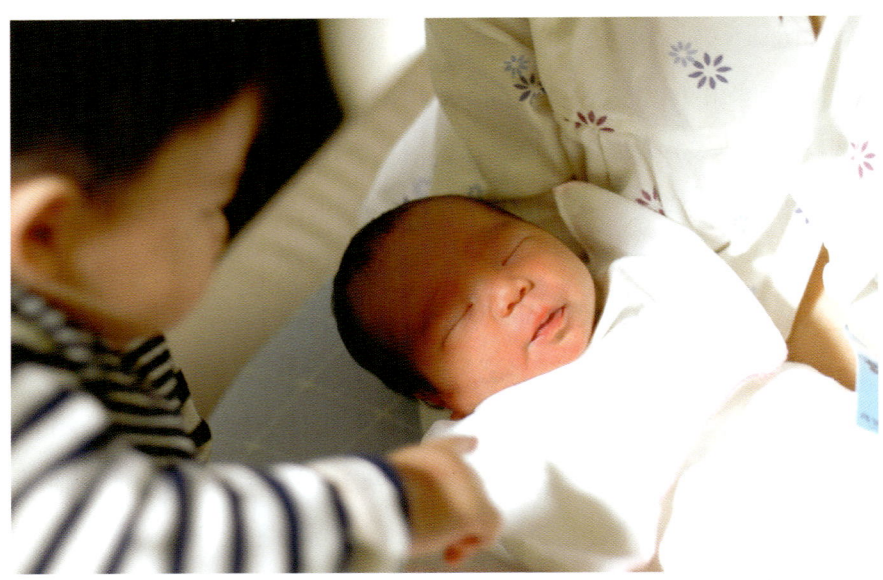

눈, 얼굴, 등, 가슴 할 것 없이 실핏줄이 다 터진다. 실제로 나는 넷째 혜선이를 낳을 때 이까지 악물고 얼굴에 잔뜩 힘을 주는 바람에 허리 위로 실핏줄이 다 터졌다. 넷째를 낳은 그날 밤 병원을 찾은 친정엄마에게 찝찝해서 수건으로 몸을 닦아달라고 했는데, 갑자기 친정엄마가 소스라치게 놀라시는 게 아닌가?

"왜? 왜? 엄마?"

"시상에 시상에 얼마나 힘을 줘부렀으면 등에 실핏줄이 다 터졌을까잉."

정말 친정엄마 말대로 등은 물론이고 가슴까지 실핏줄이 다 터져 있었다. 얼굴만 실핏줄이 터진 줄 알았던 나는 속이 상했고, 분만실에서 마지막에 힘을 줄 때 이 사단이 벌어졌음을 짐작할 수 있었다. 그때 정말 더 이상 시간을 끌면 안 된다는 생각에 젖 먹던 힘까지 내서 힘을 주었기 때문이다. 그것도 얼굴로다가.

'옥주 언니가 힘을 줄 때 그렇게 얼굴로 힘을 주지 말라고 신신당부를 했었는데, 어휴 이런 멍청이!'

옥주 언니는 개그우먼 이옥주 언니다. 지금 미국에 살고 있는 옥주 언니와 나는 아직도 자주 연락을 하는 사이다. 언니는 내게 아기를 낳을 때 얼굴로 힘을 주지 말라고 당부를 했다. 실핏줄 다 터진다면서. 그런데 요걸 다 까먹고 이까지 야무지게 물고 얼굴에 있는 대로 힘을 주었던 것이다.

그럼 분만할 때 어떻게 힘을 줘야 하느냐! 잘 나오지 않는 큰 변 덩어리를 밖으로 밀어낸다는 느낌으로 힘을 줘야 한다. 아기를 낳기 위한 힘주기의 원리는 변을 볼 때 힘을 주는 원리와 똑같다. 따라서 아기를 낳을 때 지독한 변비에 걸려서 오랜만에 변을 본다는 느낌으로 힘을 주자. 그러면 실핏줄이 터지는 불상사 없이 건강하게 아기를 낳을 수 있다.

참, 출산을 하면 의사와 간호사들이 아기가 숨을 쉴 수 있게 간단하게 조치를 한 후, 아빠가 분만실에 있는 경우 탯줄을 자르라고 가위를 건넨다. 이때 대부분의 남자들이 많이 긴장을 한다고 하는데, 우리 남편은 긴장감 제로였다. 얼마나 태연했느냐 하면 탯줄을 자르는 순간에 이런 농담까지 했다.

"여기 집게 없나요?"

"네? 집게는 왜……."

"아니, 곱창 자르듯이 해야 할 것 같아서요."

세상에! 그 신성한 순간에 고런 농담을 하다니, 나는 한편으로는 남편의 행동이 너무 어이가 없으면서도 또 한편으로는 우습기도 했다. 그래서 주책없이 실실 웃었다. 우리 부부 너무 철딱서니 없죠?

남편의 한마디!

요즘은 분만실에 남편들이 따라 들어가는 경우가 많다. 나도 그랬는데, 많은 남편들이 분만실 안에서 탯줄을 자를 때 빼고는 자기가 할 일이 딱히 없다고 생각한다. 그러다 보니 많은 남편들이 분만실 구석에서 힘들어하며 아기를 낳는 아내를 멀찍이 지켜본다.
이건 대단한 착각이다. 아내만큼이나 남편들도 분만실에서 할 일이 많다. 아내의 손을 잡고 함께 호흡도 해주고, 출산에 대한 걱정과 두려움으로 긴장한 아내의 마음도 진정시켜주고, 특히 아이가 나오는 순간에 아내를 도와 함께 힘을 주면 순산을 하는 데 상당한 도움이 된다. 이렇게까지 할 자신이 없다면 그냥 아내의 옆에 가까이 서 있기만이라도 하자. 남편이 곁에 있다는 것만으로도 아내는 큰 위안을 얻는다.
참, 그리고 아기가 나오는 역사적인 순간을 카메라에 담는답시고 아내가 힘들든 말든 마치 전문 사진작가라도 된 것 마냥 혼자 좋다고 사진이 잘 나오는 자리를 찾아 분만실을 휘젓고 다니는(?) 남편들이 있는데, 이런 행동은 출산을 하는 데 방해가 될 수 있으니 아내와 심사숙고한 후에 결정을 내렸으면 좋겠다.

아기 낳고 바로 화장실에 가도 돼

출 산 직 후 의 궁 금 증 과 해 야 할 일

"자기야, 내가 자기한테 너무 몹쓸 짓을 한 것 같아."

천신만고 끝에 넷째 혜선이를 낳고 회복실에 누워 있는데 남편이 내 손을 꼭 잡으며 뜬금없는 소리를 했다.

"그게 무슨 말이야?"

"자기 이번에 애 낳는 거 보니까 너무 미안하더라고."

첫째, 둘째, 셋째와 비교할 수 없을 정도로 힘들게 넷째를 낳는 걸 본 남편은 꽤나 충격을 받은 듯했다.

"무슨 그런 소리를 해? 애를 자기 혼자 만들었어? 그런 생각 하지 마."

솔직히 넷째를 낳을 때 그 어느 때보다 힘들기는 했지만 남편의 그런 기특한 소리를 들으니 그 순간이 그렇게 고통스럽게 느껴지지 않았다. 역시 여자는 남자하기 나름이라니깐!

이렇게 우리 부부가 애틋한 마음으로 서로를 뜨겁게 응시하고 있을 때, 눈치 없이 방광 속에 차 있는 소변이 밖으로 나가고 싶다고 아우성을 쳤다. 이 좋은 분위기를 깨고 싶지 않았지만 좀 전에 잠시 들렀다 가신 의사 선생님이 소변을 참으면 방광에 문제가 생긴다고 하셔서 남편의 부축을 받고 화장실로 갔다. 그런데 아기를 낳을 때 절개한 회음부가 아플까 봐 한 번에 시원하게 소변을 볼 수 없었다. 그래서 모양새는 우습지만 통증의 정도를 봐가며 조금씩 끊어서 볼 일을 봤다.

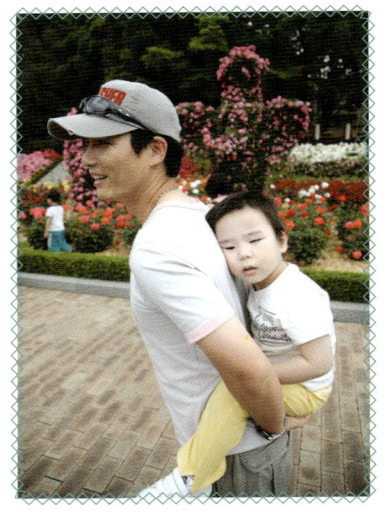

이 얘기에 "아니, 아기 낳을 때 회음부도 자르는 거야?" 하고 놀라는 예비 엄마들이 꽤 있을 것이다. 분만할 때 회음부 절개는 필수 코스다. 회음부를 절개하지 않은 상태에서 힘을 주면 이곳이 찢어질 수 있기 때문이다. 이런 이유로 병원에서는 이를 방지하기 위해 분만할 때 회음부를 살짝 쨌다가 아기를 출산하면 다시 꿰맨다.

이 얘기에 또 "아니, 마취도 안 하고 맨살을 꿰맨다고?" 하며 기겁하는 예비 엄마들이 또 있을 터인데 진통이 올 때의 그 아픔에 비하면 요건 새 발의 피니 너무 걱정하지 마라. 오히려 문제는 출산 후 꿰맨 회음부가 아물지 않았을 때 화장실에 가는 일이다. 아직 상처가 아물지 않았기 때문에 소변이나 대변을 볼 때 아프기도 하고 혹시 볼일을 보다가 다시 터지거나 염증이 생기지 않을까 엄청 신경이 쓰인다. 그러나 출산 후 어떤 이유로든 화장실에 가는 걸 참으면 안 된다. 방광에 이상이 생기거나 변비에 걸릴 수 있기 때문이다.

또 출산 후 적어도 3시간 안에 아기한테 젖을 물려야 한다. 설령 젖이 돌지 않더라도 말이다. 아니 젖도 나오지 않는데 뭐 하러 아기한테 젖을 물리냐고?

엄마의 젖이 참 신기한 게 아기가 빨수록 잘 나온다. 때문에 지금 젖이 돌지 않더라도 아기한테 자꾸 빨려야 나중에 모유가 쭉쭉 나온다.

나도 그렇고 다른 엄마들도 그렇고 아기를 낳은 직후 가장 궁금해하는 질문이 몸을 씻어도 되느냐는 것이다. 이미 경험이 있는 엄마들은 너무도 잘 알겠지만 아기를 낳고 나면 분만을 하느라 흘린 땀 때문에 여간 찜찜한 게 아니다. 그래서 자연스럽게 몸을 씻고 싶다는 생각이 드는데, 대부분의 산모들이 혹시 산후풍에 걸릴까 봐 염려스러워 망설인다.

그런데 미리 욕실 공기를 따뜻하게 덥힌 다음에 따뜻한 물로 짧게 샤워를 하는 건 괜찮단다. 다만 자연분만을 한 산모는 아기를 낳은 직후에도 바로 샤워를 할 수 있지만 제왕절개를 한 엄마들은 실밥을 뽑은 후에나 가능하다. 정 샤워를 하는 게 걱정이 된다면 눈 딱 감고 좀 참거나 따뜻한 물을 적신 수건으로 몸을 닦아주자. 그 정도만 해줘도 찜찜함이 많이 가신다.

> **남편의 한마디!**
>
> **아**기를 낳은 후 아내는 화장실에 가는 걸 엄청 고통스러워 했다. 그러니 가만히 있지 말고 옆에서 부축해주자. 또한 자연분만을 한 경우에는 아이를 낳고 몇 시간만 지나도 걸어 다닐 수 있고, 가볍게 걷거나 움직여주면 몸이 빨리 회복된다고 하니 아내와 함께 병실 안을 살살 걸어주자.

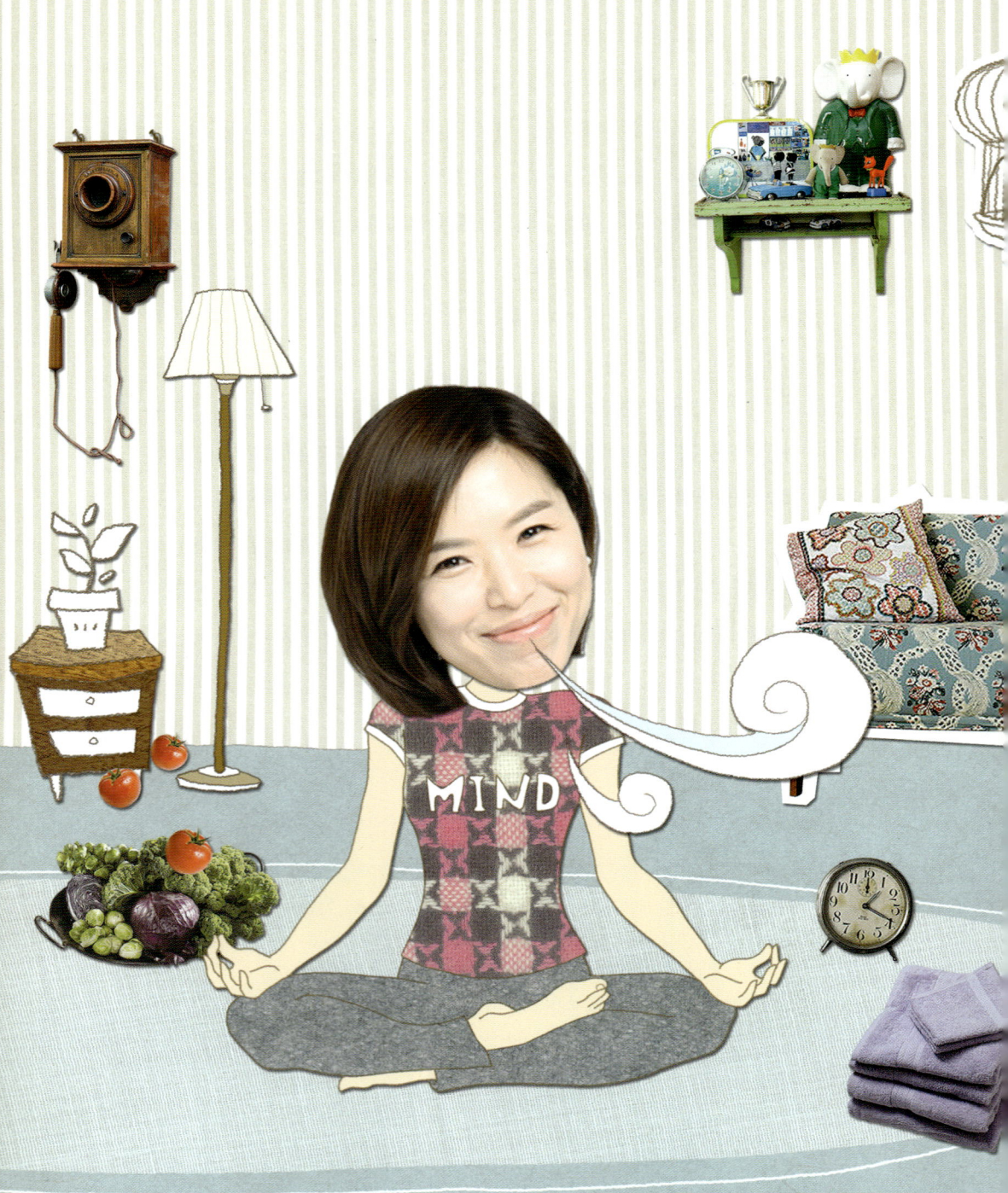

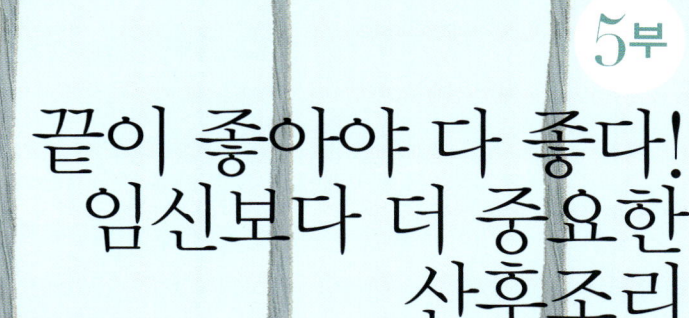

5부

끝이 좋아야 다 좋다!
임신보다 더 중요한 산후조리

- 자연의 섭리, 출산 후 몸의 변화
- 산후조리 기간에는 이기적인 여자가 되자
- 산후조리 '생 초짜' 엄마들에게
- 눈물의 미역국
- 몸조리할 때 물에 엉덩이를 담가야 하는 이유
- 엄마가 아기에게 주는 최고급 먹거리, 모유
- 내 44사이즈의 비밀
- 산후조리할 땐 '코미디 프로'에 채널 고정!
- 해? 말아? 알쏭달쏭 출산 후 부부관계

자연의 섭리, 출산 후 몸의 변화

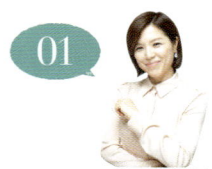

첫째를 낳고 며칠 뒤 체중계에 올라갔다. 출산을 했으니 몸무게가 얼마나 빠졌나 확인하고 싶었기 때문이다. 내심 몸무게가 쫙 빠졌으리라 기대했던 나, 그런데 럴수 럴수 이럴 수가! 아기의 체중만 쏙 빠졌을 뿐 나머지 몸무게에는 거의 변화가 없었다.

'이게 뭐야? 애 몸무게만 빠지고 마는 거야? 그럼 나머지 몸무게는 어떡하라고? 흑흑흑. 어떡해.'

게다가 엎친 데 덮친 격으로 배도 들어가지 않았다. 이건 누가 봐도 적어도 임신한 지 6개월은 된 배였다. 몸무게도 요지부동이지 배도 볼록하지 나는 그날 두 번 연타로 충격을 먹어서 하루 종일 우울의 늪에서 헤어나오지 못했다. 친정엄마는 이런 나를 보고 시간이 지나면 다 괜찮아진다고 말씀을 하셨지만 전혀 위로가 되지 않았다. 왠지 이 몸 상태로 평생을 갈 것 같았다.

그런데 친정엄마의 예언대로 시간이 지날수록 내 몸이 점점 변해가기 시작했다. 어른 말을 잘 들으면 자다가도 떡이 생긴다고 하더니, 괜히 어른이 아니다.

눈에 팍팍 띌 정도로 스피드하게 변하지는 않았지만 내 몸이 점점 예전 몸매로 컴백하는 것을 보니 기쁘기 그지없었다. 특히 꿈쩍도 하지 않을 것 같은 배가 점점 들어가고 체중이 빠지니 마음이 한결 가벼워졌다.

복부나 몸무게뿐만 아니라 자궁도 변한다. 출산 후 몇 주가 지나면 몸이 한결 가벼워지는 것을 느낀다. 어느 책에서 보니까 이게 임신으로 커졌던 자궁이 줄어들면서 나타나는 현상이란다. 크기만 작아지는 게 아니라 위로 올라갔던 자궁이 점점 아래로 내려와 골반 안으로 쏙 들어간다고 하니 아, 정말 여자의 몸은 신기하지 않은가?

아기를 낳으면서 늘어나고 팅팅 부은 질도 2주 정도가 지나면 거의 임신 전과 같은 상태로 돌아간다. 그런데 완전히 원상복구는 되지 않는다. 전생에 무슨 공덕을 쌓았는지 아주 복 많은 엄마들은 임신 전보다 질 근육이 더 단단해지고 수축력이 좋아지기도 하지만 대부분의 엄마들은 질이 늘어나고 탄력이 많이 떨어진다.

그래도 너무 걱정할 필요 없다. 항문을 조였다 푸는 케겔 운동을 꾸준히 해주면 질에 다시 탄력이 붙는다. 요걸로는 만족 못한다고? 그럼 이쁜이 수술, 양귀비 수술이 있지 않은가? 나는 되도록 몸에 칼을 대지 않았으면 하지만 엄마 본인이 좀 더 만족도 높은 부부관계를 원해서 하는 거라면 결사반대하지는 않는다.

또 아기를 낳으면 그곳에서 '오로'라는 게 나온다. 오로가 뭐냐 하면 출산으로 인해 아기가 나오는 길에 생긴 상처의 분비물, 자궁이나 질에서 나온 혈액, 점액 등이 몸 밖으로 나오는, 일종의 노폐물, 찌꺼기라고 할 수 있다.

가슴도 많이 달라진다. 일단 크기 자체도 커지고 말랑말랑한 느낌도 사라진다. 아주 단단해진다. 이는 아기를 먹이기 위한 젖이 돌면서 나타나는 변화로,

보통 출산을 하고 2일이나 3일 정도 되면 아기에게 그렇게 좋다는 '초유'가 나온다. 직접 경험해보면 알겠지만 초유는 바나나우유처럼 노란 빛깔을 띤 것이 딱 봐도 영양덩어리라는 느낌이 팍 온다. 요건 단 한 방울도 남김없이 싹싹 아기에게 먹여야 한다는 거, 다 아시죠? 초유는 2~3일 정도밖에 나오지 않는 데다 양도 적기 때문에 나올 때 잘 먹여둬야 한다.

일단 젖이 돌기 시작하면 아기에게 양껏 먹이는 것은 물론이고, 가슴에 남은 젖을 잘 짜줘야 한다. 그렇지 않으면 젖몸살로 생고생을 한다. 괜히 몸살이라는 말이 붙었겠는가?

또 출산 후 얼마 동안 소변량도 많아지고 땀도 많이 흘린다. 왜냐? 임신 기간 동안 쌓였던 수분이 몸 밖으로 빠져나오기 때문이다. 그러니 화장실 드나들기 귀찮고 땀을 많이 흘려 찝찝하더라도 이게 다 내 몸이 정상으로 돌아가는 과정이라고 생각하고 마음 편히 받아들이자.

뿐만 아니라 눈도 침침해지고, 이도 시리고, 잇몸에서 피도 나고, 머리카락도 무슨 몹쓸 병에 걸린 사람마냥 한 움큼씩 빠진다. 그래서 속상해하는 엄마들이 있는데, 이런 증상들은 다 시간이 지나면 사라진다. 진짜 시간이 흐르면 한 움큼씩 머리카락이 빠지던 머리에서 회춘이라도 하는 것 마냥 새 머리카락이 올라온다니까!

그러나 아기를 낳은 후에 생기거나 악화되는 기미는 시간이 해결해주지 않는다. 뱃살도 마찬가지. 시간이 지나면 어느 정도 배가 꺼지기는 하는데 관리가 절대적으로 필요하다. 무엇보다 뱃살을 방치하면 쭈글쭈글해지는 데다 처지기까지 하기 때문에 뱃살을 빼면서 복부 근육을 단련시키는 체조나 운동 등을 해줘야 한다.

아참! 임신선! 이게 엄마들마다 조금씩 차이는 있지만 시간이 지나면 자연스럽게 사라진다. 그러니 이것 때문에 너무 스트레스받지 말자.

내 생각에 여자의 몸은 크게 세 번 바뀌는 것 같다. 첫 번째는 생리를 시작하면서, 두 번째는 임신과 출산을 겪으면서, 세 번째는 폐경을 하면서. 실제로 생리, 임신과 출산, 폐경은 여자의 몸에 어마어마한 변화를 가져온다고 한다. 때문에 출산 후 전에 없던 큰 몸의 변화에 너무 당황해하거나 불안해하지 말자.

아기를 낳은 후에 나타나는 몸의 변화는 여자로 태어나면 겪는 일종의 숙명이다. 그러니 아기를 낳은 후 나타나는 몸의 변화를 자연의 섭리로 받아들이고 지혜롭게 이겨내자. 아직 인생을 논하기에는 어린 나이지만 인간의 힘으로 어찌할 수 없는 일은 그냥 흐르는 대로 받아들이는 것이 최선의 방법이다.

남편의 한마디!

나는 아내가 첫째를 낳기 전까지 여자가 아이를 낳으면 바로 배가 푹 꺼지는 줄 알았다. 하지만 겪어보니 여자들이 임신 전 배 상태로 돌아가는 데는 꽤 많은 시간이 들 뿐만 아니라 꾸준한 관리도 필요했다.
따라서 출산 직후에는 농담이라도 아내의 몸에 대해 이러쿵저러쿵 얘기하지 말자. 이때 아내는 자신의 몸에 대해 굉장히 민감하기 때문에 사소한 말 한마디에도 큰 스트레스를 받는다. 실제로 나는 이 시기에 예전의 몸으로 다시 돌아갈 수 있을까 하는 불안과 걱정 때문에 우울증을 겪는 산모들을 적지 않게 봤다.

산후조리 기간에는
이기적인 여자가 되자

　나는 첫째 때 집에서 산후조리를 했다. 이때 산후조리를 주로 도와주신 분이 친정엄마이시고 이를 서포트해준 분이 시어머니이신데, 아무래도 임신·출산 경험이 풍부한 두 분이 곁에 있다 보니 마음이 든든했다. 사실 지금은 아기 키우는 베테랑이 되었지만 첫째 때는 아기를 안는 것도 서툴러서 쩔쩔맸던 나다.

　그런 상황에서 친정엄마와 시어머니께서 옆에서 도와주시니까 의지도 되고 배울 점도 많았다. 특히 친정엄마는 우리 엄마니까 너무 마음이 편하고, 좌욕할 물 준비처럼 남에게 얘기하기 애매한 부탁도 별 눈치 보지 않고 할 수 있어서 아주 좋았다. 뿐만 아니라 애들이 있는 엄마들은 집에서 아이들이 생활하는 모습을 지켜볼 수 있으니까 심리적으로 안정이 된다.

　그러나 마냥 좋지만은 않았다. 아기 낳고 몸조리하는 중이기는 하지만 가만히 누워서 나이 지긋한 친정엄마와 시어머니의 수발(?)을 받다 보니 때때로 마음이 불편했다. 특히 시어머니가 산후조리를 도와주실 때는 세상에 그런 가시

방석이 따로 없었다.

친정엄마야 우리 엄마니까 편하게 이것저것 부탁도 할 수 있고 그러려니 하고 지나칠 수도 있지만 시어머니에게는 어디 그럴 수 있는가? 아무리 모녀지간처럼 친한 경우라고 해도 엄연히 시어머니는 시어머니인지라 며느리들 입장에는 시어머니가 산후조리를 도와주는 게 그리 마음이 편치 않다. 무엇보다 시어머니가 무조건 옛날 산후조리 방식이 좋다고 고집하는 경우에는 뭐라고 얘기하기도 그렇고 여간 불편한 게 아니다.

나는 이런 점이 신경 쓰이고 여건이 되는 엄마들은 산후도우미나 산후조리원을 이용하면 어떨까 한다. 직접 두 경우 모두 체험한 결과, 집에서 친정엄마나 시어머니의 도움을 받으며 산후조리를 하는 것도 괜찮지만 산후도우미나 산후조리원을 이용해 몸조리를 하는 것도 꽤 좋았다.

일단 남의 눈치 보지 않고 마음 편하게 산후조리에 전념할 수 있어서 좋았고, 시어머니나 친정엄마가 계실 때는 팔짱만 끼고 있던 남편을 육아에 동참시킬 수 있어서 흡족했다. 친정엄마와 시어머니께서 집에서 산후조리를 도와주실 때는 뒷짐만 지고 있던 남편이 두 분 없이 몸조리를 하게 되니까 이것저것 신경을 썼다.

처음에 남편이 친정엄마와 시어머니에게 모든 걸 맡기고 내 산후조리와 아기의 육아에 무심했을 때 어찌나 서운하고 야속하던지, 아직도 그 앙금이 마음에 남아 있다. 남편들 가슴 깊이 새겨들어라! 여자들은 임신했을 때에도 그렇지만 산후조리 기간에도 서운하게 하면 뒤끝 작렬이다.

또 산후도우미든 산후조리원이든 전문가의 도움을 받으니 안심도 되고 다양한 육아 정보도 얻을 수 있어 좋았고, 산후조리원 같은 경우는 영양을 골고루 갖춘 식단이 매 끼니마다 다르게 나오니까 집에서 산후조리를 할 때와 달리 질리지 않고 식사를 할 수 있었다.

또한 산후조리원은 산모를 위한 다양한 프로그램도 운영하고 여러 가지 편의시설도 갖추고 있어서 편하게 몸조리도 할 수 있고, 무엇보다 밤에 잠을 푹 잘 수 있다. 아무리 편한 친정엄마가 산후조리를 돕는다고 해도 늦은 밤까지 아기를 봐달라고 할 수는 없지 않은가?

반면 산후조리원은 낮에 모유 수유를 하느라 신생아실에 자주 들락거려야 하지만 밤에는 엄마들이 편히 쉴 수 있도록 전문 간호사들이 엄마가 미리 짜놓은 모유를 먹이거나 분유를 타서 먹이기 때문에 마음 놓고 푹 쉴 수 있다.

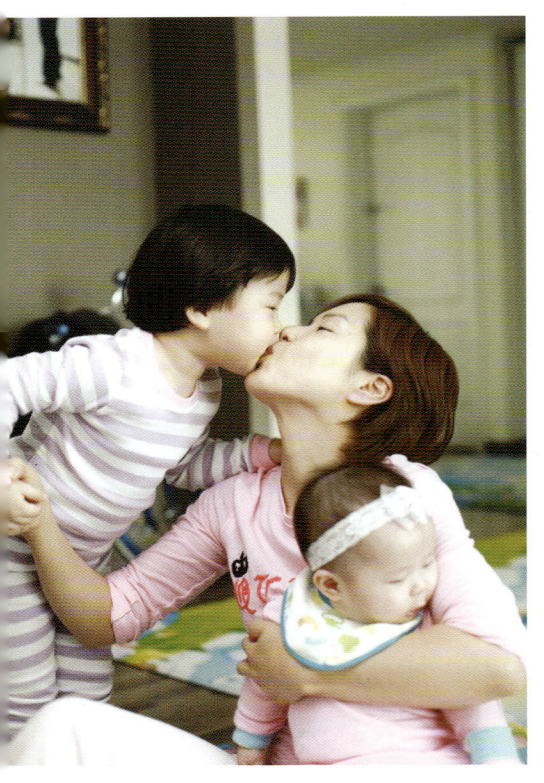

그러나 산후조리원은 아무래도 집과 달리 산모나 아기나 사람들이 자주 드나드는 곳에 한데 모여 지내기 때문에 위생상 문제가 생기거나 질병에 쉽게 감염될 수 있다. 실제로 예전에 한 산후조리원에서 아기들이 집단으로 장염에 걸려 뉴스에 크게 보도된 적이 있다.

또한 산후조리원을 이용하면 집에서 몸조리를 할 때와 달리 비용이 만만치 않게 들어간다. 산후조리원마다 가격은 천차만별이지만 2주 정도만 이용해도 200만 원이 훌쩍 넘어가기 때문에 엄마들에게 상당한 부담이 될 수 있다. 집으로 산후도우미를 부르는 경우도 마찬가지, 내 집에서 마음 편하게 몸조리를 하면서 전문가의 도움을 받고 산후조리원과 달리 일대일로 아기를 돌봐주는 등 장점도 많다. 하지만 비용이 비쌀 뿐만 아니라 만의 하나 엄마와 마음이 맞지 않는 사람을 고용한 경우 이런저런 갈등이 생길 수 있다. 따라서 미리 산후도우미를 만나 마음이 맞는지 확인을 하고 아기 돌보기에서부터 집안일까지 어느 정도 관여를 할 것인지 꼼꼼히 말을 맞춰야 한다. 한마디로 어떤 산후조리 방법이든 일장일단이 있으니 여러 모로 심사숙고해서 엄마에게 제일 잘 맞는 방법을 이용하면 좋을 듯싶다.

아기를 낳고 좀 지나면 뼈저리게 느끼겠지만 사실 임신 기간 동안 몸을 돌보는 것만큼 중요한 게 산후조리 기간 동안의 몸조리다. 짧다면 짧고 길다면 길 수도 있는 '산후 6주' 동안 몸조리를 잘못하면 평생 고생을 한다. 밭 매고 모 심다가 아기 쑴풍 낳고 바로 일하러 나갔다는 우리 어머니, 할머니들이 나중에 나이 들어서 여기저기 쑤시고 아픈 것은 몸이 늙어서이기도 하지만 산후조리 기간 동안 몸조리를 잘못한 이유도 크다. 출산 후 몸이 회복되지도 않은 상태에서 쭈그리고 앉아 김매고 고추 따고 벼를 벴으니 몸이 성하겠는가?

그러니 산후조리 기간 동안만큼은 착한 여자가 되기를 포기하자. 몸조리가 끝나면 힘든 일이 태산처럼 기다리고 있기 때문에 이때만큼은 이기적으로 굴어도 된다. 무엇보다 산후조리 기간에 철저하게 이기적으로 굴어야 산모도 이런저런 병치레를 하지 않고 가족들도 아픈 산모 때문에 고생하지 않는다. 결국 산후조리 기간 동안 산모가 이기적으로 몸조리를 하는 게 곧 모두를 위하는 길이다.

따라서 산후조리를 할 곳을 선택할 때도 무엇보다 먼저 산모가 편하게 몸조리를 할 수 있는지를 따지고, 어떤 곳에서 하든 산모들은 산후조리에만 집중하자. 친정엄마나 시어머니가 집안일을 하는 게 신경 쓰인다고 꼼지락, 젖병 씻는 일까지 맡길 수 없다고 꼼지락, 갓 태어난 아기 때문에 신경 써주지 못한 아이들이 안쓰러워 놀아준다고 꼼지락, 산후도우미가 집안일하는 것이 마음에 들지 않는다고 꼼지락, 산후조리원에 손님이 찾아와 대접한다고 자꾸 꼼지락거리면 몸도 빨리 회복되지 않고 나중에 땅을 치고 후회할 일 생긴다. 아닌 게 아니라 나는 산후조리를 잘못하는 바람에 크고 작은 병을 얻어서 후회하는 엄마들을 많이 봤다.

남편의 한마디!

나는 아내가 넷째 혜선이를 낳고 산후조리원에서 몸조리를 할 때 정말 눈코 뜰 새 없이 바쁜 날들을 보냈다. 일이 끝나자마자 집에 들어가 아들 셋을 챙기고 겨우 잠을 재우면 곧바로 아내가 있는 산후조리원으로 향했다. 그렇게 산후조리원에서 잠을 자는 둥 마는 둥 밤을 새우고 다음 날 아침 일찍 유치원에 가야 하는 아이들을 챙기기 위해 다시 집으로 고고씽!
그런 다음 숨 돌릴 틈도 없이 부랴부랴 출근을 했다. 그러다 보니 나중에는 내가 병이 나서 아내의 침대에 누워 링거까지 맞으며 시름시름 앓았다. 그때 아내는 내 옆에서 과일을 깎아주며 병수발을 하고. 그 당시에는 내 몸이 너무 힘들어 미처 생각을 못했는데, 지금 돌이켜보면 아내한테 참 못할 짓 한 것 같다. 자기야, 그땐 정말 미안했어!

산후조리 '생 초짜' 엄마들에게

아기 엄마들은 너무도 잘 알겠지만 산후조리하기 제일 힘든 계절이 여름이다. 겨울이야 밖에 나갈 때 찬 바람이 들지 않게 꽁꽁 싸매고 나가면 그만이지만 여름은 그리 간단하지가 않다. 날은 푹푹 찌는데 찬 바람에 산후풍 들까봐 에어컨, 선풍기는 고사하고 반팔도 마음대로 입을 수 없다. 여기다 몸조리한다고 뜨거운 미역국까지 먹으며 아기에게 젖을 물리고 있노라면 계속 군불을 때는 쩔쩔 끓는 구들방에 오리털점퍼를 입고 앉아 있는 느낌이다.

특히 처음 출산을 한 초보 엄마들은 모유 수유하는 데 서툴러서 아기 젖을 물릴 때 땀이 비 오듯 쏟아진다. 이리저리 나름 애를 써보지만 다른 사람들이 옆에서 도와줄 때처럼 자세가 나오지 않아서 목과 등 허리가 끊어질 듯이 아프고, 이런 상태에서 잘 나오지 않는 젖 때문에 징징대는 아기와 씨름을 하다 보면 정말 딱 죽고 싶은 심정이다.

나는 첫째를 낳고 이런 징한 계절에 산후조리를 했다. 어찌나 날씨가 푹푹 찌는지 숨이 턱턱 막히고 가만히 앉아 있어도 땀을 줄줄 흘렸다. 그 모습이 얼마나 안쓰러워 보였으면 시어머니께서 이런 말씀까지 하셨다.

"어휴, 저 땀 좀 봐. 얘, 이제 삼칠일(출산 후 21일)도 지났으니 반팔 입어도 돼. 산후조리하다가 네가 먼저 죽겠다 얘."

'옳다구나! 반팔을 입어도 된단 말이지?'

나는 임신·출산에 대해서 대선배이신 시어머니의 말씀에 쾌재를 부르며 그 조언을 성실히 받들어 바로 반팔로 갈아입었다. 그리고 에어컨을 켜는 것은 조금 과하다 싶어 선풍기를 살살 돌렸는데 맨살에 닿는 바람이 얼마나 시원하고 기분 좋게 느껴지던지 세상에 그런 무릉도원이 따로 없었다. 정말 너무 행복해서 날아갈 것만 같았다. 하지만 기쁨도 잠시, 그날 밤 일이 터지고 말았다.

거짓말 하나 보태지 않고 맨살이 드러났던 딱 그 팔 부분이 너무 시큰거리고 아팠다. 어찌나 팔이 시리고 아프던지 목 놓아 엉엉 울었더랬다. 아마 그 고통은 직접 경험해보지 못한 사람은 상상도 못할 것이다. 정말 뼛속까지 시리다는 느낌이 바로 이게 아닌가 싶고, 두 팔이 떨어져 나갈 것처럼 고통스럽다.

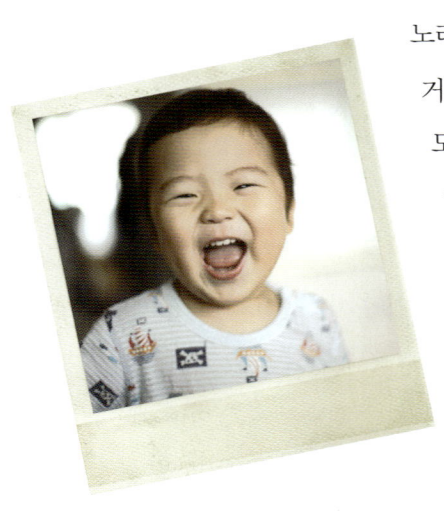

그러나 시어머니께 당신 말씀대로 했다가 이리 되었노라고 고해 바칠 수는 없는 일. 나는 아기 욕조에 뜨거운 물을 받아놓고 두 팔을 담갔다. 그렇게 30분 정도 지났을까? 천만다행으로 시큰거리는 증상이 사라졌고, 찜질이 끝나자마자 바로 다시 긴팔 셔츠를 장착했다. 이때 얼마나 호되게 당했는지 그날 이후로 아무리 날씨가 더워도 긴팔 셔츠에 양말까지 꼭 챙겨 신었다.

그런데 이게 비단 내 얘기만이 아니다. 내가 아는 분도 애를 낳고 한여름에 산후조리를 하다가 너무 더워서 양말을 벗고 잠깐 차가운 벽에 발바닥을 갖다 댔는데 그 후로 마치 발바닥을 바늘로 콕콕 찌르는 것처럼 통증이 심해서 엄청 고생을 했단다. 또 TV에서 보니까 어떤 아줌마는 산후조리를 잘못해서 수십 년이 지났는데도 더운 여름에 다리에 찜질을 하는 것은 기본이고 걷는 것조차 힘들어했다.

그러니 아무리 푹푹 찌는 여름에 몸조리를 하더라도 위아래 할 것 없이 짧은 옷은 물론 맨발도 금물이다. 서양인들은 애 낳고 바로 찬 바람을 쐬어도 별 문제가 없지만 체질이 다른 동양인들은 그렇게 했다가는 산후풍에 걸리기 십상이다. 산후풍은 아기를 낳은 후 관절이 아프거나 찬 기운이 도는 증상을 말하는데, 출산으로 인해 산모가 기력이 떨어진 상태에서 찬 기운이 몸에 들어와 곧장 아랫배 쪽으로 이동해 나타난다. 때문에 아기를 낳은 후에는 무조건 찬 것을 피해야 한다. 찬 바람은 물론이고 찬물에 손을 담그거나 몸을 씻거나 마시는 것도 금물이다. 우리 친정엄마는 아기를 낳고 너무 목이 말라 윗목에 있던 차가운 숭늉을 벌컥벌컥 마셨다고 한다. 그랬더니 그 후로 갑자기 심하게 배가 아파 정말 그날 뭐가 잘못되는 줄 알았단다. 물론 숭늉 한 그릇으로 그런 불상사가 일어나지는 않았겠지만 출산 후에는 위가 약한 상태이기 때문에 찬 음식은 피해야 한다. 실제로 나는 몸조리를 하는 동안 과일도 바로 냉장고에서 꺼내 먹지 않았고 물김치도 미지근하게 해서 먹었다.

그러나 산모에게 찬 기운이 해롭다고 너무 덥게 지내는 것도 좋지 않다. 땀띠가 날 정도로 덥게 지내면 땀이 흘러서 찝찝하기도 하고 감염이 되거나 탈진할 위험이 있기 때문에 따뜻하다는 느낌이 들 정도로 지낸다. 무엇보다 아기를 너무 덥게 키우면 땀띠, 여드름이 나는 것은 물론 두뇌 발달에도 좋지 않고 면역력도 떨어진다. 심한 경우 고열에 시달리거나 뇌막염, 패혈증에 걸릴 위험도 있고 갑자기 아기가 세상을 떠날 수도 있다. 따라서 아기를 너무 꽁꽁 싸서 키우지 말자.

　또 산후조리를 할 때는 평소 침대를 사용하던 산모라도 딱딱한 방바닥에 눕는 게 좋다. 왜냐하면 바닥이 너무 푹신하면 출산으로 인해 느슨해져 있는 관절에 부담을 줄 수 있기 때문이다.

　또 손목, 발목처럼 관절 부위를 너무 많이 사용해서도 안 된다. 아기를 낳고 관절을 심하게 쓰면 신경이 늘어나 통증이 생길 수 있다. 이를 방치하면 증상이 더 악화되어 평생 고생을 할 수도 있기 때문이다. 고로 산후조리 기간 중 모유를 먹일 때는 어쩔 수 없지만 좀 매정한 엄마라는 소리를 들을지라도 아기를 너무 안아주지 말자. 무거운 물건을 들고 빨래를 비틀어 짜는 것 역시 손목에 무리가 가므로 자제하고.

　아울러 아기가 자는 시간에 맞춰 짬짬이 잠을 자주고, 이때 적당히 두꺼운 이불을 덮어 땀을 빼주자. 그래야 몸에 쌓인 노폐물이 잘 빠져나가 몸이 빨리 회복된다. 그렇다고 무슨 운동하는 사람마냥 땀을 쭉쭉 흘리는 것은 금물. 그러면 되레 기운이 떨어지고 탈진이 되어 몸 회복이 늦어진다.

　산후조리 기간에는 먹는 음식도 중요한데, 임신했을 때처럼 몸에 해로운 인스턴트식품, 기름진 음식, 자극적인 음식 등은 피하고 영양소를 골고루 섭취하자. 특히 젖이 잘 돌게 하는 단백질과 아기를 낳을 때 많이 빠져 나가는 철분을 충분히 섭취해주자. 단, 철분은 흡수율이 낮아 음식만으로는 하루에 필요한 양을 채우기 어려우므로 철분제를 함께 복용하는 게 좋다. 더불어 산후조리 기간에 어떤 음식을 먹더라도 차거나 딱딱한 음식은 피해야 한다. 찬 음식을 먹으면 우리 친정엄마처럼 복통을 일으킬 수 있다. 딱딱한 음식은 치아와 잇몸에 좋지 않기 때문이다.

　뿐만 아니라 몸조리를 한다고 너무 누워 있는 것도 좋지 않으니 몸에 무리가 가지 않는 범위 내에서 가볍게 운동을 해주고, 출산 후 3주 정도가 지나면 집안 일도 슬슬 시작하자. 또 젖이 본격적으로 돌기 시작하면 젖몸살이 나타나니까 아기에게 모유를 먹인 후 유방에 젖이 남아 있다면 깨끗이 짜주자. 마사지도 열심히 해주고. 그래야 젖몸살을 하지 않는다.

산후조리 기간에 좌욕도 열심히 하자. 좌욕을 하면 분만할 때 절개해서 꿰맨 회음부에 염증도 생기지 않고, 오로도 빨리 배출되고, 치질에도 좋다. 또 남편이 아무리 보채도 부부관계는 오로가 끝나고 몸이 회복된 후에 시작하는 게 안전하다.

아울러 한 가지 각별히 신경 써야 할 게 있는데, 산후조리 기간에 요실금이나 방광염 증상이 심하거나, 자궁이 줄어드는 느낌이 들지 않고 배가 아프거나, 피가 섞인 오로가 계속 나오거나, 하혈을 하거나, 고열이 계속되거나, 손가락으로 다리를 눌렀는데 원상태로 되돌아가는 데 너무 오래 걸리거나 하면 바로 병원으로 달려가야 한다. 이건 치료가 필요한 증상이기 때문에 뭉그적대서는 절대 안 된다.

> **남편의 한마디!**
>
> **첫**째, 셋째, 넷째는 모두 한여름은 아니더라도 날이 꽤 더울 때 세상에 태어났다. 그런데 아내는 그런 날씨에도 실내 온도를 따뜻하게 덥혀놓고 머리에서 발끝까지 완전 무장을 했다. 더운 날씨에 그런 고역이 따로 없었다. 날씨도 더운데 방까지 뜨끈뜨끈하니 내 상태가 어땠겠는가? 정말 당장이라도 에어컨, 선풍기를 틀고 싶었다. 하지만 꾹 참았다. 왜냐? 그랬다가는 아내가 평생 산후풍으로 고생할 수도 있었기 때문이다.
> 따라서 아내가 산후조리를 한다고 덥게 지내더라도 눈치 없이 선풍기, 에어컨 등을 함부로 틀지 말자. 산후조리 기간을 어떻게 보내느냐에 따라 평생 아내가 건강하게 지낼 수도 있고 그렇지 않을 수도 있기 때문에 이때는 모든 걸 아내에게 맞춰야 한다.

눈물의 미역국

시어머니는 오랫동안 식당을 하셨다. 그래서 무슨 음식이든 아주 맛깔나게 잘하시는데, 나는 지금도 음식을 썩 잘하는 편은 아니지만 처음에 정말 음식 솜씨가 바닥이었을 때 자주 시댁에 가서 양손에 바리바리 시어머니표 음식을 싸 가지고 왔다. 그러다 보니 남편의 불만이 이만저만이 아니었다.

"자기야, 너무한 거 아니야? 어떻게 엄마 집에서 먹나, 우리 집에서 먹나 반찬이 변함이 없냐?"

그때마다 나는 남편에게 미안한 마음도 있었지만 음식 솜씨도 없었고 일도 바빠서 '어쩔 수 없이' 시어머니표 반찬을 자주 애용했다. 시어머니는 음식도 잘하시지만 손도 아주 크시다. 한번 음식을 하시면 그 양이 어마어마하다.

결혼 후 처음 시댁에서 추석을 맞았을 때 어머니가 토란국을 끓였다. 나는 무슨 동네 잔치 하는 줄 알았다. 큰 들통에 한 가득 토란국을 끓이시기에 속으로 '저걸 식구들이 다 먹을 수 있나?' 하고 의아해했던 기억이 난다. 또 음식은 얼마나 많이 담으시는지 그때 시어머니가 토란국을 좀 과장되게 표현해서 냉면 그릇만 한 대접에 퍼주셨는데 맛있기는 했지만 얼마나 배가 부르던지 제대로 숨을 쉴 수가 없었다.

이런 시어머니가 첫째 지훈이를 낳았을 때 집에서 산후조리를 도와주셨다. 좀 신경이 쓰이고 부담스럽긴 했지만 어쨌든 시어머니께서 집안일도 해주시고 식사도 챙겨주시니 감사하기 이를 데 없었다. 그런데 고마운 마음이 좀 덜한 순간이 있었으니, 그것은 바로 식사 시간. 음식 솜씨가 좋은 어머니는 미역국도 아주 맛있게 잘 끓이셨지만 워낙 손이 크다 보니 국을 냉면 그릇만한 대접에 한 가득 퍼주셨다. 그래도 시어머니가 정성들여 만든 음식인데 싫은 내색을 할 수도 없는 노릇이라 나는 배가 터지기 일보 직전인데도 그 미역국을 싹싹 먹었다. 하지만 그것도 한두 번이지 매 끼니마다 그렇게 미역국을 먹다 보니 질리기도 하고 힘도 들고 더 이상 시어머니께서 주시는 대로 먹을 수가 없었다. 그래서 어느 날 용기를 내어 시어머니에게 항명(?)을 했다.

"어머니, 이거 너무 많아요. 조금만 덜어주세요."

"얘는 그게 뭐가 많니? 그 정도는 먹어야지! 다 아기를 위한 거니까 아무 소리 말고 먹어! 얘, 미역국 많이 먹어야 젖 잘 나온다!"

시어머니의 단호한 말씀에 항쟁 의지가 확 꺾인 나는 꾸역꾸역 그 미역국을 먹었다. 그러자 이 모습을 지켜보던 시어머니가 한 말씀하셨다.

"얘, 그렇게 깨작깨작 먹어서 어디에 쓰려고 그래? 팍팍 좀 먹어! 팍팍!"

그렇지 않아도 먹기 싫던 차에 시어머니가 못마땅하다는 표정으로 그런 말씀을 하니 서운해서 눈물이 울컥했다. 하지만 나는 시어머니 앞에서 찔찔 짜는 모습을 보일 수 없어서 눈물을 꾹 참았다. 지금 생각해보면 다 나를 위해 하신 말씀인데 그때는 왜 무조건 속상하기만 했는지 모른다. 친정엄마와 번갈아 하시긴 했지만 내 산후조리를 돕느라 고생한 시어머니께 미안한 마음이 든다.

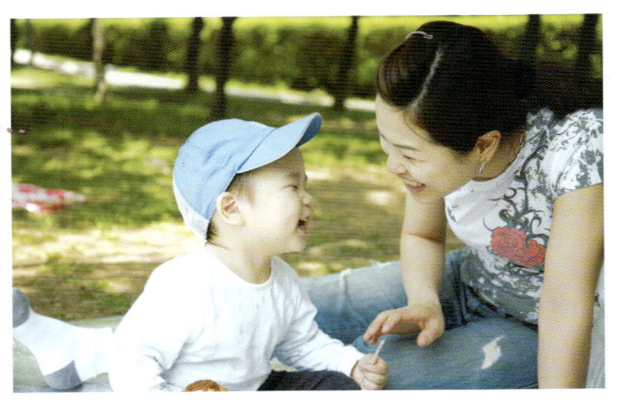

　그날 그렇게 시어머니에게 한 소리를 듣고 침울해 있던 나는 시누이와 통화를 하다가 결국 눈물을 쏟고 말았다. 이에 급 당황한 시누이는 내가 울먹이는 이유를 물었다. 나는 그날 있었던 일을 들려주었다. 그러자 시누이는 내 얘기를 진지하게 들어주며 심심한(?) 위로의 말을 전했고, 또 다음 날 시어머니에게 전화를 해서 내게 직설화법을 자제할 것을 당부했다. 우리 시어머니가 에둘러서 얘기하는 스타일이 아니라서 이런 화법에 익숙하지도 않고 마음도 약한 나는 가끔 상처를 받곤 한다. 하지만 말씀은 그렇게 하셔도 정도 많고 뒤끝도 없는 아주 좋은 분이시다. 주변의 얘기를 들어보면 우리 시어머니 같은 분도 없다.

　아무튼 시누이를 통해 그날 그 일로 내가 눈물을 쏟은 사실을 알게 된 시어머니는 쿨하게 "뭐 그런 일로 우느냐"며 더 이상 미역국에 대해 왈가불가하지 않으셨다.

　어느 책에서 보니 산모들이 아기를 낳고 산후조리 기간 내내 거의 매일 먹다시피 하는 미역국은 산모에게 최고의 음식이란다. 미역국을 먹으면 자궁 수축도 잘될 뿐만 아니라 혈액순환, 상처 회복에도 좋고, 신경까지 안정된단다. 또

한 몸에 좋은 무기질과 비타민은 풍부하게 들어 있는 반면에 칼로리는 낮아 살이 찔 확률도 적기 때문에 아기를 낳은 산모들이 챙겨 먹으면 두루두루 좋다. 그 머나먼 옛날부터 지혜로운 우리 선조들이 괜히 산모들에게 미역국을 먹였겠나? 대대손손 내려오는 음식에는 다 그만한 이유가 있는 법이다.

그러나 내 개인적인 생각에 아무리 산모에게 좋은 음식이라고 하지만 산후조리 기간 내내 하루도 빠짐없이 삼시 세끼 미역국을 먹는 것은 좀 아닌 것 같다. 물론 평소 워낙 미역국을 좋아라 하고 삼시 세끼 미역국을 먹어도 물리지 않은 산모들은 별 상관이 없지만 그렇지 않은 산모들은 몸조리하는 동안 미역국만 먹는 게 보통 힘든 일이 아니다.

특히 나처럼 미역이 체질에 맞지 않는 사람들은 더욱 몸조리를 하는 동안 미역국만 먹는 게 부담스럽다. 그래서 나는 산후조리 기간 동안 미역국만 고집하지 않고 한 끼 정도는 자극적이지 않은 다른 음식을 먹었다. 이를 테면 북어국, 계란국, 곰국, 설렁탕, 또 가끔은 까르보나라도 먹어주고 말이다. 큭큭큭. 뿐만 아니라 미역국도 소고기만 넣어 끓이지 않고 된장, 조개, 새우, 홍합 등 갖가지 재료를 사용했다. 그랬더니 미역국을 질리지 않고 오래 먹을 수 있었다.

분명 아기를 낳은 후의 최고의 산후 음식은 미역국이다. 그러나 아무리 산모에게 좋은 음식이라고 해도 삼시 세끼를 '꾸역꾸역' 먹는 것은 옳지 않다고 본다. 한 끼를 먹더라도 즐거운 마음으로 먹어야 산모의 몸에도 좋고 아기에게도 좋다는 게 내 생각이다. 그러니 정말 미역국을 눈곱만큼도 먹고 싶은 마음이 없다면 한 끼 정도는 다른 음식을 먹어주자.

단, 자극적인 음식은 절대 금물이다. 맵고 짠 음식을 먹으면 아직 몸이 채 회복되지 않은 산모에게도 좋지 않을뿐더러 무엇보다 엄마가 먹은 대로 모유가 나오기 때문에 자극적인 음식은 피하는 게 좋다.

그리고 한 가지 더 당부할 말이 있는데, 미역국 너무 많이 먹지 말자. 엄마들 중에 미역국이 저칼로리 음식이라고 아주 마음 푹 놓고 먹는 경우가 있는데, 그랬다가는 살찌는 거 시간문제다. 뭐든 많이 먹으면 살이 찌는 법이다.

> **남편의 한마디!**
>
> **아**내한테 들은 얘기인데 탤런트 조형기 씨는 큰 아들을 낳았을 때 아내에게 손수 미역국을 끓여주었다고 한다. 그런데 안타깝게도 입맛이 없다며 아내분이 그 미역국에 손도 대지 않았단다. 그래서 조형기 씨가 그 미역국을 다 먹었는데, 그때 자기가 젖이 도는 느낌이었다고 한다. 그 얘기를 듣고 얼마나 웃기던지 박장대소를 했다. 그런데 또 한편으로는 이런 생각이 들었다.
> '왜 나는 단 한 번도 아내에게 미역국을 끓여주지 못했을까?'
> 나는 아내에게 미안한 생각이 들었다. 미역국을 끓여줬으면 아내가 엄청 좋아했을 텐데…….
> 그래서 하는 얘기인데 산후조리하는 아내에게 한 번쯤 미역국을 끓여주자. 내 자식을 낳은 여자에게 그 정도도 못 해주나?

몸조리할 때 물에 엉덩이를 담가야 하는 이유

05

산후조리할 때 내가 하루도 빼먹지 않고 열심히 했던 게 바로 좌욕이다. 좌욕이 뭔고 허니, 그냥 따뜻한 물에 엉덩이를 담그는 것이다. 그게 뭐라고 그렇게 열심히 했냐고? 이게 별것 아닌 것처럼 보여도 여자들, 특히 출산 후의 산모들에게 굉장히 좋다.

일단 아기를 낳은 후 자궁에서 배출되는 오로가 잘 빠진다. 오로는 쉽게 말해 출산으로 생긴 일종의 노폐물, 찌꺼기라고 할 수 있다. 신통방통한 우리 몸은 자기에게 필요한 것은 꼭 붙들고 있고 불필요한 것들은 미련 없이 밀어낸다. 오로는 바로 우리 몸이 불필요하다고 판단해서 밖으로 밀어내는 물질이기 때문에 빨리 밀어내면 밀어낼수록 내게 득이 되지 해가 되지 않는다.

오로는 보통 아기를 낳고 4~6주까지 지속되고 시간이 갈수록 양이 줄어든다. 색깔 또한 처음에는 붉은색을 띠었다가 점점 갈색, 황색, 흰색으로 옅어진다. 따라서 만약 색깔의 변화 없이 붉은색, 갈색의 오로가 계속 나오거나, 6주가 지나도 혈액이 섞여 나오거나, 양이 줄지 않거나, 냄새가 나면 비정상으로 판단하고 병원을 찾아야 한다.

　오로가 나오면 그곳이 세균에 감염되기 쉽기 때문에 패드나 오로 기저귀를 하고 다녀야 하고, 또한 수시로 갈아줘야 한다. 여기에 하루에 2~3회씩 좌욕을 해주면 오로도 잘 빠지고 살균, 해독도 된다.

　또 좌욕을 하면 출산 후 항문이 아프고 가려운 증상이 가라앉고, 분만할 때 절개해서 봉합했던 회음부의 상처도 빨리 아문다. 뿐만 아니라 소변을 볼 때 쓰라린 증상, 염증 치료에도 도움이 된다.

　좌욕은 출산으로 인해 생긴 각종 부종을 가라앉히는 데도 효과가 있는데, 뜨거운 김이 혈액순환을 촉진하기 때문이다. 또 아랫배 부위의 혈액을 잘 돌게 하기 때문에 생리통, 복통, 요통, 관절통 등에도 좋고, 무엇보다 뱃살이 잘 빠진다. 왜냐하면 좌욕으로 아랫배 부위에 혈액순환이 원활해지면 노폐물도 잘 빠지고 지방 분해도 팍팍 되기 때문이다.

　그러므로 귀찮고 번거롭더라도 열심히 좌욕을 하자. 난 좌욕의 놀라운 효과에 탐복해서 지금도 꾸준히 하고 있는데, 피부도 좋아지고, 생리통도 덜하고, 다이어트에도 도움이 되고 여러 모로 좋다.

　그럼 좌욕을 하려면 어떻게 해야 할까? 그냥 따뜻한 물에 엉덩이만 담그면 될까? 맞긴 맞다. 하지만 제대로 하려면 좀 더 알아두어야 할 사항이 있다.

　우선 팔팔 끓은 물을 식혀서 사용해야 하고, 도중에 수온이 내려가면 안 되기 때문에 중간중간 뜨거운 물을 부어 일정한 온도를 유지해줘야 한다. 좌욕을 하기 좋은 물의 온도는 손으로 만졌을 때 따뜻하게 느껴질 정도다.

　또 좌욕을 할 때 잊지 말아야 할 것이 케겔 운동이다. 따뜻한 물에 엉덩이를 담근 상태에서 항문 괄약근을 오므렸다 폈다 하는 케겔 운동을 열심히 해야 항문 주위의 노폐물도 잘 제거되고 질 근육도 단단해지고 오로도 잘 빠진다.

횟수와 시간도 중요하다. 좌욕은 오로가 끝날 때까지 하는 것을 기본으로 하되 하루에 2~3회, 한 번 할 때마다 10분 정도만 해준다. 너무 자주 하거나 오래 하면 항문이 짓무를 수 있기 때문이다. 특히 피부가 민감한 엄마들은 더 잘 짓무르므로 자신의 몸 상태를 봐가며 요령껏 하자.

좌욕은 하는 것도 중요하지만 뒤처리도 매우 중요하다. 헤어드라이어로든 수건으로도 되도록 빨리 그곳을 뽀송뽀송하게 말려야지 그렇지 않으면 피부가 짓무를 수도 있고 회음부를 봉합한 부위의 상처가 터질 수도 있다.

참, 좌욕한다고 몇십만 원짜리 값비싼 좌욕기를 살 필요는 없다. 집에 있는 대야를 사용해도 되고, 이게 영 불편하면 1만 원대의 저렴한 플라스틱 좌욕기도 많다. 이 좌욕기는 변기에 끼워 사용할 수 있기 때문에 쪼그려 앉아서 할 때보다 항문에 부담도 덜 되고 편하게 할 수 있다.

남편의 한마디!

어느 한의사 선생님이 남자들은 하체가 차야 좋지만 여자들은 하체가 따뜻해야 좋다고 말씀하셨다. 그래서 하체의 혈액순환에 좋은 좌욕을 꾸준히 하는 아내가 건강한 건가? 아무튼 옆에서 지켜보니 좌욕이 여자한테 좋은 것만은 확실하다. 그러니 아내분들, 좌욕 열심히 하세요!

엄마가 아기에게 주는 최고급 먹거리, 모유

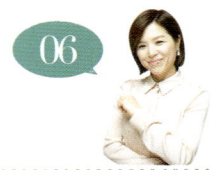

"**지**선아, 넌 꼭 애기 낳으면 모유 먹여라."
"으응?"

결혼하고 얼마 지나지 않았을 때, 방송국에서 만난 개그우먼 박미선 언니가 갑자기 뜬금없이 모유 수유 얘기를 꺼냈다.

"아, 그렇지 않아도 모유 먹일 생각이에요. 모유가 엄마한테나 아기한테나 모두 좋다고 하잖아요."

"그래, 잘 생각했다. 내가 애들 키워보니까 왜 모유가 좋다고 하는지 뼈저리게 알겠더라."

"왜, 무슨 일 있어요?"

나는 미선 언니의 어두운 표정에 걱정이 되어 물었다.

"내가 젖이 잘 안 나와서 애들한테 모유를 못 먹였잖아? 그런데 처음에는 '모유 수유 좀 안 하면 어때'라고 생각했는데 애들이 크면서 너무 잔병치레를 많이 하는 거야. 그러니까 내가 모유를 못 먹여서 애들이 자꾸 아픈 건 아닌가 싶어서 너무 죄책감이 드는 거야. 정말 애들 아파서 시름시름 앓는 모습을 볼 때마다 내가 죄인이 된 기분이라니까. 그러니까 너는 꼭 모유 수유해라."

미선 언니의 절절한 얘기에 나는 다시 한 번 모유 수유를 하겠노라고 다짐을 했다. 그런데 좀 걱정되는 점이 있었다. 내 가슴이 앞에 뽀루지 두 개가 난 것처럼 작은 사이즈는 아니지만 그리 큰 편도 아니어서 과연 모유가 잘 나올까 싶었던 것이다. 그런데 아는 사람은 다 알겠지만 가슴이 젖소 부인만 해도 공갈 젖인 경우가 있는가 하면 목이 돌아간 건 아닌지 착각이 들 정도로 가슴이 작아도 마농의 샘처럼 젖이 철철 넘치는 경우도 있다. 즉, 가슴 크기와 모유의 양은 전혀 상관이 없다. 내 경우도 모유가 나오는 양으로 치면 가슴이 수박만 해야 했지만 그렇지 않았다. 그러므로 가슴 사이즈가 아스팔트에 붙은 껌딱지 수준이어서 모유가 적게 나올까 걱정하는 것은 다 쓸데없는 행동이다.

아무튼 이렇게 임신 전부터 모유 수유가 좋다는 말을 귀에 딱지가 앉을 정도로 들었던 나는 계획대로 첫째를 낳자마자 젖을 물렸다. 그런데 예상했던 것보다 젖도 잘 나오지 않고 통증도 심해서 모유 수유가 결코 쉽지 않다는 것을 절절하게 깨달았다. 또 모유를 먹일 때 자세 잡기가 어찌나 힘든지 다리 밑에 베개를 괴어보기도 하고 쿠션을 엉덩이 밑에 깔아보기도 하고 아기를 이리저리 돌려 안으며 별 짓을 다해도 어깨와 뒷목이 빠질 것처럼 아프기만 하고 젖도 잘 나오지 않았다.

경험 있는 엄마들은 다 알겠지만 편한 자세로 모유 수유를 하기까지는 시간이 좀 걸린다. 또 아기한테 젖을 어떻게 물리는지 잘 모르니까 젖꼭지에 상처가 나기도 한다. 나도 상처가 나서 피까지 난 적이 있는데, 순간 나는 얼른 젖꼭지에서 아기의 입을 떼어냈다. 왠지 아기에게 피 섞인 젖을 먹이면 안 될 것 같았기 때문이다. 하지만 아기가 피를 삼켜도 아무 문제가 없다. 그러니 젖꼭지에 상처가 나서 피가 나와도 모유 수유를 중단하지 말자. 다만 아기가 상처 난 젖꼭지를 빨면 아프기 때문에 상처가 아물 때까지 유축기를 사용하면 좋을 듯싶다.

또 모유 수유를 하면 당분간 피로를 친구처럼 달고 살아야 한다. 왜냐하면 갓 태어난 신생아는 밤낮 없이 거의 두 시간 간격으로 젖을 먹기 때문이다. 이때 엄마들은 한참 곤히 자다가도 두 시간마다 일어나서 젖을 물려야 하고, 그러다 보니 나중에는 피곤에 절어 정신이 거의 안드로메다에 가 있는 상태에서 모유 수유를 하게 된다. 더구나 이때는 모유 수유가 아직 능숙하지 않은 상태라 한번 젖을 물리면 온 삭신이 쑤시는 것은 물론이고 모유가 잘 나오지 않아 징징대는 아이에게 시달리다 보면 아무리 성격 좋고 인내심이 많은 엄마도 짜증이 용솟음친다. 이런 상황에서 옆에서 남편이 세상모르고 코를 골며 잔다고 생각해봐라. 너무 속상하고 화가 나서 이렇게 소리를 꽥 찌르고 싶어진다.

"남편아! 애는 나 혼자 낳았냐? 좀 깨는 시늉이라도 해라."

하지만 이렇게 짜증이 나고 힘이 들어도 절대 모유 수유를 포기해서는 안 된다. 그러기에는 모유 수유의 좋은 점이 너무 많다. 일단 엄마부터 살펴보면, 모유를 먹이면 엄마의 몸속에서 자궁 수축, 출산 후 출혈, 오로 배출, 스트레스 감소 등에 좋은 호르몬이 팍팍 분비가 되어서 몸도 빨리 회복되고 산후우울증을 예방하는 데도 도움이 된다. 또 유방암, 난소암 등에 걸릴 확률도 줄어들고 다이어트에도 좋다고 하니, 출산 후 불어난 몸 때문에 고민이 많은 엄마들에게 이보다 반가운 소식이 어디 있겠는가.

그런데 모유 수유를 했을 때 엄마에게 돌아가는 혜택은 아기에 비하면 새 발의 피다. 아기가 모유를 먹으면 면역력이 높아져 잔병치레도 잘 하지 않고 알레르기 질환, 호흡기 질환, 위장 질환, 당뇨병 등에도 쉽게 걸리지 않는다. 또 모유는 영양이 풍부한 데다 소화도 잘되기 때문에 아기에게 이보다 더 완벽한 음식은 없다. 시중에 나오는 값비싼 분유들이 모유에 가깝게 만들어졌다는 것만 봐도 얼마나 영양덩어리인지 짐작할 수 있다. 특히 초유는 보통 젖보다 훨씬 영양이 풍부하기 때문에 피치 못할 사정으로 모유 수유를 할 수 없는 상황이더라도 초유만큼은 꼭 먹이자.

이 외에도 모유 수유를 하면 아기가 나중에 커서 뚱뚱해질 가능성도 낮아지고 두뇌 발달에도 좋단다. 그뿐인가. 젖병보다 60배 정도 더 힘을 들여서 엄마의 젖을 빨아야 하기 때문에 턱과 치아도 튼튼해지고, 엄마 품에 안겨서 엄마의 심장박동 소리를 들으며 젖을 빨기 때문에 정서 발달에도 좋단다. 무엇보다 비싼 분유 값 덜 드는 게 어디인가? 분유 값만 절약되나? 모유를 먹이면 나중에 병치레도 잘 안 하니까 병원비도 적게 든다.

누군 모유 좋은 거 몰라서 안 먹이냐고? 젖이 잘 오지 않는데 어떻게 모유 수유를 하느냐고? 그런데 어느 책에서 보니까 아기의 배를 채우지 못할 정도로 모유가 적게 나오는 엄마들은 아주 드물단다. 그럼 모유량이 적다고 아우성치는 엄마들은 다 뭐냐고? 대부분 모유 수유를 잘못하고 있기 때문에 젖이 잘 나오지 않는단다. 실제로 잘못된 자세로 아기에게 젖을 물려서 유두만 빤다든가, 여러 가지 이유로 젖을 자주 물리지 않는다든가, 모유를 먹이는 게 귀찮고 힘들다고 유축기로 젖을 짜서 준다든가, 모유량이 부족하다고 생각해서 분유와 혼합 수유를 한다든가 하면 모유량이 줄어든다.

그러므로 어떤 이유로든 무조건 아기에게 젖을 물려야 한다. 모유는 아기가 엄마의 젖을 입에 물고 쪽쪽 빨수록 늘어난다. 첫째 때 모유량이 적어서 분유와 혼합 수유를 했던 나도 둘째 때 무조건 모유 수유를 했더니 젖을 잘 돌게 하는 보양식을 따로 챙겨 먹지 않았는데도 모유가 펑펑 나왔다. 얼마나 많이 나왔으면, 예전에 방송에도 나간 적이 있는데, 유축기로 짠 모유로 냉동고 세 칸을 꽉 꽉 채웠을 정도다. 정말 그때는 모유 담을 팩을 사다 나르는 것도 일이었고, 냉동고에 들어찬 모유를 보고 시누이가 이런 말까지 했더랬다.

"세상에! 언니 모유 짜서 인터넷으로 팔아봐요. 모유가 잘 나오지 않아서 젖동냥하는 심청이 아버지 심정인 엄마들이 얼마나 많겠어요?"

"얘, 이걸 누가 다 먹는다고 이렇게 곰국을 많이 끓여놨냐?"

시어머니가 냉장고를 보고 그런 말을 했을 정도니 내 모유량이 얼마나 많았는지 상상이 되고도 남으리라.

물론 나는 다른 엄마들보다 젖이 많이 나오는 '축복받은 가슴'을 물려받은 면이 있다. 친정엄마도 그렇고 여동생도 그렇고 분유가 필요 없을 정도로 모유가 잘 나왔으니까 말이다. 그러나 단순히 이 이유 하나만으로 내가 모유 수유에 성공했다고 보지는 않는다.

나도 처음에는 다른 엄마들처럼 젖이 잘 나오지 않아 마음고생이 심했다. 만

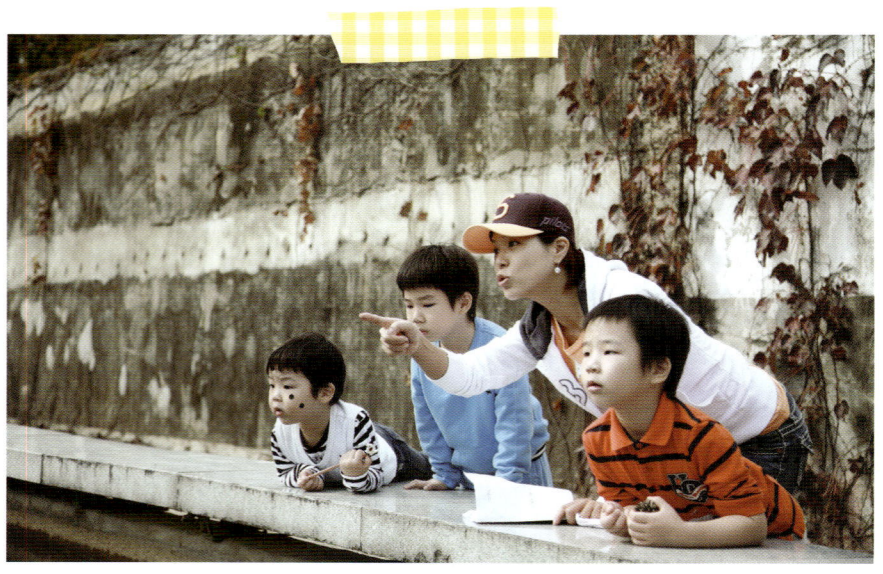

약 이때 힘들고 귀찮다고 젖을 물리는 것을 게을리했으면 우리 애들에게 모유를 충분히 먹이지 못했을 것이다. 어쩌면 아예 분유만 먹었을지도 모른다. 아기에게 꼭 모유를 먹이겠다는 굳은 마음으로 모든 불편과 고통을 인내하고 또 인내했기 때문에 모유 수유에 성공할 수 있었다. 그 덕택에 모유가 잘 나오지 않아 고생하는 주변 엄마들에게 젖동냥도 해줄 수 있었고 말이다.

예를 들면 노래 '뱀이다'로 유명한 가수 김혜연도 내 젖동냥을 받았다. 내가 출산했을 때 혜연이도 거의 한 달 차이로 아기를 낳았는데 안타깝게도 젖이 잘 나오지 않아 고생을 하고 있었다. 그러던 와중에 내가 무슨 일이 있어 혜연이네 집에 잠깐 들렀는데, 마침 가슴에 젖이 빵빵하게 차 있었다. 이미 혜연이로부터 모유가 잘 나오지 않아 고생을 한다는 얘기를 들었던 터라 나는 혜연이에게 애기를 데리고 오라고 말했다. 그러고는 젖을 물렸는데 매일 간에 기별도 안 가게 찔끔찔끔 먹다가 수도꼭지에서 물 나오듯 젖이 콸콸 나오니까 아기가 사레에 걸려 켁켁거리면서도 너무도 기쁜 표정으로 젖을 빨았다. 정말 얼마나 열심히 빨던지 모유가 목으로 넘어가는 소리가 다 들릴 정도였다. 그런 모습을 혜연이가 얼마나 뿌듯하게 바라보던지, 역시 부모는 자기 자식이 먹는 것만 봐도 배가 부른 법인가 보다.

그렇게 3~4일은 굶은 것처럼 허겁지겁 젖을 빨던 아기는 트림을 하고 행복한 표정으로 잠이 들었다. 오죽하면 혜연이가 아기가 태어나서 이렇게 행복한 표정을 지은 적이 없다며 케이크와 함께 유축기를 가지고 나왔다. 케이크 먹고 빨리 모유를 더 만들어서 다 짜주고 가라고 말이다. 덧붙여 이런 말도 했다.

"지선아! 집에 아무것도 들고 올 필요 없으니까 여기서 놀고먹으면서 젖만 짜주면 안 되겠니?"

이건 어디까지나 내 생각인데 출산 후 엄마의 젖은 철저하게 '아기 맞춤 모드'

로 변환되는 것 같다. 때문에 나는 조금만 신경을 쓰고 노력하면 모유만으로도 얼마든지 아기를 키울 수 있다고 본다. 실제로 내 경우에도 그랬고 말이다.

따라서 설령 모유가 시원치 않게 나오더라도 좌절하지 말고 계속 젖을 물리고, 모유 수유를 한 이후에 가슴에 젖이 남아 있다면 깨끗이 비워내자. 그래야 모유량도 점점 늘고 젖몸살도 하지 않는다. 젖몸살을 하게 되면 가슴이 단단해지면서 심하게 아프기도 하지만 젖꼭지가 팽팽해지기 때문에 아기가 젖을 물기도 어렵다. 뿐만 아니라 젖을 짜도 잘 나오지 않는다. 때문에 되도록 가슴에 젖이 남지 않도록 아기에게 자주 충분히 젖을 물리고, 그래도 남는 경우에는 손이나 유축기로 짜주자.

또 모유량을 늘리려면 아기에게 젖을 물리기 전에 10여 분 정도 가슴 마사지를 해주는 것이 좋고, 젖을 잘 돌게 하는 음식을 챙겨 먹으면 도움이 된다. 모유량을 늘려주는 음식에는 돼지족, 미역국, 사골국, 흰살 생선, 등푸른 생선, 닭고기, 돼지고기, 쇠고기, 달걀, 콩, 해조류 등이 있다.

아울러 젖이 잘 나오게 하려면 양쪽 젖을 번갈아가며 먹이고, 모유가 부족하다는 생각이 들더라도 분유를 함께 먹여서는 안 된다. 젖은 먹이는 만큼 나오기 때문에 산모나 아이의 건강에 문제가 있는 경우를 빼고는 되도록 모유 수유를 하도록 노력하자.

또 내 경험상 여러 각도로 젖을 먹이면 젖이 팍팍 늘었다. 나는 엄마들이 흔히 즐겨 하는 요람식 자세부터, 럭비 자세, 옆으로 눕기 자세 등등 다양한 자세를 취하며 젖을 먹였다. 그랬더니 젖도 잘 나오고 젖꼭지에 상처도 나지 않았다. 실제로 여러 자세로 젖을 물리면 젖샘이 두루두루 자극을 받아 모유가 잘 나온다고 하니, 한 자세만 고집하지 말고 다양한 자세로 모유 수유를 시도해 보자.

물도 충분히 마셔주면 좋다. 모유 수유 전에 물을 마셔주면 신진대사가 원활해져서 모유가 더 잘 나온다. 단, 너무 많이 마시는 것은 금물. 지나친 수분 섭취는 모유량을 줄어들게 하고, 몸을 붓게 만든다.

나는 이제 아기에게 젖을 물리면서 물도 마시고 전화 통화도 할 정도로 모유 수유의 달인이 되었다. 그러나 원래부터 이랬겠는가? 나도 처음에는 자세를 잘 못 잡아서 땀을 뻘뻘 흘리며 아기와 씨름을 했고, 젖까지 시원찮게 나와서 스트레스를 팍팍 받았다. 그런데 하다 보니까 되었고, 다른 엄마들도 나처럼 인내심을 가지고 하다 보면 모유 수유에 성공하리라고 믿어 의심치 않는다. 왜 이런 주옥 같은 말도 있지 않은가? 두드려라, 그러면 열릴 것이다.

남편의 한마디!

아 내가 모유 수유하는 것을 옆에서 지켜보니 정말 보통 일이 아니었다. 특히 밤에 두 시간에 한 번씩 일어나 젖을 물리는 것을 보면 저절로 엄마는 위대하다는 생각이 든다. 생각해보라. 군대에서 하루에 한 번 깨서 불침번 서는 것도 그렇게 귀찮고 힘든데 밤에 자다 말고 두 시간에 한 번씩 일어나야 한다면 그게 잠을 잤다고 할 수 있겠는가?

하지만 모유 수유하는 아내가 아무리 안쓰러워도 솔직히 남편들은 딱히 도와줄 게 없다. 아내가 밤에 젖을 물릴 때 남편이 그 옆에서 뭘 할 건가? 그렇다고 나 몰라라 늘어지게 자는 것도 뭐하고, 정말 남편들의 포지션이 좀 애매하고 눈치가 보인다. 난 그 눈치를 네 번씩이나 봤다. 그러면서 터득한 지혜가 있으니, 아내가 아기에게 젖을 물릴 때 가끔 일어나 모유 수유에 필요한 물과 수건을 대령하는 것. 요것만 해줘도 아내가 덜 째려본다.

내 44사이즈의 비밀

아기를 낳고 나서 엄마들의 마음을 심란하게 하는 것 중 하나가 임신 중에 불어난 살이다. 출산을 하면 쫙 빠질 줄 알았던 살들이 딱 아기 몸무게만 빠지고 그대로 남아 있는 것을 눈으로 확인했을 때의 충격이란 직접 경험해보지 않은 사람은 잘 모른다. 정말 눈앞이 깜깜해지고, 심한 경우 사랑스러운 아기까지 미워지려고 그런다.

상황이 이렇다 보니 엄마들이 내게 가장 궁금해하는 것이 출산 후 다이어트 방법이다. 잘 알다시피 내가 아이 넷을 낳았는데도 20~30대 처자들 부럽지 않은 44사이즈를 유지하고 있잖우! 그러다 보니 많은 사람들이 아이 넷 엄마가 어떻게 고런 몸매를 유지할 수 있느냐며 엄청 궁금해합디다. 그러면서 보너스로 요런 오해도 해주시고.

"운동 아주 살벌하게 하셨죠?"

"매일 굶었던 거 아니에요?"

"의학의 힘으로도 날씬해질 수 있다던데, 혹시……?"

그러나 나는 많은 사람들이 추측하는 것처럼 운동을 죽도록 하지도 않았다. 매일 쫄쫄 굶지도 않았고 의학의 힘을 빌리지도 않았다. 그럼 어떻게 임신 중에 불어난 살들을 남김없이 뺐느냐! 타고났다고나 할까? 홍홍홍. 요런 말하면 돌 맞겠죠? 실제로 TV에 나오는 내 모습을 보고 그런 오해도 하시는 분들도 있지만 안타깝게도 나는 그렇게 큰 복을 타고난 사람이 아니다.

나도 남들처럼 먹으면 먹는 대로 살이 찌고 움직이면 살이 잘 빠지지 않는 체질이다. 해서 나도 네 아이를 임신하고 낳으면서 불어난 체중 때문에 엄청 스트레스를 받았다. 첫째 때는 그래도 살이 잘 빠지더니 임신이 거듭될수록 몸무게가 꿈쩍을 하지 않았다. 이대로 방치하는 건 내 몸에 대한 예의가 아니다 싶어서 징하게 다이어트를 하기로 결심을 했는데, 무조건 굶기엔 세상에 먹고 싶은 음식이 너무 많았고 운동을 하자니 꾸준히 하기가 어려웠다.

그러던 어느 날 문득 아이들을 보면서 이런 생각이 들었다.

'내가 아이들을 위해 가장 먼저 해야 하는 게 뭘까? 아이들에게 듬뿍듬뿍 사랑을 주는 거? 많은 시간을 함께 보내는 거? 돈 벌어서 아이들 뒷바라지 잘하는 거?'

부모로서 아이들을 위해 해야 할 일들을 떠올리니 한도 끝도 없었고, 그중 뭐 하나 중요하지 않은 게 없었다. 그런데 그 모든 것을 해주려면 일단 내 몸이 건강해야 했다. 내가 아프면 부모로서 아이들을 위해 해줄 수 있는 게 거의 없었다. 해서 나는 다이어트를 하는 이유를 단순히 '내 만족을 위해서'가 아니라 '아이들을 위해서'로 바꾸었다. 그렇게 마음을 먹었더니 음식에 대한 유혹도 덜 느끼고 운동도 열심히 하게 되었다. 물론 다이어트 도중에 수많은 고비가 있었지만 나는 아이들을 생각하며 이겨냈다. 그러자 요지부동이던 체중이 점점 빠지고 이에 신이 난 나는 다이어트에 더욱 박차를 가했다. 그 결과 44사이즈의 몸매를 가지게 되었다는 말씀! 홍홍홍.

경험자로서 얘기하는데 무조건 다이어트를 해서는 체중 감량에 성공하기 어렵다. 먼저 마음가짐을 바꿔야 한다. 아무리 정신력이 강한 사람도 주먹구구식으로 덮어놓고 쫄쫄 굶고 식단 바꾸고 운동을 해서는 목표한 만큼 살을 빼기 어렵다. 우선 마음가짐을 새롭게 해야 한다.

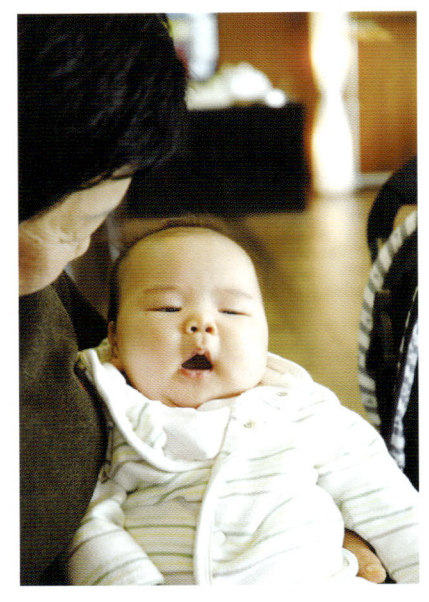

일단 마음가짐을 바꿨으면 그 다음에는 실천이다. 그런데 처음부터 너무 과하게 하는 것은 금물이다. 단번에 살을 빼겠다는 욕심으로 다이어트 첫날부터 전력질주하면 끝까지 완주할 수 없다. 무엇보다 아기를 낳은 엄마들은 정상적인 몸 상태가 아니기 때문에 아무리 마음이 급해도 우선 산후조리를 잘해 어느 정도 몸을 회복한 다음에 본격적으로 체중 관리를 해야 한다. 몸조리도 다 끝나지 않았는데 과하게 다이어트를 하면 몸이 빨리 회복되지도 않을뿐더러 각종 트러블, 합병증 등이 생길 수 있고 모유 수유에도 문제가 생긴다. 실제로 나 역시 하루라도 빨리 살을 빼겠다는 욕심에 아기 낳고 얼마 되지 않아서 요가를 시작했다가 손이 덜덜 떨리고 기운이 쭉 빠져서 도중에 그만뒀다.

그러니 일반적인 산후조리 기간으로 알려져 있는 출산 후 6주 동안은 몸조리에 집중하고, 그 다음부터 단계적으로 다이어트를 하자. 그렇다고 산후조리 기간에 체중 관리에 아예 신경을 끄는 것은 금물이다. 몸에 무리가 가지 않는 범위 내에서 음식 조절도 하고 가벼운 운동을 살살하면서 체중 관리를 해야 한다.

출산 후 3개월은 살이 잘 빠지는 황금의 시간이기 때문에 산후조리 기간 동안 서서히 시동을 걸어놔야 살이 쭉쭉 빠진다. 실제로 산후조리 기간 동안 꾸준히 체중 관리를 한 산모가 몸조리만 한 산모보다 2배 이상 몸무게가 잘 빠진다고 한다.

또 누구에게나 해당되는 얘기인데 한 가지 음식만 먹거나 아예 곡기를 끊는 다이어트는 절대 해서는 안 된다. 이런 식의 다이어트는 건강을 해치고 그 무섭다는 요요 현상을 불러온다. 영양은 풍부하면서 칼로리는 낮은 음식들을 꼬박꼬박 챙겨 먹으면서 다이어트를 해야 건강도 나빠지지 않고 요요 현상도 일어나지 않는다. 실제로 나는 한창 다이어트를 할 때 고단백 저칼로리 음식들을 조금씩 하루에 여섯 끼도 챙겨 먹은 적이 있다.

그러므로 날씬한 몸매를 갖고 싶다면 다이어트를 할 때나 그렇지 않을 때나 항상 머릿속에 이 말을 기억하자.

'항상 배고프지 않게, 항상 배부르지 않게.'

배 속이 너무 텅텅 비면 허기가 져서 나도 모르게 음식을 많이 먹게 되고, 또 너무 과하게 먹으면 그 많은 칼로리가 살로 가기 때문에 이 원칙만 잘 지켜도 살이 쉽게 찌지 않는다.

따라서 아기를 낳고 다이어트를 할 때에도 식사는 늘 적당히 하되, 흰쌀밥이나 빵처럼 살이 푹푹 찌는 탄수화물 음식은 멀리하자. 대신 칼로리는 낮고 영양은 풍부한 생선, 채소, 해조류 등은 가까이 두고 먹자. 아닌 게 아니라 그때 나는 흰쌀밥과 영영 이별을 고하고 잡곡밥과 사랑에 빠졌다.

지금도 내 주식은 잡곡밥이고 매 끼니마다 채소로 만든 음식들을 즐겨 먹는다. 아침에는 아예 밥 없이 버섯, 양배추, 양파 등을 채 썰어 소금 간 약간 해서 기름 없이 볶아서 먹는다. 그렇게 먹어도 속이 아주 든든하다.

참, 야식과 간식은 절대 안 된다. 정 출출하면 채소를 먹고 웬만하면 야식과 간식은 딱 끊자. 특히 야식은 살이 찌는 지름길이기 때문에 남편이 옆에서 아무리 유혹해도 절대, 절대 안 된다. 야식은 그냥 미운 남편에게 몽땅 줘버려라!

또 나는 출산 후 살을 빼기 위해 운동도 열심히 했는데, 처음에는 걷기, 수영과 같은 유산소운동을 하고, 나중에는 근력운동을 했다. 살만 빼면 됐지 근육을 늘리는 운동은 왜 했냐고? 뭘 모르시는 말씀! 몸에 어느 정도 근육이 붙어 있어야 살도 잘 빠지고 잘 찌지도 않는다.

그러나 아무리 좋은 운동도 무리하면 안 된다. 어떤 엄마들은 빨리 살을 빼겠다는 욕심에 처음부터 두 시간씩 운동을 하곤 하는데, 나는 서서히 운동량과 강도를 높였고 몸에 무리가 온다 싶으면 바로 중단을 했다. 식이 조절도 그렇지만 운동도 과하지 않게 해야 건강도 챙기고 다이어트에도 성공할 수 있다.

뿐만 아니라 나는 다이어트를 할 때 물도 자주 마시고 붓기를 빼주는 체조도 많이 했다. 물은 잘 알다시피 체지방 분해를 돕고 포만감을 주어 다이어트에 효과가 있고, 붓기는 그대로 방치하면 몸무게도 잘 빠지지 않고 굳어서 군살이 되기 때문에 붓기만 잘 빼줘도 체중 조절을 하는 데 큰 도움이 된다.

모유 수유도 빼놓을 수 없는 산후 다이어트 방법이다. 모유 수유를 하면 특별히 신경을 쓰지 않아도 많게는 하루에 밥 두 공기에 달하는 칼로리가 소모되기 때문에 날씬해지고 싶은 엄마들은 아기에게 젖을 물리자. 단, 모유 수유로 다이어트 효과를 보려면 적어도 3개월 이상은 해야 한다. 모유가 잘 돌게 한다고 미역국을 너무 많이 먹으면 되레 살이 찐다. 미역이 칼로리가 낮은 음식이기는 하지만 과식은 절대 금물이고, 살을 빼고 싶다면 미역국뿐만 아니라 모든 국, 탕, 찌개의 국물은 먹지 말자. 맵고 짠 국물은 몸을 잘 붓게 하고 살이 찌게 만들기 때문에 건더기만 쏙 건져 먹자. 나도 절대 국물은 먹지 않는다.

여기에 하나 더, 매일 몸무게를 체크하고 냉장고 문에 원하는 몸매를 가진 연예인의 사진을 딱 붙여놓자. 그러면 살을 빼야겠다는 의욕도 팍팍 생기고 방심도 하지 않게 되어 다이어트에 큰 도움이 된다.

연예인들이 아기를 낳고도 날씬한 몸매를 유지하는 것은 다 노력의 결과다. 타고난 사람은 그리 많지 않다. 그러니 아기 때문에 몸매가 망가졌다며 한숨만 푹푹 쉬지 말고 마음먹고 다이어트를 시도해보자. 롸잇 나우!

> **남편의 한마디!**
>
> **아**내는 독한 구석이 있다. 한번 마음먹은 게 있으면 꼭 해내고 만다. 예를 들면 한번은 한의원에 갔는데, 그곳 한의사분이 우리 부부의 체질에 맞는 음식과 맞지 않는 음식을 알려주었다. 그런데 불행하게도 내가 좋아하는 음식은 모두 내 체질에 맞지 않는 음식이고 내가 싫어하는 음식은 몸에 좋은 음식이었다. 그래서 나는 애써 '뭐, 자기 몸에 좋은 음식이 따로 있나? 그때그때 먹고 싶은 게 내 몸에 좋은 음식이지'라고 생각했다.
>
> 그런데 아내는 그 내용을 수첩에 꼼꼼하게 적어 열심히 지켰다. 그래서 산후조리를 할 때 아내는 자기 몸에 맞지 않는다고 미역국도 잘 먹지 않았다. 이런 점 때문에 아내가 지금과 같은 44사이즈 몸매를 유지하는 것 같다. 실제로 아내는 미리 짜놓은 식단대로만 먹고 흰 쌀밥은 아예 입에 대지도 않는다. 항상 잡곡밥을 싸가지고 다니며 먹었다. 한번은 같이 설렁탕집에 갔는데 여느 때와 마찬가지로 자기가 가져온 잡곡밥만 먹고 식당에서 나오는 공기밥은 아까우니까 나한테 먹으라고 주었다. 그렇게 설렁탕을 맛있게 먹고 나오는데, 내가 너무 배부르다고 하니까 아내 왈,
>
> "너무 많이 먹고 배 나오면 안 된다!"
>
> 아니, 자기 공기밥까지 먹으라고 내게 줄 때는 언제고 이건 뭐냐?

산후조리할 땐 '코미디 프로'에 채널 고정!

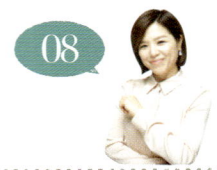
08

첫째를 낳고 산후조리를 할 때였는데 그때 한창 TV에서 지금은 고인이 된 배우 이은주 씨와 이서진 씨, 가수 겸 배우인 에릭 씨가 나오는 드라마 〈불새〉가 방송 중이었다. 이미 보신 분들은 잘 아시겠지만 이 드라마가 〈내 이름은 김삼순〉이나 〈커피 프린스 1호점〉처럼 유쾌 발랄한 내용이 아니어서 나는 이걸 보고 눈물을 찔찔 짰더랬다. 내용 자체가 슬프기도 했지만 그때는 왜 그리도 그 드라마가 가슴에 와서 탁탁 박히던지 기분이 다운돼서 땅을 파고 들어갈 지경이었다.

첫째 때 이런 값진 경험을 한 나는 그 이후로 산후조리를 할 때는 절대 눈물 나는 드라마나 영화, 다큐멘터리와 같은 교양 프로도 내용이 슬프면 잘 보지 않았다. 아기 낳고 이런 프로들을 보면 우울해서 견딜 수가 없었다. 그런데 주변 엄마들의 얘기를 들어보니 정도의 차이만 있을 뿐 나처럼 출산 후에 공연히 걱정이 많아지고 침울해져서 힘들었다고 한다. 실제로 여러 연구 결과 산모들 중 열에 일고여덟 명이 산후우울증을 경험한다고 한다.

그런데 일반인들이 생각했을 때 열 달 동안 손꼽아 기다리던 사랑스러운 아기까지 낳은 상황에서 엄마들이 우울함을 느끼는 것이 좀 아이러니하게 느껴질 것이다. 그러나 잘 몰라서 그렇지 출산 후 엄마들이 기분이 다운되는 이유는 한두 가지가 아니다.

일단 임신 기간 동안 증가하던 여성호르몬이 출산 후 급격히 감소하면서 그 영향으로 우울해진다. 또 처음 출산을 한 엄마들은 아무래도 아기를 키우는 게 익숙하지 않고 두 시간에 한 번씩 모유 수유를 하느라 잠도 부족하다 보니까 기분이 다운되기도 한다. 내가 좋은 엄마가 될 수 있을까 하는 걱정 때문에 우울해지기도 한다. 여기에 사람들의 관심이 모두 아기에게만 쏠리니 기분이 침울해지지 않겠는가?

아기한테 먼저 눈길이 가는 게 당연한 건데 뭐 그런 걸 가지고 꽁해지느냐고? 직접 당해봐라. 사람들이 아기를 사랑스럽게 생각하는 것은 엄마로서 더없이 기쁜 일이지만 임신 기간 내내 온통 자신에게 쏠려 있던 관심이 출산을 하자마자 아기에게 싹 돌아서면 소외감도 들고 공허함까지 느낀다. 이런 상황에서 아직 채 회복되지 않은 몸으로 해도 해도 끝이 없는 집안일을 해야 한다고 생각해봐라. 기분이 우울해지지 않으려야 않을 수 없다.

그런데 이렇게 여러 가지 이유로 산모들이 우울해져도 어디다 속 시원하게 하소연할 데가 없다. 그러다 보니 이 우울한 증상이 오래 지속되고 깊어지기도 하는데, 심한 경우 세상 그 어떤 것보다 소중한 아기마저 미워진다. 왜 뉴스에 가끔 산후우울증 때문에 아기를 어찌어찌했다는 엄마들이 나오지 않은가? 이 뉴스를 접하는 제3자들은 욕하면서 자신은 절대 그렇지 않을 사람처럼 말한다.

"어휴, 저런 ×××. 어떻게 자기 배 아파 낳은 자식에게 저럴 수 있어? 저게 사람이야?"

물론 아기에게 절대 해서는 안 될 행동을 한 엄마는 지나치게 극단적인 선택을 한 것이지만 심한 산후우울증을 겪는 산모들의 고통은 직접 경험하지 않고는 알 수가 없다. 오죽하면 어떤 박사가 여자들이 평생 겪는 우울증 중에 산후우울증이 가장 위험하다고 얘기했겠는가?

그러니 엄마 자신을 위해서나 사랑스러운 아기를 위해서나 출산 후 공연히 걱정이 많아지고 우울해지면 '이러다 말겠지' 하고 지나치지 말고 좀 더 적극적인 자세로 대처해야 한다. 그대로 방치하면 나중에 정신과 치료를 받아야 하는 상황까지 벌어질 수 있다. 무엇보다 산후우울증이 오래가고 심해지면 아기에 대한 관심이 사라져 육아에 소홀해지기 때문에 결코 하찮게 여겨서는 안 된다.

그럼 산후우울증이 악화되는 것을 예방하려면 어떻게 해야 할까?

내 노하우를 공개하자면, 일단 나는 산후조리 기간 내내 웃기고 재미있는 TV 프로만 봤다. 이를테면 〈개그콘서트〉 같은 코미디 프로. 괜히 우울해졌다가도 요런 프로들만 보면 언제 그랬냐는 듯이 기분이 좋아진다. 이런 이유로 나는 임신한 엄마들을 만나면 아기 낳은 후에는 당분간 개그 프로그램처럼 재미난 것만 골라 보라고 당부한다.

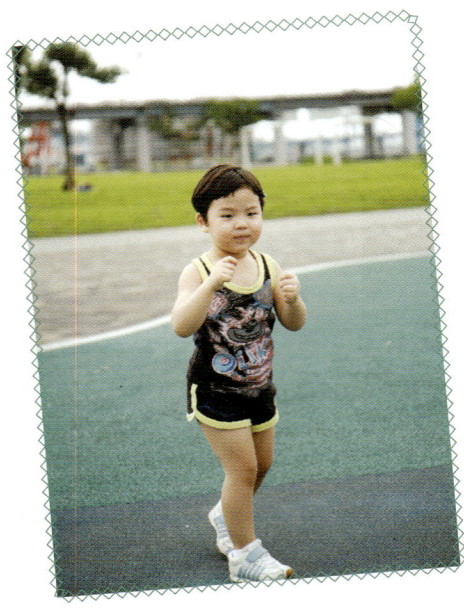

또 나는 기분이 우울해질 때면 남편이든 가족이든 심지어 간호사, 의사 선생님에게까지 내 심리 상태를 솔직히 털어놓았다. 몰라서 그렇지, 주변에 내 마음을 알고 이해해주는 사람

이 있다는 것만으로도 산후우울증을 이겨내는 데 큰 힘이 된다.

나는 또 우울할 때 안으로 숨어들지 않고 밖으로 나왔다. 이때 나는 주로 임신·출산교실에 다니던 엄마들과 만나 수다 삼매경에 빠졌는데, 비슷한 시기에 임신·출산을 한 엄마들이 모여 서로의 고충과 마음을 나눠서 그런지 동지의식도 느끼고 나만 그런 게 아니라는 생각이 들어서 우울한 감정도 많이 사라졌다.

고로 우울한 기분이 들면 방콕하지 말고 오프라인이든 온라인이든 비슷한 시기에 아기를 낳은 산모들과 어울려 속 시원하게 하고 싶은 얘기를 다 하자. 그러면 마음이 한결 가벼워진다.

이뿐만 아니라 나는 산후 우울증을 느끼는 것이 내게 뭔가 특별한 문제가 있어서가 아니라 산모라면 누구나 겪는 일이라고 마음 편하게 받아들였다. 그랬더니 역시 세상만사 마음먹기에 달렸다고 우울한 기분이 많이 줄어들었다.

그러나 거의 하루 종일 우울하고, 그런 날이 일주일 이상 지속되면서 아기마저 보기 싫어지는 엄마들은 되도록 빨리 병원을 찾는 게 좋다. 이 정도 되면 혼자 극복하기 어렵다고 볼 수 있기 때문이다.

마지막으로 남편들에게 당부하고 싶은 말이 있는데, 아내가 아기를 낳은 후 우울하다고 하면 좀 진지하게 들어주자. 얼마나 힘들면 그런 얘기를 하겠는가? 여기다 대고 "다른 여자들도 다 그러고 사는데 웬 유난이야?"라는 식으로 정나미 떨어지는 소리하면 아내는 자존심도 상하고 화도 나고 혼자서 모든 것을 감당해야 한다는 생각에 숨이 턱턱 막힌다.

그러다가 우울증이 깊어지면 예전의 그 밝고 낙천적이던 아내의 모습은 찾으려야 찾을 수도 없고, 만사가 귀찮아진 아내 때문에 집안이 돼지우리 되는 것도 순식간이다. 최악의 경우 아내와 아이에게 결코 돌이킬 수 없는 일이 벌어질 수도 있으니 아내가 우울하다고 하면 따뜻하게 위로도 해주고 육아와 집안일도 도와주자.

여자들은 많은 걸 바라지 않는다. 누군가가 내 마음을 이해하고 있다는 사실만으로도 큰 위안과 힘을 얻기 때문에 옆에서 그저 지켜봐주고 따뜻하게 손만 잡아줘도 아내가 산후우울증을 이겨내는 데 많은 도움이 될 것이다.

> **남편의 한마디!**
>
> 나는 솔직히 여자들이 아기를 낳고 산후우울증을 겪는다는 이야기를 처음 들었을 때 좀 이해가 되지 않았다. 천사같이 예쁜 아기를 건강하게 출산했는데 우울할 이유가 전혀 없지 않은가?
> 그러다가 우연히 어느 책에서 산후우울증에 대한 내용을 읽고 산후우울증이 정말 위험한 증상이라는 것을 알게 되었다. 이 얘기를 아내에게 해줬더니 글쎄, 아내도 몸조리할 때 산후우울증이 왔었다고 하는 게 아닌가. 이때 얼마나 식겁했던지……. 당시 나는 이 사실을 전혀 눈치채지 못했기 때문이다.
> 그러니 남편들은 아내가 출산을 하면 이제 모든 게 끝났다고 마음 푹 놓지 말고 아내에게 더 세심하게 관심을 기울이고 말 한마디라도 따뜻하게 건네자. 참, 이건 어디까지나 기우인데, 만약 아내가 남편의 얼굴을 보고 급 우울해지면 어쩌나?

해? 말아?
알쏭달쏭 출산 후 부부관계

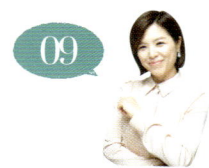
09

"어휴, 남자들은 왜 그런지 몰라! 글쎄, 어젯밤에 우리 남편이 자꾸 잠자리를 하자고 귀찮게 보채더라니까요. 아니 지금 그게 몸조리하는 아내한테 할 행동이에요?"

첫째를 낳고 한 달이 지났을 무렵, 나와 비슷한 시기에 아기를 낳은 엄마들끼리 모여 수다를 떠는데 한 엄마가 잠자리를 요구한 남편 때문에 흥분을 해서 목에 핏대를 세웠다.

"어머! 어머! 정말이에요? 너무했다. 책에서 보니까 아기 낳고 6주는 지나야 관계를 할 수 있다고 하던데, 남편분이 너무 마음이 급하셨나 보다. 호호호."

"그런데 6주는 너무 길지 않나?"

"아니에요. 6주 정도는 시간이 필요하대요."

엄마들은 서로 의견을 내놓으면 출산 후 언제부터 남편과 관계를 해도 되는지 열띤 토론을 벌였다. 그 결과 출산 후 6주 정도에 잠자리를 하는 게 안전하다는 쪽으로 결론이 났는데, 솔직히 나는 이것도 짧다는 생각이 들었다. 당시에는 적어도 100일이 지난 후에 남편과 잠자리를 시작해야 한다고 생각했기 때문이다. 그런데 나중에 알고 보니, 오로도 거의 멈추고 산모의 몸도 괜찮다면 남편과의 첫 관계를 출산 후 4주 정도에 시작해도 별문제가 없단다. 그러나 되도록 첫 관계를 갖기 전에 의사와 상담을 하는 게 좋고, 설령 의사의 허락(?)을 받았다고 하더라도 아직 산모의 몸이 매우 민감한 상태이기 때문에 너무 과하게 부부관계를 해서는 안 된다. 따라서 깊게 삽입되는 체위는 삼가고 천천히, 부드럽게 하자.

하지만 이건 어디까지나 부부 모두가 잠자리를 원할 때의 얘기다. 산모가 몸도 덜 회복된 것 같고 심리적으로 부담도 느껴서 잠자리를 원하지 않는데 덮어놓고 남편이 관계를 요구하는 것은 매우 이기적인 행동이다. 남편들도 임신 기간 동안 본의 아니게 금욕 생활을 하느라 힘든 거 다 이해하지만 아내가 마음의 준비를 할 때까지 조금만 더 인내하자. 남자들이 잘 몰라서 그렇지 여자들은 임신 기간만큼 출산 후에도 정신적으로 매우 힘들다.

예를 들면 모두 다 그런 것은 아니지만 많은 엄마들이 출산 후 망가진 몸매 때문에 자신감을 잃고 자신조차 외면하고 싶은 몸을 남편에게 보이는 것을 수치스럽게 생각한다. 또 아기를 낳고 왠지 거기가 헐거워진 것 같고 질에서 애액도 잘 나오지 않아 혹 남편이 이 때문에 실망을 할까 봐 두려워한다. 또 하루 종일 아기와 전쟁을 치르느라 만사가 다 귀찮아지기도 한다.

어디 그뿐인가? 남편이 가슴을 만지면 젖이 나올까 봐 신경도 쓰이고 관계 도중 혹시나 아기가 깰까 봐 마음이 조마조마하다. 이런 상황에서 나 하나 좋자고 전혀 할 마음이 없는 아내한테 덤벼봐라. 아내의 입장에서는 부부관계가 큰 부담이 될 수밖에 없다. 이런 일이 계속 반복되다 보면 나중에는 부부관계 자체를 스트레스로 받아들이게 되어 아내가 잠자리를 아예 회피하거나 '의무 방어

전'을 하듯 할 수 있다.

그러므로 여자들을 대표해서 하는 말인데, 남편들아! 원만하고 행복한 결혼생활을 하길 바란다면 조금만 더 인내심을 발휘하자. 아내와 잠자리를 하고 싶은 그 애타는(?) 마음을 누구보다 잘 알지만 부부관계라는 게 서로 해피해야 진정한 의미가 있지 않겠는가? 무엇보다 서로 간절히 원할 때 쾌감도 높아지고 말이다.

아울러 한 가지 더 남편들한테 부탁할 게 있는데, 좀 더 인심 써서 당분간 관계를 할 때 콘돔을 사용했으면 한다. 출산 후에는 아내의 몸이 매우 예민한 상태이기 때문에 콘돔 없이 관계를 갖게 되면 세균에 감염될 수도 있고 모유 수유에도 영향을 미칠 수 있다. 그런데 왜 콘돔을 사용해야 하냐고? 아기를 낳은 후 생리를 시작하기 전까지는 피임을 하지 않아도 되지 않느냐고? 천만의 말씀! 출산 후에 첫 생리를 시작하지 않아도, 아기에게 모유를 먹이는 동안에도 임신이 될 수 있다. 그러니 연년생으로 아기를 가질 생각이 아니라면 피임은 필수다.

남편의 한마디!

이건 어디까지나 내 생각인데 남자가 피임을 안 할 이유가 없는 것 같다. 부부 서로의 건강을 위해서나, 남자가 여자보다 간편하다는 측면에서나, 심지어 비용 면에서나. 이리저리 따져봐도 여자보다 남자가 피임을 하는 게 옳지 않나 싶다. 특히 아내의 건강을 위해서 말이다. 때문에 나는 귀찮다는 이유만으로 아내에게 피임을 떠넘기는 남편들을 이기적이라고 생각한다. 그렇지 않나?

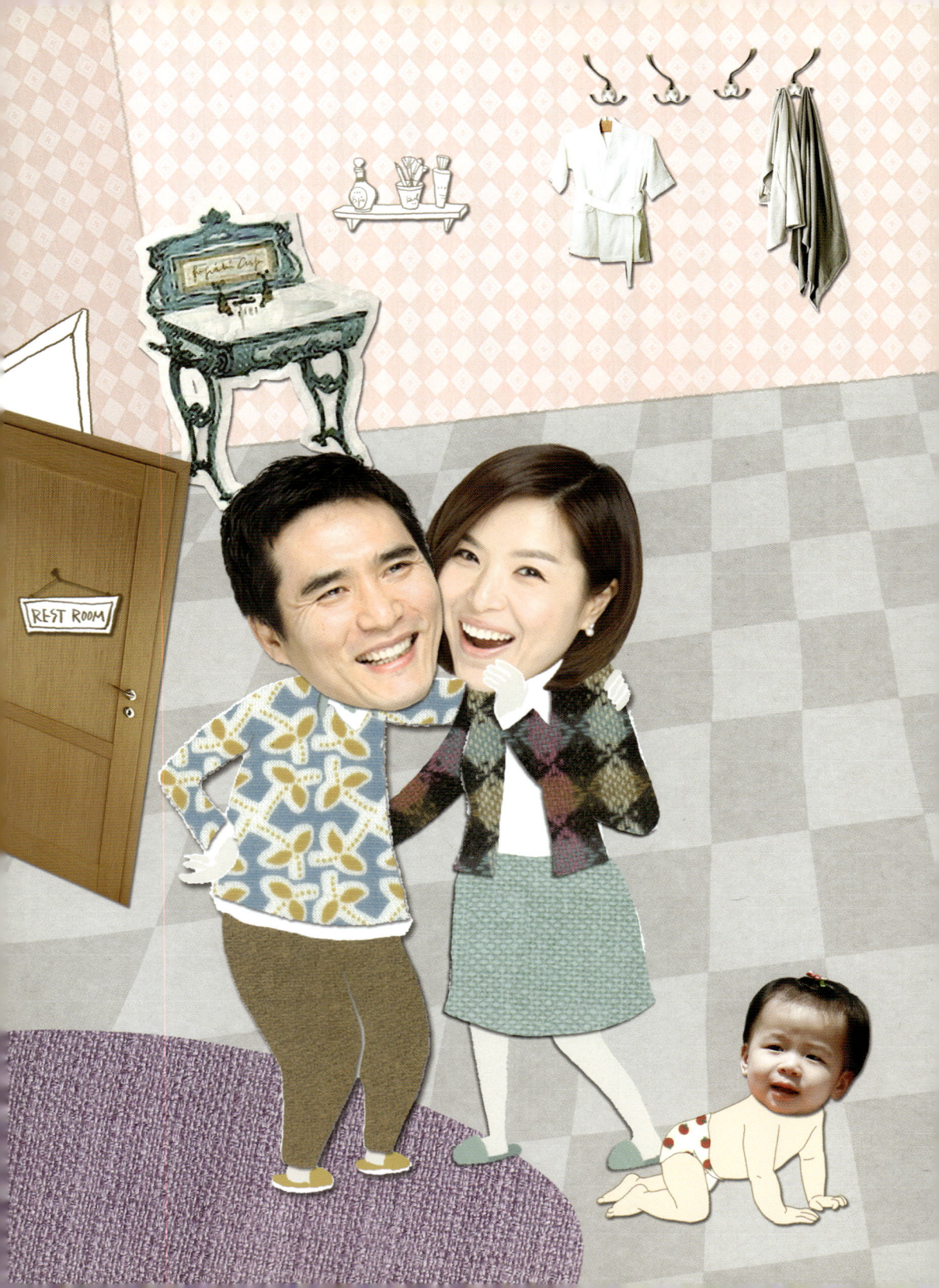

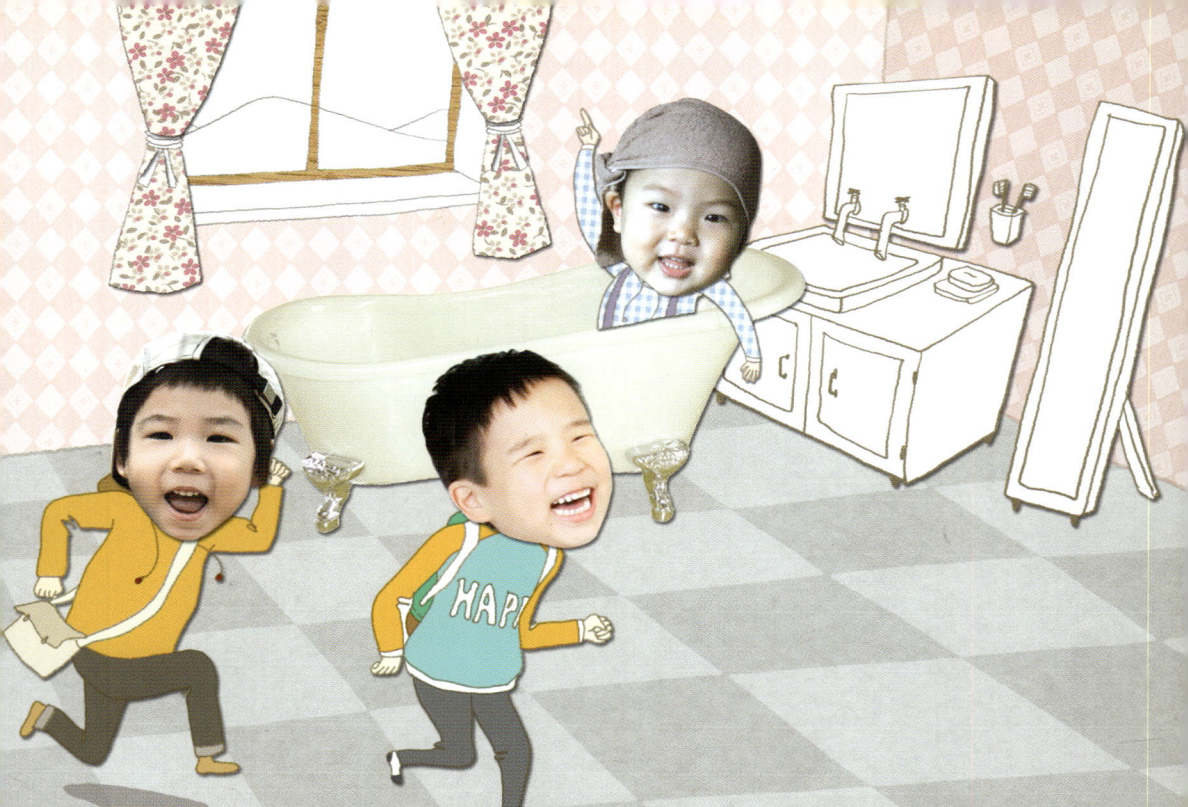

6부

엄마가 물려줄 수 있는 가장 큰 재산, 형제자매

아이를 위한 최고의 선물, 형제자매
엄마의 건강은 아이가 지킨다
엄마 김지선, 정부에게 할 말 있습니다
아이에게 형제자매를 만들어주고 싶은 엄마들에게

아이를 위한 최고의 선물, 형제자매

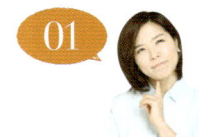

옛날에 남편은 조카들이 집에 놀러오면 길어야 30분 정도 놀아주고 방문을 잠가버렸단다. 이유는 애들을 그리 좋아하지도 않고 귀찮아서. 그래서 그랬는지 몰라도 남편은 조카들과 놀아줄 때면 항상 애들을 울렸단다. 오죽했으면 시댁에 가자고 하면 조카들이 남편 때문에 가기 싫다고 떼를 쓰고, 남편이 결혼해서 애를 낳으면 우리가 당했던 그대로 복수해주겠노라고 엄한(?) 마음까지 먹었단다.

이런 남편이 첫째 지훈이를 낳았을 때 애한테 살갑게 굴었을 리가 만무하다. 남편은 참 무심하다는 생각이 들 정도로 아이를 데면데면 대했다. 그런 와중에 첫째 8개월 때 덜컥 둘째를 임신했으니, 남편은 좋든 싫든 아기를 돌봐야 하는 입장이 되었다. 엄마 혼자서 어떻게 연년생 갓난아이 둘을 키울 수 있겠는가?

그렇게 자신의 의지와 상관없이 육아에 참여하게 된 남편은 처음에는 못내 하는 티가 팍팍 났다. 그런데 시간이 지나고 아이들이 점점 늘어날수록 내가 깜짝깜짝 놀랄 정도로 육아에 열심히 매진했다. 요건 나도 최근에야 알게 된 사실인데, 남편이 아이의 성장 과정을 담은 한 다큐멘터리 프로를 보고 감동의 눈물을 흘렸단다. 밤에 혼자 TV를 보며 눈물을 훔치는 남편의 모습을 떠올리면 웃음이 터져나오기도 하지만 아이를 잘 기르고 싶은 마음에 자주 아이를 소재로 한 다큐멘터리를 챙겨 보는 남편을 보면 새삼 내가 결혼 하나는 잘했다 싶은 생각이 든다. 정말 우리 남편 괜찮지 않아요?

그런데 주변에 있는 다둥이 엄마들의 얘기를 들어보면 대부분 우리 집처럼 남편들이 육아에 적극적인 경우가 많다. 하기야 내 경우를 보더라도 만약 남편이 육아에 무심했다면 이렇게 애들을 많이 낳지는 않았을 것이다. 남편이 그만큼 도와주니까 아이를 넷이나 낳을 수 있었다. 그리고 보면 자식을 여럿 낳으면 힘든 점도 많지만 좋은 점도 많은 것 같다.

일단 우리 남편처럼 총각 때 '아기 없이 아내와 단둘이만 살았으면 좋겠다'는 생각을 할 정도로 아이에게 무관심했던 남자를 육아에 열정적인 남자로 바꿔주고, 또 부부의 연도 더욱 깊어지지 않는가? 만약 내가 아이를 하나만 낳았다면 지금처럼 남편이 육아에 적극 동참하지는 않았을 것이다.

그런데 자식을 여럿 낳았을 때 부모에게 돌아오는 이점은 아이들의 경우에 비하면 아무것도 아니다. 내가 경험해보니 부모로서 아이들에게 해줄 수 있는 가장 큰 선물은 바로 형제자매가 아닌가 싶다. 물론 집에 애들이 많으면 엄마, 아빠도 정신이 없고 아이들 입장에서도 스트레스를 받을 일이 한두 가지가 아니다. 왜냐하면 형제자매가 많다는 것은 혼자 모든 것을 독차지할 수 없다는 의미이기 때문이다. 하물며 과자 하나를 두고도 치열하게 경쟁을 벌여야 하니 어찌 스트레스를 받지 않겠는가? 오죽하면 큰아이에게 동생이 생겼을 때의 스트레스가 본처가 사는 집에 작은마누라가 들어와 안방을 차지하는 스트레스와 맞먹는다는 우스갯소리가 있을까? 아닌 게 아니라 우리 집 같은 경우 내가 7년 동안 쉼 없이 임신과 출산을 반복한 덕택(?)에 아이들이 다 고만고만하다.

애들 많은 집 엄마들은 잘 알겠지만 이런 경우 하루하루가 전쟁이다. 장난감 하나를 가지고도 애들끼리 서로 싸우고 우느라 하루가 어떻게 지나가는지 모른다. 그렇다고 서로 다투지 말라고 똑같은 장난감을 몇 개씩 사주는 것은 옳지 않은 일 같고. 해서 내가 고민 끝에 생각해낸 방법이 있으니, 바로 이런 룰을 정한 것!

"지훈이 10분, 정훈이 10분, 성훈이 10분."

아직 시간 개념이 없는 아이들은 내 말을 완벽히 따르지는 않았지만 그래도 서로 공평하게 장난감을 가지고 놀려고 애썼다. 그러나 항상 반기를 드는 아이가 있는 법, 그럴 때 나는 아이들에게 이렇게 반 협박(?)을 했다.

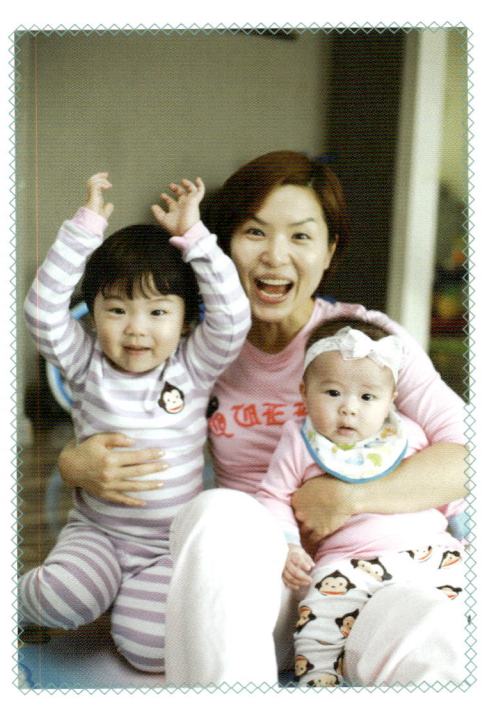

"엄마는 너희들이 이 장난감을 가지고 계속 싸우면 내다 버릴 거야! 이 장난감 때문에 너희들이 싸우게 되면 이건 나쁜 장난감이잖아! 하지만 이 장난감을 가지고 사이좋게 놀면 한 번 더 10분씩 놀 수 있어!"

이러면 아이들은 마음이 안 내켜도 내 말을 따른다. 그리고 놀라운 것은 이런 룰을 계속 적용하다 보면 어느 순간 아이들끼리 스스로 순서를 정하고 공평하게 장난감을 가지고 논다는 것이다. 우리 집은 아이들이 많다 보니 이런 규칙이 많은데, 가끔 문제가 발생하기도 하지만 지금은 아이들이 스스로 알아서 룰을 지킨다. 한마디로 아이를 여럿 낳으면 따로 특별하게 교육하지 않아도 사회성을 배우고 인내하고 양보하며 배려할 줄 알게 된다.

또 하루 종일 지지고 볶고 싸우지만, 그만한 나이 때에 좋아하는 것을 함께 공유하고 진심으로 즐겁게 논다. 사실 부모가 아무리 아이의 시각으로 놀아준다고 해도 한계가 있다. 가령 아이가 포도를 먹다가 바닥에 떨어뜨리면 부모들은 지저분하니까 먹지 말라고 하지만 아이들은 그 포도를 발로 밟고 콧구멍에 넣으려고 한다. 아이들은 자기끼리 통하는 뭔가가 있기 때문에 아이들은 아이들끼리 놀아야 정말 즐거워한다.

애들 키워보면 저절로 알겠지만 어른들 눈에 아무것도 아닌 것, 이를테면 두 팔을 펴고 빙글빙글 도는 것 하나에도 아이들은 재미있어서 어쩔 줄을 모른다. 그런 아이의 세계를 어른이 어찌 알리오. 때문에 서로 마음이 통하고 즐겁게 놀 수 있는 파트너를 만들어주는 것만큼 아이에게 좋은 선물은 없다고 생각한다.

또 아이들이 서로 어울려 놀다 보니 눈치도 빨라지고 말도 빨리 배운다. 뿐만 아니라 나처럼 줄줄이 애들을 낳은 경우에는 비싼 돈 주고 사놓고 거의 제값을 못하고 버리거나 남한테 주는 옷, 책 등을 알뜰하게 쓸 수 있고, 형제자매끼리 같은 유치원에 다닐 경우 할인을 받을 수도 있다. 호호호! 연년생, 쌍둥이를 둔 엄마들에게는 너무나 고마운 제도다.

어디 그뿐인가? 언젠가 뉴스를 보니 아이를 여럿 낳으면 첫째 아이를 뺀 나머지 아이들의 면역력이 높아져 잔병치레를 하지 않는단다. 와우! 정말 놀랍지 않은가?

그러나 무엇보다도 자식을 많이 낳았을 때 좋은 점은 아이가 외롭지 않고 서로 의지가 된다는 것이다. 예전에 아는 분의 부모님 칠순 잔치에 갔는데 그분도 외아들이고, 그분의 자식도 달랑 딸 하나였던 터라 잔칫집 분위기가 너무 썰렁했다. 가족이 모두 모여봐야 다섯인데 무슨 잔치 분위기가 나겠는가? 아닌 게 아니라 그 지인분은 부모님의 칠순 잔치를 치르면서 가족이 많은 게 얼마나 좋은지 절절하게 깨달았다고 한다. 특히 좋은 일보다는 나쁜 일이 있을 때 형제자매가 있으면 큰 힘이 된다. 부모님이 돌아가셨는데 나 혼자 달랑 있다고 생각해봐라. 상상만 해도 너무 외롭지 않은가?

몇 개월 전에 친구네 가족과 식사를 하는데, 초등학교 2학년인 친구네 큰아이가 4살짜리 동생을 살뜰하게 보살피는 모습을 봤다. 엄마가 수다를 떠는 동안 동생이 울거나 심심하지 않게 이것저것 챙겨주고 놀아주는 모습이 얼마나 예쁘고 기특하던지. 그때 우리 애들은 뭐하고 있었느냐고요? 엉엉엉! 서로 티격태격 싸우고 뛰어다니고 난리였죠, 뭐. 그놈들 잡아다 앉히느라 밥이 코로 들어가는지 입으로 들어가는지 모르겠더라니까요. 그 친구가 어찌나 부럽던지…….

그런데 차를 타고 집에 돌아오는 길에 네 아이가 모두 세상모르고 자는 모습을 보니까 그날 함께 식사를 했던 친구네 아이들처럼 나중에 우리 애들이 자라서 서로에게 얼마나 힘이 되고 의지가 될까 생각하니 지금 당장 키우기는 힘들지만 잘 낳았다는 생각이 들었다.

아이 하나 키우기도 어려운 요즘, 철딱서니 없는 소리, 팔자 좋은 소리 한다는 엄마들도 있겠지만 나는 되도록 아이에게 형제자매를 만들어주라고 얘기하고 싶다. 아기 하나 낳는 게 그냥 가족의 모양이 변하는 단순한 문제가 아니라는 것을 너무도 잘 알지만 내 경험상 여건이 된다면 아이를 여럿 낳는 게 엄마, 아빠에게나 아이에게나 좋다. 특히 아이에게 이보다 더 값진 선물은 없으니, 아이의 입장에서 임신을 진지하게 고민해보는 건 어떨까?

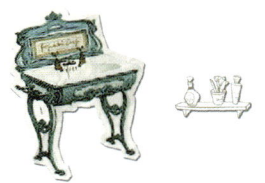

6부 엄마가 물려줄 수 있는 가장 큰 재산, 훌륭한 아빠

남편의 한마디!

　나는 원래 아이들을 그다지 좋아하지 않았다. 그런데 막상 내 자식을 낳으니 확 달라졌다. 좀 과장되게 말하면 환골탈태를 했다고나 할까? 총각 때 집에 조카들이 놀러오면 울릴 줄밖에 모르던 내가 지금은 아이들과 아주 화끈하게(?) 놀아준다. 달리기에 뜀뛰기에 태권도 격파에 책 읽어주기까지……. 그러다 보니 한때 나한테 괴롭힘을 당했던 조카들이 이런 내 모습에 입을 다물지 못한다. 나조차도 내가 이렇게 변할 줄 몰랐는데, 다른 사람들이야 오죽하겠는가? 그러고 보면 아이는 정말 대단한 힘을 가진 존재다.

엄마의 건강은 아이가 지킨다

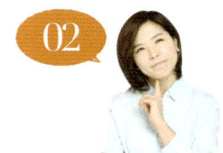

"어, 그 옷 뭐야? 못 보던 옷인데?"

혹독한 다이어트로 44사이즈 몸매를 만든 후 어느 날, 밖에 볼 일이 있어 옷을 갈아입는데 남편이 그런 나를 새우눈을 뜨고 바라보았다. 그 옷 언제 샀느냐 이거다. 왜 남자들은 유난히 아내들 옷 사는 거에 민감하게 굴잖나? 자기가 벌어준 돈 펑펑 쓰는 줄 알고. 에휴, 그런 호사 누리고 살게 해주고서나 그런 생각을 하면 밉지나 않지. 어떻게든 알뜰살뜰 살아보려고 아등바등하는 아내들 입장에서는 남편의 이런 눈칫밥 전혀 반갑지 않다.

"8년 전 옷이야. 결혼해서 임부복, 수유복만 입다 보니까 당신이 기억 못하는 거야."

그랬다. 결혼해서 계속 애들 넷을 줄줄이 낳다 보니 본의 아니게 내 평상복은 임부복, 수유복이었다. 때문에 자연스레 다른 옷들은 옷장 안에 갇혀 8년 동안 빛을 보지 못했던 것이다.

유행에 민감하지 않은 임부복, 수유복이 일상복이다 보니 옷값 절약 차원에서는 참 좋았다. 하지만 마음 한켠에는 늘 진짜 임부복, 수유복이 평상복이 되지 않을까 걱정이 많았다. 천만다행으로 열심히 다이어트를 한 덕분에 처녀 때 몸매로 컴백해서 그때 옷들을 꺼내 입을 수 있게 되었지만 당시에는 정말 망가진 몸매로 평생 살까봐 근심이 이만저만이 아니었다.

또 아이 많이 낳은 어머니나 할머니들처럼 나중에 나이가 들어 여기저기 쑤시고 아프지 않을까 하는 걱정도 되었다. 눈에 넣어도 아프지 않은 소중한 아이들이 세상에 태어난 것은 더없이 기쁜 일이지만 그로 인해 건강을 잃는다면 마냥 행복하고 좋지만은 않을 것 같았다. 그런데 나중에 알고 보니 우리 어머니 할머니들이 아기를 낳고 그 후유증으로 고생하는 것은 제대로 몸조리를 하지 않고 바로 밥하고 빨래하고 밭 매고 하면서 몸을 혹사시켜서 그런 것이지 자식을 많이 낳은 것과는 크게 상관이 없었다. 오히려 출산 후 몸조리만 잘하면 아기를 많이 낳을수록 여자의 몸에 좋았다.

내가 다둥이 엄마니까 괜히 이런 소리하는 것 아니냐고? 에이, 무슨 그런 섭섭한 말씀을! 나 그렇게 무책임한 사람 아니다. 나한테 뭔 득이 된다고 실없는 소리를 하겠는가? 임신과 출산을 많이 할수록 여성 건강에 좋다는 말은 전문가들이 피나는 연구를 통해 과학적으로 입증한 사실이다.

그럼 왜 임신과 출산을 많이 하면 여자의 몸에 좋을까?

여자들이 사춘기가 되면 생리를 시작하고 앞뒤 판판한 어린아이 몸매에서 나올 데 나오고 들어갈 데 들어간 여성스러운 몸매로 탈바꿈한다. 그런데 이것이 가능한 이유는 다 '에스트로겐'이라고 하는 여성호르몬 때문이다. 바꿔 말하면 이 호르몬이 분비되지 않으면 성별은 여성일지라도 여성스러운 몸을 가질 수 없고 생리도, 임신도 할 수 없는 불행한 사태가 벌어진다. 즉, 에스트로겐은 여자들에게 없어서는 안 될 아주 소중한 호르몬이다.

여성의 몸을 여성답게 해주는 것만 해도 고마운데 이 호르몬은 기특하게도 골다공증, 심장병, 동맥경화증과 같은 병이 발생하는 것도 막아준다. 참 이쁜 놈은 이쁜 짓만 한다고 에스트로겐이 딱 그 짝이네그려!

하지만 여자 몸에 항상 착한 짓만 할 것 같은 에스트로겐이 한번 삐딱선을 타면 온갖 해코지를 다 하고 다닌다. 한마디로 천사와 악마의 얼굴을 모두 가진 호르몬이 바로 에스트로겐이라고 할 수 있다. 때문에 여자들은 건강하게 살려면 에스트로겐 호르몬이 삐뚤어지지 않도록 주의해야 하는데, 그럼 언제 이 호르몬이 탈선을 하느냐? 바로 너무 과하게 분비될 때다.

그러면 에스트로겐은 언제 과하게 분비될까?

스트레스를 너무 많이 받거나, 인스턴트식품, 패스트푸드, 밀가루 음식, 기름진 음식 등을 너무 많이 먹거나, 먹는 피임약을 장기간 복용하거나, 플라스틱, 살충제, 호일, 비닐 랩, 자동차 배기가스 같은 것에 너무 노출되면 에스트로겐이 펑펑 나온다. 한마디로 우리들은 에스트로겐이 비뚤어지기 좋은 환경에 둘러싸여 산다고 해도 과언이 아니다. 그렇다고 로빈슨 크루소처럼 외딴 무인도에 가서 혼자 살 수도 없는 노릇이다. 완벽하지는 않지만 내가 할 수 있는 범위 내에서 최대한 에스트로겐이 삐딱선을 타지 않도록 노력하는 길밖에 없다.

따라서 에스트로겐이 과하게 분비되지 않도록 매사를 긍정적으로 생각하여 스트레스를 줄이고, 인스턴트식품, 밀가루 음식, 고기 등도 적당히 먹고, 과식도 하지 말고, 피임에 남편을 적극 동참시키고, 플라스틱 그릇, 호일이나 비닐 랩도 웬만하면 사용하지 말자. 이 정도만 신경 써줘도 에스트로겐이 과잉 분비되는 것을 예방할 수 있다.

그런데 똑같이 에스트로겐이 삐딱선을 타지 않도록 노력을 해도 임신·출산 경험이 없는 여자는 아기 엄마보다 훨씬 불리하다. 왜냐고? 임신·출산을 하면 생리가 멈추기 때문이다. 좀 전에 말했듯이 여자들이 생리를 하는 이유는 에스트로겐이 조화를 부리기 때문이다. 바꿔 얘기하면 생리가 멈춘다는 것은 에스트로겐이 잘 나오지 않는다는 뜻이다.

결국 아기를 낳으면 임신·출산 경험이 없는 여자들보다 에스트로겐에 덜 노출되게 된다. 쉽게 풀어 설명하면 만약 여자들이 한 번 아기를 낳을 때마다 평균 1년 정도 생리를 하지 않는다고 쳤을 때 아이를 하나 낳은 엄마는 임신·출산 경험이 없는 여자보다 12번, 둘 낳은 엄마는 24번, 나처럼 넷 낳은 엄마는 무려 48번이나 생리를 하지 않게 된다. 곧 임신·출산 경험이 없는 여자보다 48번이나 에스트로겐에 덜 노출되는 것이다.

그러므로 임신·출산 경험이 없는 여자들은 아기 엄마들보다 에스트로겐이 과하게 나올 가능성이 훨씬 높다. 실제로 에스트로겐이 지나치게 많이 분비되었을 때 잘 걸린다고 알려진 유방암 환자들을 보면 20~40대 젊은 여자들이 과반수를 넘는다. 이 중 아기를 낳은 적이 없는 여자들이 태반인 것은 물론이고. 아, 결혼 못하고 아기 못 낳은 것도 서러운데 유방암까지 잘 걸린다니, 이런 여자들 입장에서는 억울하기 짝이 없을 것이다. 하지만 사실이 그런데 어찌하리오.

그런데 이 정도는 약과다. 일단 어떤 이유로든 에스트로겐이 비정상적으로 많이 나오면 몸도 잘 붓고 살도 잘 찐다. 또 생리불순, 생리통, 불면증, 천식, 두드러기, 뾰루지, 안구 건조, 두통, 성욕 감퇴, 하체 비만, 불임, 골다공증, 자궁암 등 온갖 트러블과 병에 시달릴 수 있다. 내가 왜 에스트로겐을 천사와 악마의 얼굴을 한 호르몬이라고 했는지 이제 알겠는가?

하지만 에스트로겐이 많이 나올까 봐 걱정된다고 아무 남자나 만나서 결혼해서 애 낳고, 여건이 안 되는데 둘째, 셋째를 낳아서는 아니 될 일. 내가 에스트로겐을 들먹이며 임신과 출산이 여성 건강에 좋다고 얘기하는 이유는 좋은 정보를 더 많은 사람들과 공유하고, 혹 아이를 더 낳을 계획이 있는데 망설이는 엄마들에게 조금이나마 힘을 실어주고 싶어서다. 그러니 너무 앞서가지 마세요!

남편의 한마디!

언젠가 아내가 이런 얘기를 한 적이 있다. 산후조리를 잘못하면 평생 고생을 한다고. 남자들이야 아기를 직접 낳지도 않고 몸조리할 일도 없으니 그 말이 전혀 실감이 나지 않았다. 그런데 아내의 이 한마디에 느낌이 팍 왔다.
"산후조리 잘못해서 아플 때 그 병을 고치는 극약 처방이 뭔 줄 알아?"
"뭔데?"
"아기를 낳고 다시 제대로 산후조리를 하는 거야."
"어?"
아기를 낳아 다시 제대로 몸조리를 해야 잘못된 산후조리로 얻은 병을 고칠 수 있다니, 산후조리가 보통 중요한 게 아니라는 생각이 들었다.
그러니 아기를 낳은 후 그 후유증으로 평생 고생하지 않으려면 아내는 물론이고 남편도 아내의 산후조리에 각별한 신경을 쓰자. 아내의 건강은 곧 가족의 행복이니까 말이다.

엄마 김지선, 정부에게 할 말 있습니다

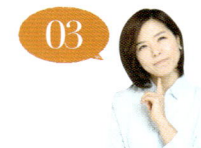

우리 아이들 출생신고는 남편이 다 했다. 출생신고를 할 때 기분도 남다르고 부모로서 책임감도 느끼고 남편에게는 아빠로서 마음가짐을 새로이 하는 뜻깊은 하나의 의식인 듯했다. 그렇게 아이를 낳을 때마다 매번 출생신고를 하다 보니 남편은 그 과정에서 중요한 교훈을 얻었다고 한다. 바로 한자 이름으로 출생신고를 할 때는 약자로 써야 한다는 거다. 정자 그대로 이름을 올렸더니 매번 아이들 이름을 한자로 쓸 때마다 힘들다고 한다.

그런데 문제는 이를 막내 출생신고까지 다 마치고서야 깨달았다는 것이다. 해서 남편은 그게 못내 아쉬웠던 모양인지 주위 사람들에게 혹 한자 이름으로 출생신고를 하게 되면 약자로 올리라고 신신당부를 한다.

또 남편은 출생신고를 하고 바로 주민등록등본을 떼어본다. 신고가 잘 되었나 확인도 하고 기념도 하고 겸사겸사해서. 그런데 막내의 출생신고를 끝내고 등본을 떼어보는데, 칸이 몇 개 남지 않았더란다. 그 순간 남편은 '이거 얼마 남지도 않았는데 다 채워봐?' 하는 생각을 했단다.

우리 시어머니도 마찬가지였다. 막내를 낳고 얼마 지나지 않았을 때 시어머니가 내게 뜬금없이 이런 말씀을 하셨다.

"애, 넷은 좀 그렇지 않냐? 다섯은 채워야지."

"네?"

"생각해봐라. 누가 애 몇이냐고 물으면 손가락 네 개 펴는 것보다 다섯 개 펴는 게 펴기도 쉽고 보기도 좋잖니?"

시어머니께서 농담 삼아 던진 말씀인 줄 알면서도 아기 욕심이 많은 나는 아주 잠깐 '그래볼까?' 하는 마음이 들었다. 하지만 이내 고개를 절래절래 저었다. 지금 네 아이 키우는 것도 허리가 휘는데 한 명 더 낳으면 조금 과장된 표현으로 어느 개그맨 말마따나 우리 부부는 아이들 뒷바라지 하느라 숨만 쉬고 일을 해야 하는 사태가 벌어질 수도 있기 때문이다. 그런데 부모로서 아이들을 위해 열심히 일하는 것은 그나마 괜찮다. 하지만 갓난아기를 포함한 그 많은 아이들을 누구한테 다 맡긴단 말인가. 그것도 아무 걱정 없이 말이다.

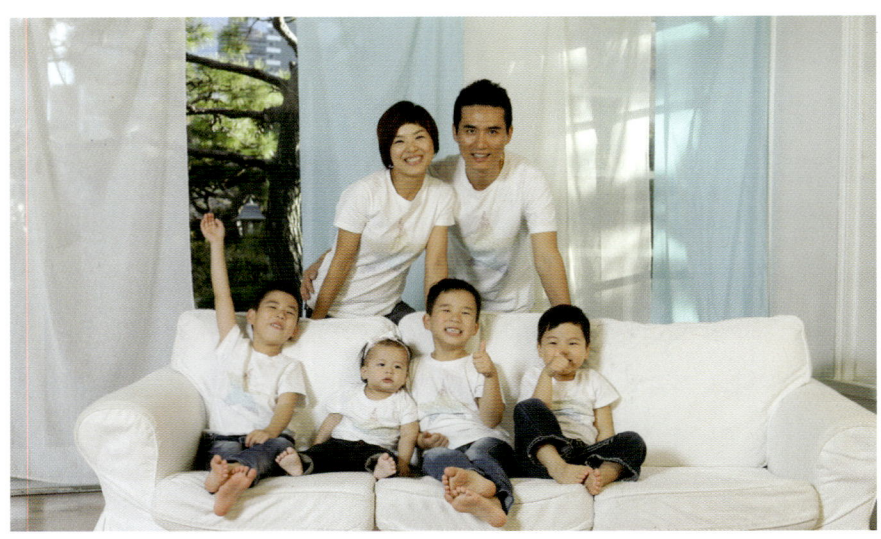

그런데 이런 고민은 비단 나만 하는 것이 아니다. 주변 엄마들, 특히 일하는 엄마들의 얘기를 들어보면 양육비도 양육비지만 아이를 마땅히 믿고 맡길 데가 없어서 아기를 더 낳고 싶은 마음이 있어도 선뜻 그러질 못한단다. 남편의 육아휴직은 바라지도 않는다. 몇몇 회사를 빼고 출산휴가가 긴 것도 아니고, 그 짧은 휴가를 쓰는데도 이 눈치 저 눈치 보고 회사에서 은근히 나가라고 압박을 하는데 어떻게 워킹맘들이 마음 편히 아기를 낳겠는가?

회사에서 출산휴가에 대해 크게 터치를 하지 않아도 문제다. 몇몇 선택받은 직장을 제외하고 보통 출산휴가가 길어야 3개월이기 때문에 이제 막 100일 된 아기를 놓고 회사를 나가려면 엄마들 정말 갈등 때린다. 시댁이나 친정에 아기를 맡기면 되지 않느냐고? 그러면 가능하지만 이마저도 안 되는 엄마들은 어찌하는가? 어린이집에 맡기라고? 목조차 가누지 못하는 그 핏덩어리 같은 아기를 남의 손에 맡기는 게 어디 쉬운 줄 아는가? 하물며 요즘처럼 하루가 멀다 하고 어린이집 관련 사건·사고가 터지는 상황에서 정말 하나에서부터 열까지 보호자의 손길이 필요한 갓난쟁이를 보육 시설에 맡기려면 엄마가 정말 마음 독하게 먹어야 한다.

그래서 개그우먼이 아닌 엄마 김지선으로서 정부에게 부탁하고 싶은 말이 있다. 임신과 출산을 하면 진료비를 보조해주겠다, 아이 몇 명을 낳으면 얼마를 주겠다는 식으로 '출산 장려 정책'만 펼치지 말고 아이를 근심걱정 없이 키울 수 있는 '보육 정책'을 제대로 폈으면 좋겠다. 어디까지나 내 바람이긴 하지만 엄마가 다시 돌아오지 않을 아이의 소중한 순간을 함께할 수 있도록 출산휴가도 팍팍 늘려주고, 신생아든 유아든 믿고 맡길 수 있는 보육 시설도 많이 세워주고, 친정엄마나 시어머니께 아기를 맡기는 엄마들이 많은데 보육 시설에만 지원금을 줄 것이 아니라 손주를 양육하는 부모님들에게도 지원금을 지급하고, 아이들 연령에 맞게 보육 지원금도 차등 책정하면 얼마나 좋을까?

    정부에게 바라는 게 어디 이뿐이겠느냐마는 이 정도의 보육 정책만 펼쳐도 둘째, 셋째를 낳는 엄마들이 많이 늘어날 것이라고 감히 추측해본다. 아니, 돈이 많이 들더라도 아이를 제대로 맡길 수 있는 보육 시설만 늘어나도 아마 많은 엄마들이 임신을 주저하지 않을 것이다. 그렇지 않나요? 엄마들?

> **남편의 한마디!**
>
> **나**는 자영업을 하기 때문에 샐러리맨들의 고충을 잘 알지 못하지만 주변 사람들의 얘기를 들어보면 직장 생활하지 않길 정말 잘했다는 생각이 든다. 예전에 지인이 아내가 출산을 해서 육아휴직을 쓰려고 하는데 너무도 당연한 권리인데도 엄청 눈치가 보이더란다.
> 또 육아휴직을 쓰는 동안 혹시 회사에서 필요 없는 사람이라고 낙인이 찍혀 쫓겨날까 봐 걱정도 되고. 그래서 결국 육아휴직을 내지 않았단다. 아내도 그런 간 큰 남편은 필요 없다고 하고. 아직까지 우리나라에서 남자들의 육아휴직은 빛 좋은 개살구인 듯하다. 언제쯤 남자들이 불안에 떨지 않고 육아휴직을 쓸 날이 올지……

아이에게 형제자매를
만들어주고 싶은 엄마들에게

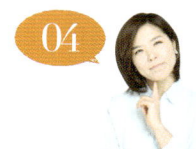

"하나는 너무 외로워. 더 늦기 전에 둘째 낳아. 둘째는 거저 키운다니까. 그리고 내리사랑이라고 얼마나 예쁜데."

아이가 하나 있는 엄마들은 이런 말을 한 번쯤은 들어봤을 거다. 나 역시 첫째 지훈이를 낳고 주위 사람들에게 둘째 보라는 말을 수없이 들었다. 그런데 나는 결혼할 때부터 이미 아이가 외롭지 않게 둘 이상은 낳아야겠다는 생각을 하고 있었기 때문에 이런 말을 들으면 깊이 공감을 했지만 하나로 충분하다는 생각을 가진 엄마들에게는 이 말이 가슴에 와 닿지 않을 것이다.

'지금 아이 하나 키우는 것도 힘든데 또 아기를 낳으라고? 어휴, 생각만 해도 머리 아파.'

'뭐? 둘째는 거저 키운다고? 아이 하나 키우는 데 얼마나 손이 많이 가고 돈도 많이 드는데…….'

맞다. 아이 하나 더 낳아 키우는 게 말처럼 쉽지 않다. 우리나라에서 아이 하나 낳아서 대학까지 졸업시키려면 2억 원이 훌쩍 넘는 돈이 들어간다. 그게 어디 쉬운 일인가? 그뿐이면 다행이게? 애들 많은 집 엄마들은 잘 알겠지만 아이들이 많으면 얼마나 정신이 없는가? 가지 많은 나무에 바람 잘 날 없다고 하루가 멀다 하고 사건·사고요, 매일 싸우고 우는 아이들 때문에 엄마의 목소리가 우렁차지 않으려야 않을 수 없다.

그나마 남편이 육아를 도와주면 좀 수월하다. 남편이 애들 키우는 건 엄마 몫이라고 나 몰라라 하면 정말 속에서 열불이 나고 너무 힘들어서 어디론가 도망가고 싶은 심정이다. 남편이 가끔 육아에 소홀해도 짜증이 솟구치는데 아예 모르쇠로 일관하면 얼마나 힘들겠는가?

내가 막내를 가졌을 때의 일이다. 임신 9개월쯤 되었을 때인데, 배도 남산만 한 데다 가만히 있어도 손이 많이 가는 남자애 셋을 키우며 집안일, 방송일까지 하다 보니 스트레스가 이만저만이 아니었다.

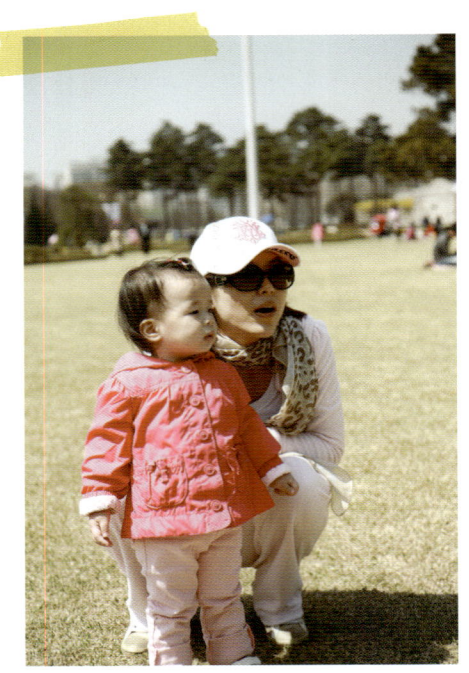

그러다 보니 남편이 바깥일에 바빠 집안일에 신경 쓸 겨를이 없다는 것을 너무도 잘 알면서도 그날따라 남편이 너무 얄밉게 느껴졌다. 애들은 둘이 함께 만들었는데 왜 나 혼자만 이 고생을 하나 싶어서 말이다. 그때는 얼마나 힘이 들고 괴롭던지 왜 애들을 많이 낳아서 이런 생고생을 할까 하고 살짝 회의감까지 들었다.

어디 그뿐인가? 요즘엔 왜 또 그

리 어린이집 관련 사고가 끊이질 않고 아이들을 대상으로 한 범죄, 또 학교 폭력은 어찌나 많은지……. 그런 심란한 뉴스를 보다 보면 아이 하나 더 낳을 마음이 생겼다가도 쏙 들어간다.

상황이 이렇다 보니 많은 엄마들이 아이를 더 낳을 마음은 있어도 선뜻 실행에 옮기지 못한다. 그런데 아이를 더 낳을 계획이 없는 엄마들은 어쩔 수 없지만 아이에게 형제자매를 만들어주고 싶은 마음도 있고 여건도 되는데 이런저런 점이 신경 쓰여 망설이는 엄마들은 좀 더 긍정적인 방향으로 생각을 했으면 한다.

물론 애 하나 더 키우려면 이래저래 신경 쓰이는 것도 많고 힘든 점도 많다는 거 잘 알지만 아이가 주는 기쁨은 그보다 훨씬 크다. 우리 부부 같은 경우도 아이를 하나씩 가질 때마다 '어떻게 키우지?' 하고 걱정을 했다가 막상 낳은 후에는 '어휴, 애 안 낳았으면 어쩔 뻔했어?' 하고 생각이 확 달라졌다. 신이 그 아기를 내게 주신 데는 다 이유가 있고, 모든 아이들은 기쁨이 된다. 그러기 위해서는 남편의 아낌없는 지원 사격이 필요하다.

육아 때문에 혼자 끙끙거리지 말고 힘들 땐 남편에게 무조건 도움을 청하자. 동시에 육아가 '공동의 과제'라는 점을 알리고. 이때 '애를 나 혼자 낳았어? 당신이 이것 좀 해!'라고 명령조로 말하지 말고 남편의 기분이 상하지 않게 살살 달래면서 남편을 육아에 끌어들이자. 그러면 아이를 여럿 낳아도 육아가 훨씬 덜 힘들다. 애 넷 낳은 엄마가 하는 말이니 믿어라.

하나 더 덧붙이자면 나처럼 애들 키울 때 룰을 정해 적용해보자. 그러면 아이들이 모를 것 같지만 규칙을 다 이해하고 나중에는 스스로 지킨다. 이 수준에 이르면 아이들을 거저 키우는 느낌까지는 아니어도 오히려 하나를 기를 때보다 편하다는 생각이 든다. 왜냐하면 서로 다툴 때도 있지만 부모 없이도 아이들끼리 잘 놀기 때문이다. 아이가 하나 있을 때는 엄마, 아빠가 파트너가 되어 하나에서부터 열까지 함께해야 하지만 형제자매가 있으면 그런 수고가 줄어든다. 특히 형제자매끼리 나이 터울이 크게 나는 경우 큰아이가 부모 노릇을 하기 때문에 엄마, 아빠의 육아 부담이 훨씬 줄어든다.

많은 엄마들이 아이를 여럿 키우는 것에 대해 막연하게 힘들고 어려울 것이라고 생각한다. 그런데 막상 키워보면 생각보다 힘들지도 않고, 아이들이 주는 기쁨이 크기 때문에 특별한 경우를 제외하고는 괴롭다고 느껴지지도 않는다. 무엇보다 아이에게 부모를 제외한 믿고 의지할 수 있는 존재를 만들어준다는 점을 생각하면 다둥이 엄마로 사는 것이 결코 힘들지 않다.

따라서 거창하게 나라 발전에 기여한다는 차원이 아니라 아이에게 세상에 둘도 없는 소중한 선물을 해준다는 차원에서 아이에게 형제자매를 만들어주면 어떨까? 내가 생각하기에 아이에게 형제자매를 만들어주고 싶은 마음을 가졌다는 것만으로도 다둥이 엄마로서의 자질과 능력을 충분히 갖췄다고 본다. 세상만사 마음가짐이 가장 중요하지 않던가?

남편의 한마디!

총각 때는 결혼을 하면 어른이 되는 줄 알았다. 그런데 결혼을 하고 보니 결코 그렇지 않았다. 애아빠가 되었을 때야 비로소 어른이 되었고, 아이들이 많으면 많을수록 인간적으로 성숙해지는 느낌이 들었다.
아이들은 나와 아내의 분신이면서, 또 우리 부부를 한 인간으로 완성시키는 존재였다. 때문에 우리 부부에게 아이들은 그 존재 자체만으로 기쁨이고 축복이다. 작은 바람이 있다면 보다 많은 부부들이 우리 부부와 같은 기쁨과 축복을 누렸으면 한다.

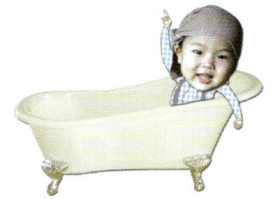

KI 신서 3870
임신했니? 언니가 도와줄게!

1판 1쇄 발행 2012년 3월 28일
1판 2쇄 발행 2012년 5월 11일

지은이 김지선
펴낸이 김영곤　**펴낸곳** (주)북이십일 21세기북스
부사장 임병주
MC기획2실장 안현주　**기획팀장** 박상문　**기획** 조영갑 김은경 이지혜 조영실
편집실장 주명석　**편집1팀장** 정지은　**책임편집** 조유진　**디자인** (주)Design-Group All
마케팅영업본부장 최창규　**마케팅** 김현섭 김현유 강서영　**영업** 이경희 정병철
출판등록 2000년 5월 6일 제10-1965호
주소 (우 413-756) 경기도 파주시 문발동 파주출판문화정보산업단지 518-3
대표전화 031-955-2100　**팩스** 031-955-2151　**이메일** book21@book21.co.kr
홈페이지 www.book21.com
21세기북스 트위터 @21cbook　**블로그** b.book21.com

ISBN 978-89-509-3626-6 13590
책값은 뒤표지에 있습니다.

이 책 내용의 일부 또는 전부를 재사용하려면 반드시 (주)북이십일의 동의를 얻어야 합니다.
잘못 만들어진 책은 구입하신 서점에서 교환해 드립니다.